MANFRED SPITZER

DIE SMARTPHONE-EPIDEMIE

Gefahren für Gesundheit, Bildung und Gesellschaft

KLETT-COTTA

Allen Menschen,
die Kinder haben
oder für Kinder und Jugendliche
Verantwortung tragen.

MIX
Papier aus verantwortungsvollen Quellen
FSC® C083411
FSC www.fsc.org

Klett-Cotta
www.klett-cotta.de

Printed in Germany
Cover: Rothfos & Gabler, Hamburg
unter Verwendung eines Fotos von © shutterstock / Chones
Gesetzt von C.H.Beck.Media.Solutions, Nördlingen
Gedruckt und gebunden von CPI – Clausen & Bosse, Leck
ISBN 978-3-608-96368-7

Bibliografische Information der Deutschen Nationalbibliothek
Die Deutsche Nationalbibliothek verzeichnet diese Publikation in der Deutschen Nationalbibliografie; detaillierte bibliografische Daten sind im Internet über http://dnb.d-nb.de abrufbar.

INHALT

VORWORT

Dies ist mein viertes Buch zu den Auswirkungen der neuen elektronischen Medien auf Menschen und vor allem auf Kinder und Jugendliche. Das erste, *Vorsicht Bildschirm!*, erschien im Jahr 2005, ebenfalls in der Klett-Gruppe. Es ging im wesentlichem um die Gefahren des Fernsehkonsums, die bereits damals recht gut erforscht waren, weil es das Fernsehen schon mehr als 50 Jahre gab.

Das zweite, bei Droemer im Jahr 2012 erschienene Buch *Digitale Demenz* wurde sehr kontrovers diskutiert, was jedoch insgesamt dazu führte, dass man über digitale Informationstechnik seither – zunächst nur gelegentlich und dann immer öfter – auch kritisch nachdenkt. Denn ungeachtet der gebetsmühlenhaften Wiederholung der immer gleichen Unwahrheiten durch die Medien selbst – »digital genial«, »digital macht schlau«, »das Ende der Kreidezeit« etc. – lässt sich beobachten, dass in den Jahren seit dem Erscheinen von *Digitale Demenz* eine zunehmende Zahl von Menschen den einlullenden Digital-Hype nicht mehr glaubt und beim Stichwort »Digitalisierung« nachdenklich reagiert. Ohnehin wird dieses Wort für unglaublich viele sehr unterschiedliche Sachverhalte verwendet: Von der Automatisierung von Produktionsabläufen, der papierlosen Verwaltung und dem schnellen Internetanschluss für Privathaushalte bis hin zu WLAN und digitalen Endgeräten in Schulen. Zudem hat sich herumgesprochen, dass immer dann, wenn es Wirkungen gibt, auch Risiken und Nebenwirkungen vorhanden sind. (Falls Ihnen Ihr Arzt irgendwann einmal ein Medikament mit den Worten empfehlen sollte: »Können Sie bedenkenlos nehmen, hat keinerlei Nebenwirkungen«, dann kann ich Ihnen versichern, dass Sie das Medikament auch bedenkenlos *nicht* nehmen können, denn es hat dann eben auch keine Wirkung!).

Mittlerweile erschienen Dutzende kritische Bücher zur Digitalisierung, zunächst in den USA und mit etwas Verspätung auch hierzulande. Versuche meiner Kritiker, mich in eine radikale Ecke zu stellen, um sich nicht mit den Problemen auseinandersetzen zu müssen (»der hat eine Einzelmeinung, die von niemandem geteilt wird«; »das nimmt niemand ernst«) scheitern daher schon länger.

Wenige Wochen nach dem Erscheinen meines dritten Buchs *Cyberkrank!* im Herbst 2015 (erschienen bei Droemer) wurde zu meiner großen Überraschung und Freude das Jugendwort des Jahres 2015, *Smombie* (Smartphone Zombie), gekürt: Junge Menschen hatten also den Zusammenhang zwischen übermäßiger Smartphonenutzung einerseits und Willen- bzw. Seelenlosigkeit andererseits begriffen – und sogar ein Wort dafür gefunden! Als dann im Januar 2018 auch noch zwei große Investoren der Firma Apple einen Brief an die Firma schrieben, um auf die Gefahren des Smartphones hinzuweisen (die zum Bankrott von Apple und damit für die Investoren zu Verlusten führen könnten), dachte ich bei mir: Jetzt kannst du dich entspannt zurücklehnen …

Warum also nun noch dieses vierte Buch, nur zum Smartphone und dessen ungünstigen Auswirkungen auf die Gesundheit und Bildung junger Menschen und die Gesellschaft insgesamt?

Der erste und wichtigste Grund dafür lautet ganz einfach: Weil in den vergangenen etwa drei Jahren sehr viele neue Erkenntnisse gewonnen wurden und weil nicht zuletzt weitere Enthüllungen uns das Ausmaß der Schäden, die das Smartphone bringt, erst so richtig vor Augen geführt haben: Der Anstieg der Kurzsichtigkeit in Südkorea (von normalerweise 1–5%) auf über 90% bei den unter 20-Jährigen, die Verdopplung der Selbstmordrate US-amerikanischer Mädchen innerhalb von sieben Jahren und die weltweite Beeinflussung von 200 Wahlen (einschließlich »Trump« und »Brexit«) sind ernst zu nehmende Sachverhalte, auf die man wirklich nicht mehr bagatellisierend reagieren kann und darf. Digitale Informationstechnik hat jede Menge »Nebenwirkungen«, von gesundheitlichen Schäden über die Beeinträchtigung von Bildungsprozessen bis zum Verlust von Arbeitsplätzen samt den Grundlagen unseres Zusammenlebens. Den Kopf in den Sand zu stecken, ist schlicht nicht mehr möglich und zudem verantwortungslos.

Es geht also in diesem Buch nicht um Angstmacherei, sondern darum, die in Fachblättern wie *Science* und *Nature* publizierten Erkenntnisse vieler unabhängiger Wissenschaftler zusammenfassend darzustellen und die Wahrheit über die Auswirkungen von Smartphones für jedermann verständlich auf den Punkt zu bringen.

Wie bereits erwähnt, informieren uns auch die Qualitätsmedien – Print und öffentlich-rechtliche Rundfunk- und Fernsehanstalten – nicht wirklich über Risiken und Gefahren. Als beispielsweise die *Neue Züricher Zeitung* am 20. Januar 2018 über einen Cyberangriff auf das Norwegische Gesundheitssystem, von dem Daten von der Hälfte der norwegischen Bevölkerung betroffen waren,* in einem großen Artikel ausführlich berichtete, suchte man entsprechende Berichte in großen deutschen Zeitungen vergebens. Man wollte offenbar den politisch gewollten Bemühungen um die Digitalisierung des Gesundheitswesens (wieder steckt viel Geld dahinter, aber eben auch hohe Risiken für die Privatheit des Einzelnen) durch die Meldung unschöner Fakten nicht schaden.

Völlig unangemessen sind die Berichte in den großen Zeitungen und Zeitschriften über den Bereich der Bildung. Unsere Bildungseinrichtungen – vom Kindergarten über die Schulen bis zu den Hochschulen – müssten unbedingt »digitalisiert« werden. Vor allem Smartphones sollen dort »stärker berücksichtigt« werden. Fakt ist hingegen, dass sie Bildungsprozesse stark beeinträchtigen. Das französische Parlament verbietet sie genau deswegen an Schulen ab August 2018 vollständig.

Die »Digitalisierung« von Klassenzimmern beeinträchtigt nachweislich das Lernen von Schülern – aber über die vielen Studien hierzu wird einfach nicht berichtet. Stattdessen

---

* Herrmann R. Hacker-Attacke auf Norwegen. Rund die Hälfte der norwegischen Bevölkerung ist von einer Cyber-Attacke auf das Gesundheitswesen betroffen. Der Geheimdienst spricht von »ausländischer Spionage«. Neue Züricher Zeitung, 20.1.2018 (https://www.nzz.ch/international/hacker-attacke-auf-norwegen-ld.1349452; abgerufen am 21.1.2018)

wird – z. B. in der *NZZ** und der *FAZ*** im Januar 2018 – über eine vermeintlich positive Studie der TU München berichtet, die es noch gar nicht gibt, weil sie noch nicht publiziert ist (Stand: Juli 2018). Sie wurde jedoch bereits im Dezember 2017 öffentlich vorgestellt und medial verbreitet. Dies entspricht definitiv nicht der üblichen wissenschaftlichen Praxis.

Die Arme der digitalen Lobby reichten weit und tief, und die Hände an diesen Armen verteilten sehr viel Geld an willige Marktschreier. Und so wurden und werden noch immer permanent Falschmeldungen verbreitet und die Probleme nicht beim Namen genannt, sondern unter den Teppich gekehrt. Selbst Studien, die negative Effekte zeigen, werden so interpretiert, dass diese Effekte ja nur »ganz klein« seien.*** Mit diesem Buch möchte ich daher ein weiteres Mal aufklären und aufzeigen, dass wir uns und unsere Kinder noch immer großen Risiken aussetzen, obwohl wir uns aufgrund der vorhandenen Erkenntnisse längst den Gefahren stellen und sie in unser Handeln einbeziehen müssten.

Als letztes sei ein äußerlicher, formaler Grund genannt, warum das vorliegende Buch existiert: Es hatte sich in den letzten etwa 18 Monaten selbst geschrieben! Das kam so: Seit

---

* Freuler R. Mit digitalen Geräten lernen Schüler besser – und lieber. Neue Züricher Zeitung 26.1.2018 (https://nzzas.nzz.ch/wissen/mit-digitalen-geraeten-lernen-schuele/; abgerufen am 28.1.2018)

** Becker L (2018) Machen digitale Medien Schüler wirklich schlauer? Frankfurter Allgemeine Zeitung, Januar 2018

*** Anonymus. Social-Media-Nutzung schadet den Schulnoten nicht. Spiegel 25.2.2018 (http://www.spiegel.de/lebenundlernen/schule/social-media-nutzung-schadet-den-schulnoten-nicht-a-1195299.html; abgerufen am 10.3.2018)

knapp 20 Jahren bin ich Herausgeber der *Zeitschrift für Nervenheilkunde*, einem Fachblatt für Neurologen und Psychiater, das monatlich erscheint. Seither schreibe ich für jede Ausgabe zwei Beiträge, die jährlich in Form eines kleinen Büchleins publiziert wurden. Weil nun der Schattauer-Verlag, bei dem diese Zeitschrift erschien, seit dem 1. Januar 2018 in seiner alten Form nicht mehr existiert und ein Teil seiner Buch-Sparte an Klett-Cotta überging, wurden die *Nervenheilkunde*-Beiträge zum Thema *Auswirkungen von Smartphones* aus dem vergangenen und diesem Jahr im vorliegenden Buch zusammengefasst. Sie wurden hierfür überarbeitet, und zudem wurden einige Kapitel ganz neu geschrieben. Man kann aus diesem Grund die folgenden 15 Kapitel in beliebiger Reihenfolge lesen, denn jedes beinhaltet einen bestimmten Gesichtspunkt und steht für sich. Daher habe ich manche Dopplungen im Text belassen, nicht zuletzt, weil ich als (Hochschul-)Lehrer weiß, dass Wiederholung die Mutter allen Lernens ist.

Schon lange habe ich mit meinen Büchern und Artikeln einen noch größeren Leserkreis erreichen wollen. Denn seit meiner Zeit in den USA habe ich mir angewöhnt, verständlich zu schreiben. »Manfred, if you mean it, say it!« So hatte eine gute Freundin – die Frau meines damaligen Mentors – meine Texte gelegentlich kommentiert und mir jegliche im Deutschen so »gebildet« klingende sprachliche Schnörkel (»würde vielleicht vermeinen wollen« etc.) abgewöhnt. Hierzulande gilt leider noch immer Unverständlichkeit als untrügliches Zeichen von Tiefsinn!

Für meine verständlich formulierten Gedanken haben sich schon sehr viele Leser bei mir bedankt: Täglich erreichen mich Ermunterungen per Email, etwa mit Aussagen wie »machen Sie weiter«, »lassen Sie sich nicht unterkriegen« oder »was Sie tun ist sehr wichtig«. Und so wird es Zeit, dass ich mich bei all denen, die sich die Zeit genommen haben mir zu schreiben, meinerseits bedanke. Gerade wenn man immer wieder öffentliche Zielscheibe von vielerlei unschönen, erniedrigenden oder gar beleidigenden Aussagen ist, ist es aufbauend zu wissen, dass es nicht wenige Menschen gibt, die meine Gedanken schätzen, weil sie zu ihren Erlebnissen und Gedanken passen.

An diesem Buch waren hilfreiche und gute Geister gleich dreier Verlage beteiligt, denen ich danken möchte: Beim Schattauer-Verlag Frau Dr. Anja Borchers, Frau Dr. Andrea Schürg und Herrn Dr. Wulf Bertram; beim Thieme-Verlag Herrn Martin Spencker, Herrn Oliver Fock und Frau Dr. Borchers (hier muss ich sie einfach nochmals nennen, denn sie kümmert sich unter dem neuen Dach weiter um die Zeitschrift so wunderbar und erträgt vor allem den Chef-Herausgeber schon so lange) und beim Klett-Cotta Verlag Herrn Tom Kraushaar, Herrn Dr. Heinz Beyer und Frau Sandra Aichele. Sie alle haben sich dieses Buchprojekts so wunderbar und mit großer Kraft und positiver Energie angenommen.

Anfang Juni 2018 feierte die Ulmer Psychiatrie – noch immer eine der kleinsten Uni-Psychiatrien Deutschlands – ihren 20. Geburtstag. Und wenn ich schon beim Danken bin, so möchte ich mich aufs Herzlichste bei meinen Mitarbeitern bedanken, die dazu beitragen, dass uns allen die Arbeit Freude macht und unser Leben mit Sinn erfüllt: Dies sind alle hier arbeitenden Ärzte und Psychologen, die Pflege-Teams auf den Stationen, die Sozialarbeiter und Co-Therapeuten sowie allen anderen, die helfen, die Klinik am Laufen zu halten. Nicht selten diskutieren wir in unterschiedlichsten größeren oder kleineren Kreisen neue Erkenntnisse und Überlegungen, oft ganz nebenbei und immer ohne jegliche Angst, etwas Falsches zu sagen. Nur so sprudelt der Geist, und dass man hinterher kritisch bewertet und 99 Prozent des Gesprudelten wegwirft, ist völlig normal. Aber wenn genug sprudelt, bleibt auch genug kreatives Neues übrig! Und wenn die gesamte Crew das Boot so gut steuert, dann kann sich der Kapitän auch gelegentlich für ein paar Wochen zurückziehen und über den Sinn und Zweck der Seefahrt oder über die Wahrheit und Falschheit an sich nachdenken. Oder wieder mal eben die Welt retten.

Ulm, am Schwörmontag 2018 — Manfred Spitzer

1.

SMARTPHONES, GESUNDHEIT, BILDUNG UND GESELLSCHAFT

Smartphones beeinträchtigen die Gesundheit und die Bildung junger Menschen und stellen zudem eine Gefahr für unsere demokratische Gesellschaft dar. Betrachten wir einige Beispiele.

- Eine Mutter beklagt mir gegenüber: Ihr Sohn habe sie beim Versuch, ihm das Handy abzunehmen, in die Hand gebissen. Ein klares Zeichen von *Sucht!* In Südkorea liegt der Anteil der Smartphone-süchtigen jungen Menschen bei über 30 Prozent. Eine im Oktober 2015 publizierte deutsche Studie zur Smartphone-Nutzung bei fünfhundert 8- bis 14-Jährigen berichtet von 8 Prozent Suchtgefährdung.
- Krankenkassen warnen vor *Social-Media-Sucht*: 12- bis 17-Jährige in Deutschland verbringen täglich im Schnitt fast drei Stunden in sozialen Netzwerken. Laut einer DAK-Umfrage sind 2,6 Prozent der Jugendlichen süchtig nach WhatsApp, Instagram, Snapchat, Facebook und Twitter. Die Weltgesundheitsorganisation (WHO) hat mit dem Erscheinen der neuen internationalen Klassifikation der

Krankheiten (ICD-11) am 18. Juni 2018 die Computer- und Online-Spielsucht als Krankheit anerkannt.

- Ein 17-jähriger Schüler spielt während des Unterrichts ein Musikvideo auf seinem Smartphone ab und wird von seiner 54-jährigen Mathematik- und Deutschlehrerin mehrfach aufgefordert, dies sein zu lassen. Der Schüler kommt dieser Aufforderung nicht nach. »Sie können mich nicht zwingen« habe er stattdessen gesagt und die Lehrering mit unflätigen Wörtern (»f***«) beschimpft. Daraufhin wirft die Lehrerin das Smartphone des Schülers aus dem Fenster. Sie wird in erster Instanz wegen Fehlverhaltens verurteilt, in zweiter Instanz jedoch wieder freigesprochen.
- Die Anzahl der *Selbstmorde* von Mädchen und jungen Frauen hat sich in den USA innerhalb weniger Jahre verdoppelt. Man ging den Ursachen nach und fand, dass die Suizidalität, also die mittels psychologisch-psychiatrischer Untersuchungsverfahren bestimmte Neigung, einen Selbstmord zu begehen, mit jeder zusätzlichen Stunde der Verwendung digitaler Medien zunahm. Eine britische Studie an über tausend Mädchen fand: Wer im Alter von 13 Jahren mehr als drei Stunden täglich in Facebook ist, leidet mit 18 Jahren doppelt so häufig an einer Depression.
- Schon das Fernsehen führte zu *Übergewicht*; Videos, DVDs und Computerspiele verschärften das Problem; Smartphones machen es nicht besser. Der Aktionsradius von Kindern und Jugendlichen hat sich innerhalb von 30 Jahren um 90 Prozent verringert. Bewegungsmangel und Übergewicht gehören weltweit zu den am besten nachgewiesenen Nebenwirkungen von Bildschirmmedien.
- *Computer und Smartphones schaden der Bildung:* Weder deutsche noch internationale Studien konnten bislang ei-

nen positiven Einfluss von Computern oder Internetanschluss auf das Lernen an Schulen nachweisen.

- Negative Auswirkungen sind hingegen klar nachgewiesen: Eine Analyse der PISA-Daten von mehr als 50 Ländern über zehn Jahre hinweg beispielsweise ergab: je mehr Geld in einem Land in digitale Infrastruktur (Computer, WLAN im Klassenzimmer) investiert wurde, desto eher haben sich die Leistungen der Schüler in diesem Land *verschlechtert*.
- Das Smartphone auf dem Schreibtisch *reduziert das Denkvermögen und den Intelligenzquotienten* – einfach nur dadurch, dass es da liegt, also selbst dann, wenn es nicht verwendet wird. Es lenkt offenbar allein durch seine Präsenz ab, denn man könnte es ja verwenden.
- Smartphones *unterminieren* das gegenseitige *Vertrauen* der Menschen in einer Gesellschaft und die Grundfesten unserer *Demokratie*.
- »Die *Falschheit* ist schon um die halbe Welt, wenn sich die Wahrheit noch die Schuhe anzieht«. So lautete ein Kommentar zu einer im Fachblatt *Science* im März 2018 publizierten Untersuchung von 126 000 Twitter-Nachrichten, die insgesamt 4,5 Millionen Mal weitergeleitet wurden.
- YouTube *radikalisiert* die Weltbevölkerung in einem nie dagewesenem Ausmaß; und Facebook *spioniert* uns aus, obwohl es dies nach der europäischen Datenschutz-Grundverordnung definitiv nicht darf.

BILDSCHIRMMEDIEN, INFORMATIONSTECHNIK, DIGITALISIERUNG

Digitale Informationstechnik (IT), d.h. weltweit vernetzte Computer mit immer größerer Leistungsfähigkeit, hat seit Anfang der 80er Jahre zunächst langsam und dann mit immer schnellerer Geschwindigkeit Einzug in unser berufliches und privates Leben gehalten – von morgens früh bis spät in die Nacht hinein und von der Wiege bis zur Bahre. Nicht nur in den entwickelten Ländern, sondern mittlerweile oft auch in Ländern der »zweiten Welt« oder gar den Entwicklungsländern (»Dritte Welt«), werden schon Säuglinge vor den Fernsehapparat oder den Tablet-Computer gesetzt noch bevor sie laufen oder sprechen können. Ihre Eltern sind stolz, wenn sie als 2- bis 4-Jährige über Bildschirme wischen, das TV-Programm auswählen, oder YouTube-Videos und Spiele selbständig aufrufen – oft mehrere Stunden am Tag. Das Durchschnittsalter, in dem kleine Kinder mit der Nutzung digitaler Medien beginnen, hat sich in den vergangenen Jahren dramatisch verringert, während sich die tägliche Zeit der Nutzung ebenso dramatisch erhöht hat.

Nach einer im Februar/März 2015 durchgeführten repräsentativen Untersuchung aus den USA an 2658 Personen zwischen 8 und 18 Jahren lag die Nutzung von Bildschirmmedien der 8- bis 12-jährigen Kinder bei sechs Stunden und bei 13- bis 18-Jährigen waren es neun Stunden – pro Tag![1] Bei Erwachsenen ist die Lage nicht besser: Nach einer ebenfalls repräsentativen Studie aus den USA an 1786 Eltern von Kindern im Alter von 8 bis 18 Jahren verbringen diese täglich im Mittel neun Stunden und 22 Minuten mit Medien, davon eine

Stunde und 39 Minuten bei der Arbeit und sieben Stunden 43 Minuten in der Freizeit. 51% geben an, mehr als acht Stunden täglich mit Medien zu verbringen, nur 19% der Eltern geben dagegen weniger als vier Stunden tägliche Medienzeit an.[2]

Noch vor etwa 25 Jahren war das anders: Die Menschen sahen zwei bis drei Stunden täglich fern – und das war's. Dennoch hatte dies – wie wir heute aus sehr sorgfältig durchgeführten Langzeitstudien wissen – bereits deutliche negative Auswirkungen: Je mehr Stunden pro Tag Kinder und Jugendliche vor dem Fernseher verbringen, desto eher leiden sie als Erwachsene später an Übergewicht,[3] desto geringer ist ihre Bildung[4] und desto aggressiver wird ihr Verhalten.[5, 6] Dass das Fernsehen dick, dumm und aggressiv macht, wird zwar bis heute oft bestritten, ist jedoch nach dem Stand der wissenschaftlichen Forschung etwa ebenso klar und eindeutig nachgewiesen wie der Zusammenhang zwischen Rauchen und Lungenkrebs.[7]

Mit der weiten Verbreitung von Videorekordern und später dem Aufkommen von Videospielen stieg der Konsum von Bildschirm-Medien stetig an. Hinzu kam ab etwa 1982 der Personal Computer (PC), der aber erst nach fallenden Preisen in den 90er Jahren eine weitere Verbreitung fand. PCs kosteten während der ersten zehn Jahre am Markt etwa so viel wie ein Auto. Sie zogen erst dann in nahezu jeden Haushalt ein, als ihr Preis eher dem von Stereoanlagen vergleichbar wurde. Vor etwa zehn Jahren lag die tägliche Bildschirm-Medien-Nutzung junger Leute im Alter von acht bis 18 Jahren bei etwa fünf bis sechs Stunden.[8] Bereits damals machte man sich in der medizinischen Fachliteratur öfters Gedanken zu den längerfristigen Auswirkungen dieser Tatsache auf das Verhalten und die Gesundheit junger Menschen.[9]

Die Dosis macht das Gift. Diese auf den Schweizer Mediziner Paracelsus (1493–1541) zurückgehende Weisheit wurde immer deutlicher, ebenso die langfristigen ungünstigen Auswirkungen digitaler Informationstechnik auf den Menschen: Haltungsschäden und Übergewicht, Depressionen und Ängste, vermehrte Ablenkung und vermindertes Lernen. Durch den Umgang mit Bildschirmen und digitaler Informationstechnik lernt man weder Handschrift noch Rechtschreibung, Kopfrechnen oder Kartenlesen, etwas wollen und in die Tat umsetzen oder sich in andere einzufühlen und die Dinge aus deren Sicht zu betrachten. Besonders wichtig ist die schon lange vorhandene Erkenntnis, dass das in Kindheit und Jugend erreichte Bildungsniveau eines Menschen den größten Schutzfaktor vor Demenz im Alter darstellt. Und wenn das so ist, dann braucht man die Ergebnisse von Langzeitstudien nicht abzuwarten, die es frühestens in etwa 50 Jahren geben kann, um sich entsprechende Sorgen zu machen.[10]

SMARTPHONES: WELTWEIT, OHNE TECHNOLOGIEFOLGENABSCHÄTZUNG

Die gesamte Entwicklung der digitalen Informationstechnik hat sich seit dem Jahr 2007 nochmals radikal verändert und beschleunigt: Die Firma Apple hatte als erste ein völlig neues Gerät entwickelt, bei dem es sich nur vordergründig um ein Telefon handelte. Es war ein kleiner transportabler, mit einer wiederaufladbaren Batterie betriebener Computer mit mehreren drahtlosen Schnittstellen (»Funk«), die den Zugang zum Internet ermöglichen. Zudem verfügte dieser Computer über einen berührungsempfindlichen Bildschirm, eine Kamera, ein Mikrophon und eine Reihe von Sensoren (Beschleunigung, Luftdruck, Kompass) sowie über einen Lautsprecher und einen Generator von Vibrationen. So richtig interessant wurde das Ding jedoch im Laufe der Zeit erst dadurch, dass Hunderttausende von Programmen (genannt »Apps«) von sehr vielen Menschen entwickelt wurden, die auf ihm laufen und dabei die Schnittstellen zum Funknetz, Internet, dem globalen Satelliten-Navigationssystem (GPS), zu anderen Geräten in der nahen Umgebung (mittels Bluetooth) und zu anderen Smartphones verwenden. Hierdurch kann man viele kleine Probleme des Alltags lösen, die mit der Besorgung, der Speicherung oder dem Austausch von Informationen in Form von Text, Bild und Ton zu tun haben. Man kann mit dem Gerät fotografieren, filmen, diktieren, verwalten, terminieren, Mails oder Kurznachrichten versenden und empfangen oder beispielsweise auf Reisen sich nach dem Wetter erkundigen, Hotels buchen, ein Taxi rufen oder feststellen, ob Flugzeug oder Zug Verspätung haben. Mittels geeigneter Software kann man sich orientieren, sein Bankkonto führen, die Produktion in der Firma, sein Ferienhaus oder auch nur seinen Kühlschrank überwachen, einkaufen, und – ach ja – telefonieren.

Kurz: Dieses *Schweizermesser des digitalen Zeitalters*[11] ist unglaublich praktisch! Es ist so klein, dass man es immer und überall dabei haben kann, braucht die Steckdose nur gelegentlich, und es verbindet uns, wann wir wollen mit dem Rest der Welt. Weil es über das GPS über die ganz genaue Uhrzeit verfügt, spart es einem die Armbanduhr und den Wecker, die eingebaute Kamera reicht vielen Nutzern für den Hausgebrauch und spart ihnen Fotoapparat und Camcorder. Für viele Geräte ist das Smartphone mittlerweile als Fernbedienung zu gebrauchen, in Autos könnte es das Armaturenbrett ersetzen und zwei Smartphones – von Papa und Mama – ergeben zusammen ein Babyphone (was man sich also auch sparen kann). Sehr rasch entdeckten Mama und Papa dann, dass man das Ding auch als Baby*sitter* verwenden kann, denn es zeigt bewegte bunte Bilder und kann dabei auch noch quietschen! Schon kleine Kinder starren wie gebannt auf das Ding, dessen dargestellte Inhalte sich sogar ändern, wenn man über den Bildschirm wischt.

Vor allem aber stellte sich heraus, dass man mit dem Ding immer mit anderen Menschen in Kontakt sein kann. Hierzu gab es zwar schon wenige Jahre vor dem Smartphone die sogenannten sozialen Online-Medien (Facebook im Jahr 2004, Twitter im Jahr 2006), aber erst deren Nutzung mit dem Smartphone verhalf ihnen – und dem Smartphone – zu einem beispiellosen Siegeszug über den gesamten Globus: Kein technisches Gerät hat sich jemals so rasch weltweit ausgebreitet wie das Smartphone. Mittlerweile wurden mehr Smartphones produziert als es Menschen auf der Welt gibt, und die Zahl der Nutzer liegt bei über vier Milliarden Menschen.[12] Etwa die Hälfte aller Smartphone-Nutzer verbringt mehr als fünf Stunden pro Tag mit ihnen.[13] Die große Mehrheit der Nutzer verwendet ein oder mehrere soziale Online-Medien, deren größtes – Facebook – bereits allein zwei Milliarden Nutzer hat (zwei Drittel davon nutzen Facebook täglich). Drei der nächsten fünf meistgenutzten sozialen Online-Medien sind WhatsApp (seit 2009; derzeit 1,2 Milliarden Nutzer), Messenger (seit 2008; derzeit 1,2 Milliarden Nutzer) und Instagram (seit 2011; derzeit 0,7 Milliarden Nutzer) und gehören ebenfalls Facebook. Diese Firma hält damit Daten zu mehr als fünf Milliarden Nutzern.[14]

Vielen jungen Menschen dient das Smartphone mittlerweile als Spielekonsole und Fernsehapparat, weswegen YouTube ja auch das herkömmliche Fernsehen als Leitmedium des passiven Konsums von bewegten Bildern mit Ton abgelöst hat: Weltweit schauen alle Nutzer zusammen täglich eine Milliarde Stunden YouTube-Videos.

Ein ziemlich großer Teil der Menschheit verbringt also insgesamt einen wesentlichen Anteil – etwa ein Drittel – seiner im Wachzustand verbrachten Zeit mit einem kleinen Gerät, das es erst seit zehn Jahren gibt! Wir stellen alles Mögliche damit an, machen während dieser Zeit viele virtuelle Erfahrungen und wickeln einen wesentlichen Teil unserer täglichen Kontakte mit realen Menschen über dieses Gerät ab. Diese Veränderungen der Art, wie wir unsere Lebenszeit verbringen, wirken sich vor allem in dem Zeitraum auf uns aus, in dem sich unsere Gehirne (noch) entwickeln und ganz besonders lernfähig sind: von der Geburt bis ins dritte Lebensjahrzehnt hinein. Wenn sich das *Erleben* und *Verhalten* eines Großteils der Menschen durch ein einziges kleines neues Produkt in diesem noch nie dagewesenem Ausmaß ändert, dann kann dies eines nicht haben: keine Konsequenzen!

Es ist daher schwer verständlich, warum es bislang keinerlei offizielle *Technologiefolgenabschätzung* für diese neue Technik mit solch gravierendem Einfluss auf unsere Lebensgestaltung und unsere Lebenserfahrung gibt. Niemand anderes als zwei große Investoren der Firma Apple haben dies zu Anfang des Jahres 2018 angemahnt: In einem Brief an Apple schrieben sie, dass das iPhone ja durchaus Risiken und Nebenwirkungen habe, und dass die Firma gut daran täte, diese in Betracht zu ziehen. Denn sonst könnte es geschehen, dass Milliarden von Nutzern wegen des Auftretens solcher unerwünschter Konsequenzen die Firma auf Schadensersatz verklagen, was angesichts der riesigen Zahl der potentiellen Kläger selbst für Apple – die reichste Firma der Welt – die Pleite bedeuten könnte.[15]

Aufgrund ihrer großen Bedeutung sei die Quelle hier ausführlich zitiert: »Ein führender Investor und ein Pensionsfond sagen, dass der Smartphone-Hersteller auf das Problem der Smartphone-Sucht reagieren müsse, da es sich nach Meinung mancher Menschen hierbei um eine zunehmende Krise der Volksgesundheit handele. [Die Investoren] *Jana Partners* LLC und *California State Teachers' Retirement System*, auch *Calstrs* genannt, die zusammen etwa zwei Milliarden US-Dollar Apple-Aktien halten, schrieben am Samstag [dem 6.1.2018] einen Brief an Apple, in dem sie den Konzern dringend aufforderten, neue Programme zu entwickeln, um es den Eltern einfacher zu machen, die Smartphone-Nutzung [ihrer Kinder] zu kontrollieren und zu begrenzen und den Einfluss von deren übermäßiger Nutzung auf die seelische Gesundheit zu erforschen« (Wall Street Journal, 7.1.2018, Übersetzung durch den Autor). Der Konzern hat auf seiner letzten Entwicklerkonferenz reagiert: Dort war weniger von neuen Geräten die Rede als vielmehr von Software zur eigenen Einschränkung bzw. zur Begrenzung der Nutzung des iPhones durch Kinder.[16]

GESUNDHEIT

Es geht bei den negativen Auswirkungen von Smartphones allerdings um weit mehr als »nur« um Suchtverhalten. Smartphones verursachen nachweislich eine ganze Reihe gesundheitlicher Schäden, deren Schwere und Ausmaß den wenigsten Menschen bewusst sind: Kurzsichtigkeit (Kapitel 2), Angst, Depression (Kapitel 7), Aufmerksamkeitsstörungen, Schlafstörungen, Bewegungsmangel, Übergewicht, Haltungsschäden, Diabetes, Bluthochdruck und ein erhöhtes Risikoverhalten beim Geschlechts- und Straßenverkehr. Wie man mittlerweile herausgefunden hat, fördert die Nutzung von sogenannten *Geo-social Networking Apps* täglich millionenfachen Gelegenheitssex und damit eben auch die Verbreitung von Geschlechtskrankheiten. Was den Straßenverkehr anbelangt, so wissen die Wenigsten, dass Smartphones mittlerweile bei jüngeren Verkehrsteilnehmern den Alkohol als Unfallursache Nummer eins abgelöst haben. Darüber hinaus wird durch die Beeinträchtigung von Bildungsprozessen das Auftreten dementieller Erkrankungen begünstigt, wie im Abschnitt *Bildung* weiter unten dargelegt wird. Zuvor seien noch beispielhaft einige der gerade genannten Nebenwirkungen näher dargestellt.

ÜBERGEWICHT, ADIPOSITAS UND SCHLAFSTÖRUNGEN

Die Nutzung von Bildschirmmedien führt zu Übergewicht und Adipositas,* wie eine ganze Reihe von Studien nachweisen konnte.[17, 18, 19] Die beteiligten Mechanismen reichen vom

---

* Man bestimmt zur Diagnose von Übergewicht und Adipositas den so genannten Body Mass Index (BMI), indem man das Körpergewicht durch das Quadrat der Körpergröße (in Metern) teilt. Ein BMI von bis 25 ist normal, liegt der BMI zwischen 25 und 30 spricht man von Übergewicht, bei einem BMI von über 30 von Adipositas (d. h. von krankhaftem Übergewicht oder Fettleibig-

Ausbleiben kleinster aber dennoch Energie verbrauchender Bewegungen über Werbung für stark kalorienhaltige Nahrungsmittel bis hin zur Verdrängung von anderen Freizeitbeschäftigungen.[20, 21, 22, 23, 24, 25, 26] Smartphones vermindern die Zeit für sportliche Aktivitäten,[27] verlangsamen das Gehen um 33 Prozent,[28] führen zu körperlicher Inaktivität (»time on couch«), vermindern das Interesse an der Natur und die in und mit ihr verbrachte Zeit (Radfahren, Wandern).[29] Übergewicht in Kindheit und Jugend führt oft zu lebenslangem Übergewicht und ist mit dem Auftreten chronischer Krankheiten, einem ungesunden Lebensstil und geringerer Bildung sowie Verhaltensproblemen verbunden.[30, 31, 32, 33] Für das Jahr 2014 wurde die weltweit durch Übergewicht entstandene wirtschaftliche Belastung auf 2000 Milliarden US-Dollar geschätzt.[34]

Eine große norwegische Studie an knapp zehntausend Jugendlichen zeigte ein hohes Maß der Nutzung digitaler Medien in der Stunde vor dem Schlafengehen, wobei das Smartphone am häufigsten Verwendung fand.[35] Studien konnten nachweisen, dass Smartphones auf dreifache Weise Schlafstörungen verursachen:[36, 37, 38] Sie verdrängen die Schlafenszeit, führen zu Erregung und Unruhe durch die dargebotenen Inhalte und das blaue Licht der Bildschirme führt zu einer beeinträchtigten Freisetzung des Schlafhormons Me-

---

keit). Um einen Eindruck zu bekommen, sei das Ganze für einen 1,75 Meter großen Menschen einmal beispielhaft gerechnet: 1,75 mal 1,75 ist etwa 3. Wiegt ein Mensch dieser Größe also 60 kg, hat er einen BMI von 60:3=20. Mit 75 kg (BMI von 25) befindet er sich an der Grenze zum Übergewicht und mit 90 Kg (BMI von 30= an der Grenze zur krankhaften Fettleibigkeit (Adipositas).

latonin.[39] Der Konsum digitaler Medien am Tag führt dosisabhängig zu einer Beeinträchtigung des Nachtschlafs, wie Untersuchungen im Schlaflabor zeigen konnten.[40, 41]

DIABETES, BLUTHOCHDRUCK UND KORONARE HERZKRANKHEIT (KHK)

Schlafstörungen gehen mit Stoffwechselstörungen (Übergewicht, Zuckerkrankheit vom Typ-II) sowie Bluthochdruck einher.[42, 43, 44, 45] Zudem wurde der Zusammenhang von Smartphone-Verwendung und erhöhtem Blutdruck direkt untersucht. Eine Untersuchung an 331 Schülern im Alter von 14 bis 17 Jahren zeigte einen erhöhten Blutdruck bei mehr Zeit der wöchentlichen Internet-Nutzung.[46] Dies ist im hier diskutierten Zusammenhang von Bedeutung, da der Internet-Zugang von jungen Menschen - ebenso wie Social Media und viele andere früher am Computer erledigte Tätigkeiten – heute vor allem über ihr Smartphone erfolgt.

Dass ein klingelndes Smartphone zu einem Anstieg von Blutdruck und Puls führt, konnte ebenfalls experimentell bei am Computer arbeitenden Probanden nachgewiesen werden.[47] Kritische Stimmen weisen manchmal darauf hin, dass keine einzige Studie bislang mit absoluter Sicherheit hätte zeigen können, dass dieser Zusammenhang gilt. Dies ist einerseits trivial, denn experimentelle Studien lassen sich immer dahingehend kritisieren, dass die Bedingungen im Labor von denen in der realen Welt abweichen und daher Laborergebnisse nicht auf die Lebensverhältnisse übertragbar sind. Im Hinblick auf Untersuchungen in der realen Welt (beispielsweise in der Schule) wird dagegen argumentiert, dass man durch Beobachtungen lediglich statistische Zusammenhänge aber keine Kausalität nachweisen könne. Beides stimmt und ist, wie schon gesagt, trivial, denn eine Beobachtung ist eine Beobachtung und ein Experiment ist ein Experiment. Wenn jedoch sowohl Experimente im Labor (mit ihnen kann man Ursache und Wirkung nachweisen) als auch Studien in der realen Welt zum gleichen Ergebnis kommen, kann der Einwand nicht aufrecht erhalten werden, denn die Studien stützen sich gegenseitig. Ein großer Teil des medizinischen Fortschritts der letzten 150 Jahre beruht gerade auf dieser Zusammenarbeit von Labor (Experiment) und Klinik (Beobachtung)! Und wer würde leugnen, dass wir alle von diesem Fortschritt in hohem Maße profitieren, wenn wir krank sind?

SEELISCHE STÖRUNGEN

Als Psychiater muss ich darauf hinweisen, dass viele Risiken und Nebenwirkungen von Smartphones mein Fachgebiet betreffen, vor allem im Hinblick auf Aufmerksamkeitsstörungen, Angst, Sucht, Demenz und Depressionen.[48, 49]

Eine britische Studie zeigte eine Verdopplung der Häufigkeit von *Depressionen* bei 18-jährigen Mädchen, wenn sie im Alter von 13 Jahren mehr als drei Stunden täglich mit Facebook zubrachten.[50] Eine große Studie aus den USA hat gezeigt, dass die Suizidalität von Mädchen und jungen Frauen mit jeder Stunde Mediennutzung deutlich steigt[51] und sich die Anzahl der Suizide in den Jahren von 2007 bis 2015 verdoppelt hat.[52]

Smartphones führen zu verschiedenen Typen von *Ängsten*: Die Angst davor, irgendetwas zu verpassen (englisch: Fear of missing out, abgekürzt: *Fomo*) besteht bei über 60 Prozent aller Smartphone-Nutzer. Die *Nomophobie* (englisch: no more phone phobia) ist ein ebenfalls sehr verbreitetes Phänomen. Beides ist vielfach untersucht und bekannt. *Mobbing* und die damit verbundenen Ängste stellen heute ein an Schulen weit verbreitetes Problem dar, dessen Aufarbeitung im konkreten Fall alle Beteiligten sehr viel Zeit und Kraft kostet.

Die Existenz von Nicht-stoffgebundenen Suchterkrankungen wie Spielsucht (d. h. Glücksspiel-Sucht) und mittlerweile auch Computer- und Online-Spielsucht wird nach wie vor von manchen »Experten« bestritten. Dabei sind die Zweifel längst ausgeräumt und die Konsequenzen daraus auch weltweit gezogen, nämlich – wie oben bereits erwähnt – durch die Weltgesundheitsorganisation (WHO) mit der Anerkennung der Computer- und Online-Spielsucht als Krankheit. Man kennt den Mechanismus der Entstehung und Aufrechterhaltung dieser Sucht sowie deren Folgen. Auch die Diagnostik ist beispielsweise ganz ähnlich wie bei der Alkoholsucht, geht es doch nicht darum, wie viele Bier eine bestimmte Person an einem bestimmten Abend getrunken hat, sondern darum, ob der Person die Kontrolle über ihren Alkoholkonsum entgleitet, ob für sie Alkohol immer wichtiger wird und ob sie trotz negativer Konsequenzen weiter trinkt. Zudem wird bei den Nicht-Stoffgebundenen Suchterkrankungen auch therapeutisch letztlich nicht anders vorgegangen als bei den stoffgebundenen Süchten: Die wichtigsten Maßnahmen sind:

1. Der Sucht nicht mehr nachgehen (Abstinenz),
2. Lernen, in den verschiedensten Situationen ohne das Suchtverhalten auszukommen,
3. bestimmte, den Suchtdruck dämpfende Medikamente können helfen.

4. Schließlich geht es darum, andere Verhaltensweisen zu entwickeln (Alternativen) und
5. zu lernen, sich vor allem besser zu kontrollieren.

Suchtverhalten liegt immer in ganz bestimmten konkreten Formen vor: Der Drogensüchtige verwendet Heroin, Kokain oder Amphetamin, und entsprechend spricht man in der Psychiatrie auch vom Heroin-Süchtigen oder Kokain-Süchtigen. Nicht anders ist es bei den Nicht-stoffgebundenen Süchten. Smartphones sind immer und überall verfügbarer Internet-Zugang und Computer zugleich und sie können als Spielekonsole verwendet werden. Wenn es also Computer- und Online-Spielsucht gibt, dann gibt es auch die Smartphone-Sucht, zumindest dann, wenn – nach heutigem Stand – Hunderte von Millionen Menschen ihrer Computer- und Online-Spielsucht mittels ihres Smartphones nachgehen. Nach empirischen Studien sind ebenfalls mehrere Hundert Millionen Menschen nach Facebook (oder anderen Online Social Media) süchtig. Hinzu kommt: Wer an Computer- und Online-Spielsucht leidet, hat auch ein erhöhtes Risiko für höheren Alkohol- und Tabak-Konsum.

In Asien (China, Südkorea) gibt es seit Jahren paramilitärisch organisierte Camps für Jugendliche zur Behandlung von Computer-, Internet- und Smartphone-Sucht. Durch strenge Disziplin, hartes Training und vollständige Abstinenz von jeglichen Bildschirmmedien wird dort verzweifelt versucht, Schäden zu reparieren, für die die jungen Menschen letztlich gar nichts können: Nicht *sie* sind dafür verantwortlich zu machen, dass sie mit einer bekanntermaßen Sucht-erzeugenden Technik in einem so jungen Alter in Kontakt gekommen sind, dass sie die negativen Auswirkungen und vor allem auch die Suchtentwicklung gar nicht bemerken konnten, von Selbstkontrolle einmal gar nicht zu reden. Ihre Eltern und/oder der Staat hätte sie davor schützen müssen. Sie sollten wissen, dass die Ausbildung der für das gesamte weitere Leben wichtigsten Fähigkeit – der Selbstkontrolle – durch digitale Medien und vor allem durch Smartphones verhindert wird.

Der Zusammenhang von Bildschirmmedien und Aufmerksamkeitsstörungen ist mittlerweile gut belegt und nicht mehr bezweifelbar. Besonders im Bereich der Bildung wirken sich Smartphones unter anderem aus diesem Grund verheerend aus, wie im Folgenden kurz diskutiert wird (siehe auch Kapitel 6).

BILDUNG

Zu den Auswirkungen auf die körperliche und seelische Gesundheit junger Menschen kommen negative Auswirkungen des Smartphones auf deren Bildung: Smartphones beeinträchtigen durch ihre pure Präsenz unmittelbar das Denkvermögen und senken die Intelligenz eines Menschen (siehe Kapitel drei und 15).

Sie führen in Schulen zu massiven Problemen beim Lernen. Verschenkt man iPhones[53] oder lässt man Schüler ihr Smartphone in den Unterricht mitbringen,[54] nimmt das Lernen ab; verbietet man Smartphones, nimmt das Lernen zu, wie eine große Studie an über 130 000 Schülern an 90 Schulen im Großraum London nachweisen konnte (▸ Abb. 1).[55]

In einigen skandinavischen Ländern – Schweden, Finnland und auch Dänemark – wurde die Digitalisierung der Schulen im vergangenen Jahrzehnt stark vorangetrieben.

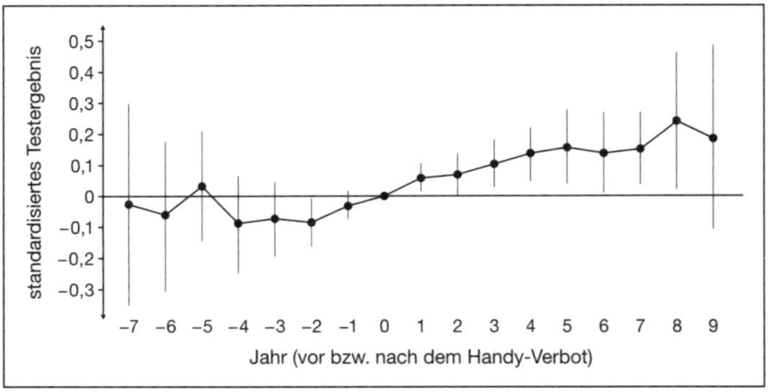

Abb. 1: Auswirkung des Handy-Verbots an 90 Schulen auf die Leistungen in der Abschlussprüfung von 16-Jährigen in Abhängigkeit vom zeitlichen Abstand zum Verbot zum Zeitpunkt »0« (Befunde der Londoner Ökonomen Louis-Phillipe Beland & Richard Murphy aus dem Jahr 2015). Die Daten aller Schulen wurden auf den Zeitpunkt des Verbots und den Testwert zuvor bezogen, der auf »0« gesetzt wurde. Die Leistungen vor dem Handy-Verbot schwankten nicht signifikant um Null und nehmen nach nach dem Verbot signifikant zu (die Fehlerbalken werden ganz rechts größer, weil weniger Messwerte in die Auswertung eingingen, denn es gab nicht sehr viele Schulen, die zum Erhebungszeitpunkt schon für acht oder neun Jahre ein Handy-Verbot implementiert hatten).

Das Ergebnis war eine deutliche Verminderung der Schulleistungen der Kinder in diesen Ländern, wie eine vergleichende Auswertung der Daten von über 60 Ländern aus den PISA-Studien zeigte (▸Abb. 2): Der Zusammenhang zwischen den Ausgaben für Computer an Schulen und den Leistungen der Kinder in Mathematik ist negativ, d. h. je mehr in einem Land in Computer an Schulen (pro Schüler) investiert wurde, desto eher hat sich die Leistung der Schüler in diesem Land *verringert*.[56] Besser lassen sich die verheerenden Aus-

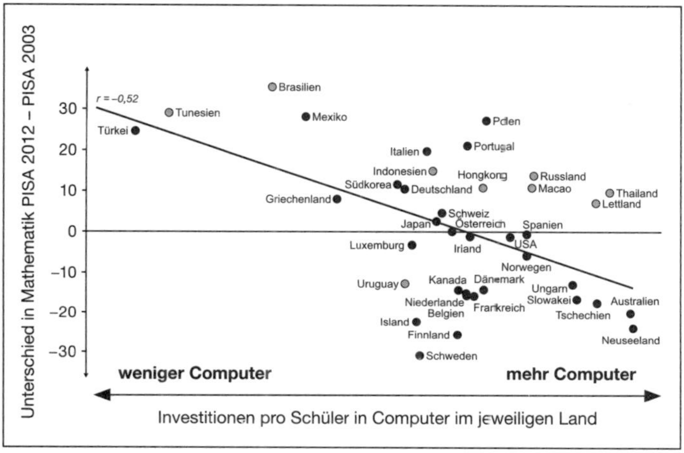

Abb. 2: Veränderung der Leistungen von 15-Jährigen in Mathematik zwischen 2003 und 2012 in Abhängigkeit von Investitionen in Computer und digitalisierten Unterricht in unterschiedlichen Ländern der OECD (schwarze Punkte) und weiteren Ländern, die nicht der OECD angehören (graue Punkte; nach Schleicher 2015, S. 151). Die Korrelation ist mit –0,52 negativ, d. h. je mehr ein Land in die Digitalisierung der Schulen (berechnet pro Schüler) im Beobachtungszeitraum investiert hatte, desto deutlicher nahmen die Leistungen der Schüler in Mathematik ab.

wirkungen der Digitalisierung von Schulen kaum demonstrieren. Betrachten wir Beispiele dieser weltweiten Misere: War Finnland zu Beginn der PISA-Erhebungen vor knapp 20 Jahren noch als (von vielen Ländern beneideter) Sieger hervorgegangen, so liegt das Land mittlerweile im Mittelfeld. Es wurde dort viel Geld in die Digitalisierung von Schulen gesteckt. Ebenso erging es Australien. Dort investierte man im Jahr 2008 2,4 Milliarden australische Dollar in Computer an Schulen, um sie im Jahr 2016 (u. a. nach einem Besuch des

Leiters der PISA-Studien, Herrn Andreas Schleicher, der die Daten aus ►Abb. 2 und viele mehr vorstellte) wieder abzuschaffen.

In den vergangenen Jahren war in allen Medien und von vielen Politikern immer wieder gebetsmühlenhaft zu lesen und zu hören, dass Deutschland bei der Digitalisierung von Schulen noch abgeschlagen weit hinten läge. »Gott sei Dank!« – schoss es mir dann jedes Mal durch den Kopf.

Digitale Medien lenken die Aufmerksamkeit ab, schaden nachweislich dem Lernen und bewirken eine geringere Bildung. Dies zeigen nicht nur große in Deutschland hierzu schon vor Jahren durchgeführte Studien, sondern auch neuere und neueste Studien aus verschiedenen Ländern der Welt, vor allem aus den USA. So wird beim Mit*schreiben* im Unterricht oder während der Vorlesung mehr gelernt als beim Tippen am Computer, wie eine große Studie aus den USA nachweisen konnte, die den schönen Titel »Der Füllfederhalter ist mächtiger als die Tastatur« trägt.[57] Multitasking ist im Hinblick auf komplexe Bedeutungsgehalte schlichtweg von keinem Menschen machbar[58] – nicht einmal von Frauen! Wer es dennoch versucht, lernt weniger und trainiert sich eine Aufmerksamkeitsstörung an.[59]

Weiterhin zeigt sich immer wieder: Je weniger gebildet ein Mensch ist, desto mehr schadet ihm digitale Informationstechnik. Daher schaden Computer an Schulen vor allem den schwächeren Schülern. Es wird zwar immer wieder behauptet, dass vor allem sozial benachteiligte und schwächere junge Menschen von der Digitalisierung profitieren würden. Dies ist jedoch ideologisch motiviertes Wunschdenken. Betrachtet man nämlich die hierzu vorliegenden Fakten, so zeigt sich das Gegenteil (►Abb. 3).

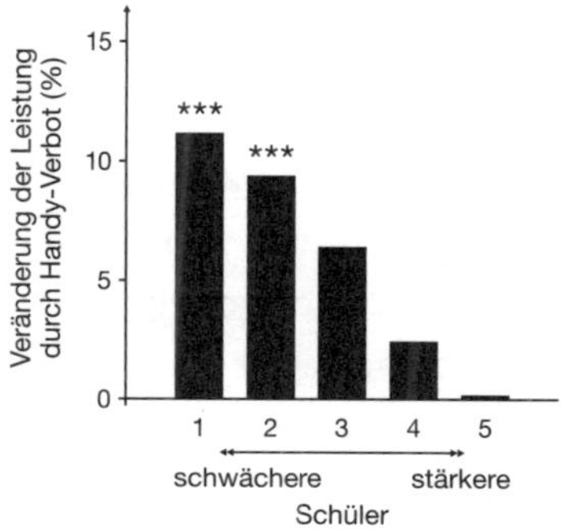

Abb. 3: Auswertung der Daten aus Abb. 2, d. h. Verbesserung der Schülerleistungen nach dem Verbot von Mobiltelefonen an der Schule, aufgeteilt nach fünf Untergruppen. Weil sehr viele Schüler (über 130 000!) untersucht worden waren, war es möglich, alle Schüler nach ihrem Zeugnis-Noten-Durchschnitt vor dem Mobiltelefonverbot in fünf Gruppen einzuteilen: Die 20% schwächsten Schüler (Gruppe 1), die nächsten 20% schwachen Schüler (Gruppe 2), die mittleren, durchschnittlichen 20% der Schüler (Gruppe 3), die guten 20% (Gruppe 4) und besten 20% (Gruppe 5). Wie die Abbildung zeigt, profitierten die schwächsten Schüler am meisten vom Verbot, die besten gar nicht. Das zeigt umgekehrt, dass man den schwächsten Schülern mit dem Erlauben von Smartphones an Schulen oder gar im Unterricht am meisten schadet.

DIGITALE DEMENZ

Gesundheits- und Bildungswesen lassen sich nicht völlig unabhängig voneinander betrachten, denn einerseits lebt ein gesunder Geist in einem gesunden Körper *(mens sana in corpore sano)*, und andererseits bewirkt eine höhere Bildung ein längeres Leben. Ein noch kaum bekanntes Beispiel hierfür sind dementielle Erkrankungen. Ihre Ursachen sind vielfäl-

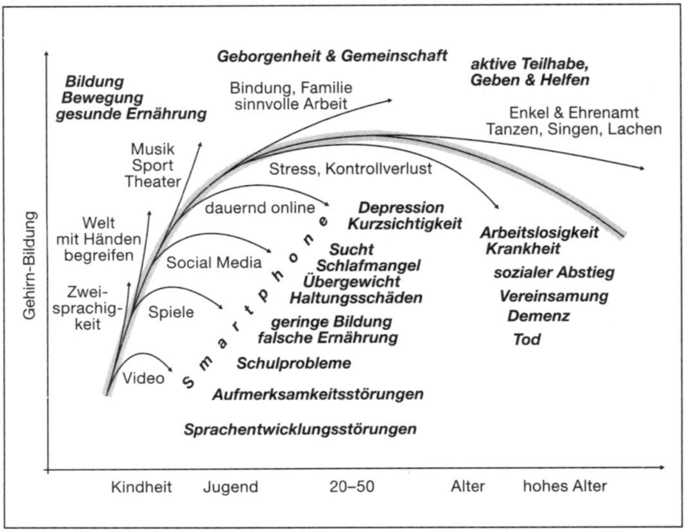

Abb. 4: Nachgewiesene Determinanten von geistigem Aufstieg (Bildung) und Abstieg (Demenz), nach Spitzer 2012.

tig und reichen von neuronalem Zelltod durch Ablagerungen (wie beispielsweise bei der *Alzheimer-Krankheit*) über Durchblutungsstörungen (bei der *Multi-Infarkt-Demenz*), den beiden häufigsten Ursachen, bis hin zu Dutzenden selteneren Erkrankungen innerhalb und außerhalb des Gehirns, bei denen das Gehirn Schaden nimmt.

Was jedoch kaum Beachtung findet: Für den geistigen Abstieg (lateinisch: *de mens* – »herab« mit dem »Geist«) gilt, was für jeden Abstieg gilt: je größer die Höhe, von der man beginnt abzusteigen, desto länger dauert es, bis man unten ist (▸Abb. 4). Seit Jahren ist bekannt: Der bedeutendste protektive Faktor im Hinblick auf die Entwicklung einer Demenz ist die in Kindheit und Jugend erreichte Bildung eines

Menschen.[60] Ein zweiter, wenn auch schwächerer Schutzfaktor ist körperliche Aktivität: Das beste »Gehirnjogging« ist – Jogging! Denn bei körperlicher Aktivität wachsen im Gehirn neue Nervenzellen nach, wie man zunächst bei Mäusen und später auch beim Menschen nachweisen konnte. Das Nachwachsen erfolgt zudem genau dort, wo Nervenzellen auch stress-bedingt absterben können. Körperliches Training wirkt also ebenso ursächlich gegen geistigen Abstieg, wie die bis zum jungen Erwachsenenalter erreichte Bildung!

Da sich Smartphones auf beide Faktoren – Bewegung *und* Bildung – negativ auswirken und sowohl die körperliche als auch die geistige Aktivität eines Menschen deutlich beeinträchtigen – und damit dessen Bildung *und* körperliche Gesundheit – ist die Rede von der *digitalen Demenz* keine Leerformel und auch nicht in irgendeinem »übertragenen Sinn« gemeint. Sie verleiht vielmehr der Befürchtung klaren Ausdruck, dass uns diese bekannten Zusammenhänge künftig vor große medizinische, wirtschaftliche und gesellschaftliche Herausforderungen stellen werden, wenn wir den Kopf weiter in den Sand stecken.

GESELLSCHAFT UND SOZIALVERHALTEN

Digitale Informationstechnik schadet nicht nur der körperlichen und geistigen Gesundheit sowie der Bildung des Einzelnen, sondern hat auch äußerst ungünstige Auswirkungen auf die gesamte Gesellschaft. Schon die körperlichen und seelischen gesundheitlichen Folgen von Smartphones als auch deren ungünstiger Einfluss auf die Bildung haben eine gesellschaftliche Dimension. Depressive Menschen beispielsweise sind oft durch sozialen Rückzug und die damit verbundene nicht mehr mögliche aktive Teilhabe am gemeinschaftlichen Leben charakterisiert. Mangelnde Bildung hat direkte Auswirkungen auf die Urteilsfähigkeit und damit auf die Manipulierbarkeit eines Menschen. Die insgesamt abnehmende Grundbildung der Bevölkerung durch digitale Informationstechnik wird daher zu einer Bedrohung unserer demokratischen Gesellschaft.

Wenn Menschen Zeit miteinander verbringen, sich austauschen, ihre Erlebnisse, Gedanken und Gefühle teilen, dann geschieht dies unvermittelt, d. h. im direkten Austausch. Wir spüren die Emotionen des anderen an der Sprachmelodie, dem Gesichtsausdruck, der Gestik und manchmal am Schweißgeruch. All dies erlebt man nicht mit Bildschirm, Lautsprecher und Tastatur, denn Medien sind – wörtlich! – »das Vermittelnde«, also das genaue Gegenteil von Unmittelbarkeit. Aus diesem Grund können soziale Online-Medien Unzufriedenheit und Depressivität hervorrufen, wie US-amerikanische Studien[61] und eine randomisierte kontrollierte dänische Studie[62] an mehr als tausend Teilnehmern nachweisen konnten.

Weiterhin gilt: Empathie lernt man ganz ähnlich wie das Laufen und Sprechen. Man braucht hierzu Zehntausende direkter Kontakte mit anderen Menschen. Werden diese unmittelbaren Kontakte durch Bildschirmmedien verdrängt, dann finden sie nicht mehr statt. Entsprechend wurde gefunden, dass die Empathie von Jugendlichen für ihre Eltern und ihre Freunde um so geringer ist, je mehr Stunden sie täglich vor Bildschirmen verbringen.[63] Empathie hat immer eine emotionale Komponente – das Mitgefühl – und eine kognitive Komponente, nämlich die Fähigkeit zum Einnehmen der Perspektive eines Anderen.

Gerade dadurch, dass Smartphones immer und überall verfügbar sind, sind auch soziale Online-Medien, die heute zum größten Teil über Smartphones aufgerufen werden, immer und überall verfügbar. Und genau das macht sie zum Problem: Wenn Kinder und Jugendliche einen Großteil ihrer Sozialkontakte über das Smartphone abwickeln, dann können sie eines nicht lernen: Empathie (Kapitel 9). Die Folgen betreffen uns alle: Bei Unfällen wird nicht mehr geholfen, sondern die Opfer werden fotografiert oder gefilmt und gleich ins Netz gestellt. – Weniger Empathie geht nicht! Dass im Deutschen Bundestag im Frühjahr 2018 ein Gesetz diskutiert wurde, dass dieses Verhalten unter Strafe stellt, zeigt im Grunde ja nur, wie wenig Empathie hierzulande nur noch vorhanden ist. Fotoapparate gibt es seit über hundert Jahren. Ein solches Gesetz brauchen wir erst, nachdem es Smartphones für zehn Jahre gegeben hat.

Ich möchte nicht falsch verstanden werden: Wer schon Freunde hat und ein fertig entwickeltes Gehirn, der kann in Kontakt bleiben, sich verabreden und gemeinsame Aktivitäten planen und dafür soziale Online-Medien nutzen wie man sich früher Rauchzeichen gegeben, Briefe geschrieben, oder schlicht verabredet hat. Aber der *Ersatz* von realen sozialen Begegnungen durch Bildschirme und Lautsprecher in großem Ausmaß – täglich mehrere Stunden – führt bei Kindern und Jugendlichen (d. h. während der Zeit, in der sich soziale Fähigkeiten noch entwickeln) zu nachweisbaren Störungen einer normalen und gesunden Entwicklung ihrer sozialen Fähigkeiten. Viele Jugendliche haben das übrigens begriffen, sonst hätte, wie bereits erwähnt, das Jugendwort des Jahres 2015 nicht »Smombie« gelautet (siehe Kapitel 6).

Kinder sollten zudem viel Zeit mit und in der Natur verbringen, weil dies ihrer Gesundheit und ihrer Entwicklung nachweislich gut tut.[64, 65] Wir müssen dem Trend entgegenwirken, dass sich Kinder vor allem in Technik-dominierten Umgebungen in Gebäuden aufhalten und sich mit künstlichen Dingen anstatt mit der Natur beschäftigen (Kapitel 5).[66] Wird die Zeit in der Natur durch Zeit vor Bildschirmen ersetzt, entsteht das, was man mittlerweile *Natur-Defizit-Syndrom* nennt, worauf bereits vor mehr als einem Jahrzehnt in den USA hingewiesen wurde.[67]

VERTRAUEN

Vertrauen gehört zum »gesellschaftlichen Kapital«, senkt es doch in ökonomischer Hinsicht die Kosten jeglicher Transaktionen von Geld und Gütern und macht damit eine gesunde wirtschaftliche Entwicklung überhaupt erst möglich. Es ist schwer gewonnen, nämlich nur durch vertrauenswürdiges Verhalten, bei dem es um – aufgrund von entsprechenden Vorerfahrungen – vorhersagbares Verhalten geht, d. h. um Verlässlichkeit. Daher ist Vertrauen auch sehr leicht verspielt und dann nur langsam und mühevoll wieder aufzubauen. Das Ausmaß an Grundvertrauen in fremde Menschen ist in verschiedenen Ländern sehr unterschiedlich, wie Ökonomen nachgewiesen haben. Dieses Grundvertrauen basiert letztlich auf sehr vielen Einzelerlebnissen im sozialen Bereich.

Hier stört das Smartphone: Werden die täglichen kleinen Begegnungen mit Fremden – nach dem Weg fragen, den

Kaffee an der Ecke bezahlen, sich nach etwas oder jemandem erkundigen – durch das Smartphone ersetzt, so führt dies nachweislich zu einem Verlust des Grundvertrauens gegenüber anderen Menschen und damit zu einem Verlust am »Schmierstoff«, der unser Zusammenleben überhaupt erst ermöglicht.[68, 69, 70]

RADIKALISIERUNG

YouTube radikalisiert täglich 1,5 Milliarden Menschen durch das Betrachten von 800 Millionen Stunden Videomaterial, das radikaler ist als die Ansichten der Nutzer. Dies liegt an seinem Geschäftsmodell: Im Gegensatz zum Fernsehen, wo wir uns anschauen, was wir wollen, werden etwa 80 Prozent der auf YouTube geschauten Inhalte von dessen Empfehlungs-Algorithmus vorgeschlagen.

Damit wir besonders lange vor dem Bildschirm »kleben bleiben«, werden uns automatisch immer radikalere Videos gezeigt: Man beginnt bei »Joggen« und landet wenige Videos später bei »Ultramarathon«; oder man beginnt mit »vegetarisch« und trifft sehr bald auf »vegan«. Insbesondere bei politischen Inhalten ist die Tendenz zur Radikalisierung besonders deutlich. Die Ursache dafür ist das Profitstreben der Werbeindustrie, denn YouTube gehört Google (bzw. dessen Mutterkonzern Alphabet) und dessen Geschäftsmodell besteht im Verkauf der Zeit von Menschen vor Bildschirmen an zahlende Werbekunden. Die tägliche automatische Radikalisierung von Menschen durch YouTube ist zwar nicht beabsichtigt, ergibt sich aber zwangsläufig aus dessen Geschäftsmodell.[71] Man sollte sich daher über genau dieses Geschäftsmodell Gedanken machen (siehe Kapitel 14).

WAHRHEITSVERLUST

Der Kommunikationsdienst Twitter hat eine andere ungewollte und zugleich unvermeidliche Auswirkung: Falsche Nachrichten werden schneller, weiter und tiefer verbreitet als wahre Nachrichten, wie eine im Fachblatt *Science* publizierte Auswertung von 126 000 Twitter-Nachrichten, die von drei Millionen Nutzern insgesamt 4,5 Millionem Mal weitergeleitet wurden, ergab.[72] Dies liegt nicht an Twitter, sondern an der Nutzung von Twitter durch neugierige Menschen (siehe ebenfalls Kapitel 14).

MANIPULATION UND UNTERMINIERUNG DER DEMOKRATIE

Aber nicht nur das: Im Jahr 2012 wurde in einem Experiment an 61 Millionen Menschen gezeigt, dass man über Facebook die Wahlbeteiligung bei den Kongresswahlen im Jahr 2010 beeinflussen konnte.[74] Wenig später wurde an knapp 700 000 Nutzern von Facebook, die eine Woche lang manipulierte Statusmeldungen ihrer Freunde angezeigt bekamen, nachgewiesen, dass man sogar die Gedanken, Gefühle und das Verhalten der Nutzer beeinflussen kann.[75]

Diese Erkenntnisse wurden bei der letzten US-Präsidentschaftswahl ganz »praktisch« umgesetzt, um damit Geld zu verdienen – wie der im Frühjahr 2018 bekannt gewordene Skandal um die britische Firma *Cambridge Analytica* zeigte. Diese hatte sich bereits im Jahr 2014 die Daten von 87 Millionen Facebook-Nutzern verschafft und sie später verkauft.[76]

Dass Facebook letztlich das gleiche Geschäftsmodell hat wie YouTube, Google und Twitter – Werbung – hat der Gründungspräsident der Firma, der Milliardär Sean Parker, unlängst selbst eingeräumt: »Wie bekommen wir so viel wie möglich von Ihrer Zeit und bewussten Aufmerksamkeit?« war dessen zu beantwortende grundlegende Frage.[77] Facebooks Lösung: Die Werbung wird auf jeden einzelnen der etwa zwei Milliarden Nutzer persönlich zugeschnitten, denn damit ist sie etwa 50 Prozent effektiver.[78]

Auch diesseits des Atlantiks wurden nachweislich sensible Daten von etwa 40 Prozent aller Bürger der Europäischen Union – etwa *200 Millionen!* – von Facebook analysiert, um personalisierte Werbung zu versenden, was der EU-Datenschutz-Grundverordnung *(*EU *General Data Protection Regulation* – GDPR*)* widerspricht, die am 25. Mai 2018 endgültig in Kraft getreten ist.

Halten wir fest: Der Gebrauch von Smartphones fügt unserer Gesundheit (Kapitel 1, 2, 7, 9, 10), unserer Bildung (Kapitel 3, 4, 5, 6, 15) und unserer Gesellschaft (Kapitel 8, 11, 12, 13, 14) große Schäden zu, wie gut publizierte wissenschaftliche Untersuchungen an Millionen von Menschen zeigen. Sogar die Grundfesten unserer Demokratie sind bedroht: Wahlen lassen sich ebenso beeinflussen wie die Emotionen und Meinungen von Menschen. Sich schneller, weiter und tiefer als Wahrheit verbreitende Falschnachrichten und die globale Radikalisierung von Meinungen sind nicht intendierter, aber dennoch nachweisbarer, Teil des Geschäftsmodells von Firmen, die wesentliche Smartphone-Funktionen kostenlos bereitstellen, weil ihr Geschäftsmodell auf Werbung basiert.

Bislang erfolgte für das Smartphone keine ernsthafte Technikfolgenabschätzung. Stattdessen werden wir von Lobbyisten in einem noch nie dagewesenem Ausmaß mit Hype überzogen, der ernsthaftes Nachdenken nahezu unmöglich macht, von einer dringend notwendigen, kritischen gesellschaftlichen Diskussion gar nicht zu reden. Es ist unverantwortlich, die Gesundheit und die Bildung von jungen, noch nicht für sich selbst verantwortlichen Menschen, sowie die Grundfesten unserer demokratischen Gesellschaft den Profitinteressen der reichsten Firmen der Welt unkritisch zu überlassen.

2.

KURZSICHTIG WEGEN MANGEL AN WEITSICHT

Die Kurzsichtigkeit – auch Myopie genannt – hat in Europa eine Häufigkeit von 30 Prozent und ist damit die häufigste Form der Sehbehinderung.[1, 2, 3, 4] Sie besteht immer dann, wenn der Augapfel zu lang ist, sodass sich die von der Augenlinse gebündelten Strahlen schon vor der Netzhaut schneiden. Das Bild auf der Netzhaut ist daher unscharf (► Abb. 1). Fallen die Strahlen aus der Nähe ins Auge, so schneiden sie sich auf der Netzhaut, es entsteht also ein scharfes Bild. Ein kurzer Abstand des gesehenen Gegenstandes vom Auge bewirkt also, dass er scharf gesehen wird. So erklärt sich auch die Bezeichnung »Kurzsichtigkeit« für diese Art der Sehbehinderung: Was kurz vor einem liegt, wird gut gesehen, beim Blick in die Weite hingegen ist alles unscharf. Man korrigiert die Kurzsichtigkeit durch eine Zerstreuungslinse (Konkavlinse) und misst das Ausmaß (den Grad) der Kurzsichtigkeit anhand des Brechwertes (in Dioptrien, dpt), den eine Konkavlinse haben muss, um die Kurzsichtigkeit so zu korrigieren, dass Bilder von weit entfernten Objekten scharf auf

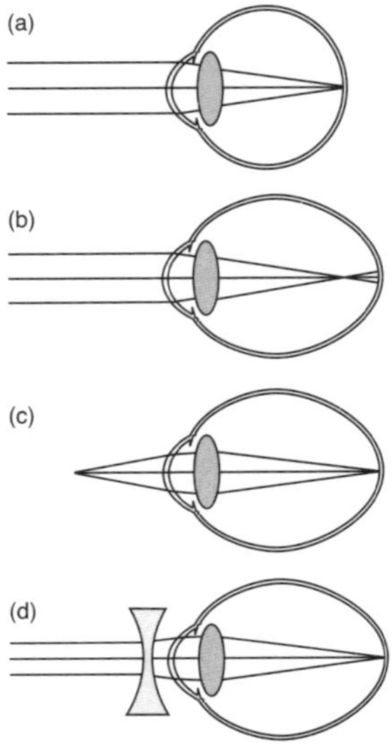

Abb. 1: Was ist Kurzsichtigkeit? (a) Im Normalfall schneiden sich parallel einfallende (also von weit her kommende) Lichtstrahlen genau auf der Netzhaut, und es entsteht ein scharfes Bild. (b) Ist der Augapfel zu lang, schneiden sich die Strahlen vor der Netzhaut, weswegen entfernte Objekte nicht mehr scharf gesehen werden. (c) Befindet sich der Gegenstand nahe vor dem zu langen Auge, wird er scharf gesehen, weil die Strahlen sich jetzt wieder auf der Netzhaut schneiden. Man sieht also nahe Gegenstände scharf. Daher der Name Kurzsichtigkeit: Man sieht, was sich kurz vor dem Auge befindet, scharf. (d) Durch eine Brille mit Zerstreuungslinsen kann man die Kurzsichtigkeit korrigieren und die Sehbehinderung ausgleichen. Man sieht dann auch in der Ferne scharf.

der Netzhaut abgebildet werden. Nach ihrem Ausmaß unterscheidet man leichte Kurzsichtigkeit (–0,25 bis –3,0 dpt), mittlere Kurzsichtigkeit (–3,00 bis –6,00 dpt) und starke Kurzsichtigkeit (–6,00 dpt oder mehr).

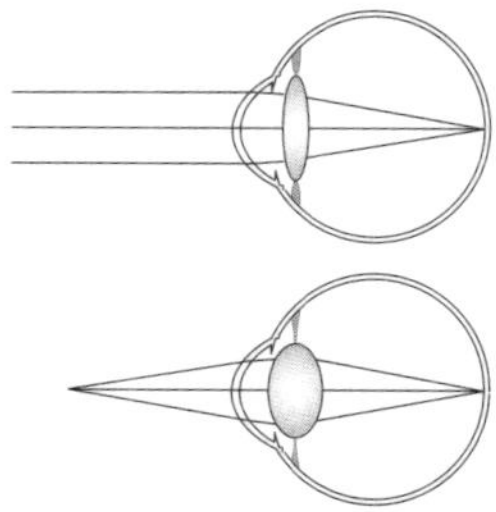

Abb. 2: Akkommodation (Scharfstellen) des Auges durch den Ringmuskel um die Linse, der sie runder machen kann.

Mit *Akkommodation* bezeichnet man den Mechanismus des Scharfstellens der Augen auf Nähe und Ferne (lateinisch: *accommodare* = anpassen). Jeder Fotograf kennt das Problem: Je nach der Entfernung des Motivs muss man die Schärfe einstellen sonst werden die Bilder unscharf. Das gilt für jedes Objektiv beim Fotografieren und auch für die Augen beim Sehen.

Bei einem Fotoapparat werden zum Scharfstellen die Linsen verschoben, d. h. ihr Abstand zum Film oder zum Aufnahmechip (bei Digitalkameras) wird verändert. Fische und Amphibien machen das auch so, d. h. sie verändern zum Scharfstellen den Abstand zwischen der starren Linse und der Netzhaut. Reptilien, Vögel, Säugetiere und damit auch wir Menschen bewerkstelligen das Scharfstellen anders. Wir haben eine elastische Linse, deren Rand an einem Ringmuskel aufgehängt ist. Zieht sich der Ringmuskel zusammen, wird die Linse dicker, denn sie ist elastisch und enthält Fasern und eine Art Gel, das diese Anpassungen ihrer Form erlaubt. Eine stärker gekrümmte (dickere) Linse bricht das Licht stärker, ist also für das scharfe Sehen in die Nähe wichtig (▸ Abb. 2).

Akkommodation ist anstrengend. Das merkt jeder, der einmal lange im Nahbereich gearbeitet hat, beispielsweise beim Lesen von sehr klein gedrucktem Text oder Umgang mit sehr kleinem Fitzelkram – man denke nur an einen Uhrmacher, der eine mechanische Damenarmbanduhr repariert. Man muss sich dann gelegentlich entspannen und in die Weite schauen, denn nicht nur der Ringmuskel hatte zuvor viel zu tun, sondern auch die anderen Augenmuskeln, die die Augen nach innen drehen müssen, damit sie beide auf den sehr nahe vor dem Gesicht befindlichen Gegenstand schauen und nicht das linke Auge links und das rechte Auge rechts daran vorbei.

Im Normalzustand schaut das Auge in die Weite und sieht ohne weitere Anstrengung scharf. Je näher der betrachtete Gegenstand liegt, desto mehr muss akkommodiert und »eingedreht« werden.

WIE ENTSTEHT KURZSICHTIGKEIT?

Schon meine Großmutter meinte, dass man vom vielen Lesen kurzsichtig werde und irgendwann eine Brille tragen müsse. Schließlich erkenne man ja Leseratten leicht an ihrer Brille, so ihr Argument. Mein Freund Thomas erwähnte diesen Gedanken (unabhängig von meiner Großmutter) während seines Studiums und bekam das geballte Unwissen der damaligen Augenheilkunde um die Ohren, wie seine Geschichte zeigt:

»Während meines Medizinstudiums beschäftigte ich mich als betroffener kurzsichtiger Brillenträger mit der Frage, ob Kurzsichtigkeit eine Folge von ungünstigem Sehverhalten, also beispielsweise von zu vielem Lesen, sein könnte. Im Jahr

1988 absolvierte ich als Medizinstudent an der Universitätsklinik Düsseldorf mein Praktikum in der Augenheilkunde und nutzte die Gelegenheit, meine Frage zu stellen. Der Dozent, ein habilitierter Oberarzt der Klinik, beantwortete meine Frage mit Entrüstung: ›Nein, es gibt keine Hinweise auf einen Zusammenhang zwischen speziellen Sehgewohnheiten und Fehlsichtigkeit. Sehbehinderungen wie Kurz- oder Weitsichtigkeit gibt es nun einmal, wenn manche Augen in Kindheit und Jugend zu viel oder zu wenig wachsen und damit zu lang oder zu kurz sind.‹« (Kammer, persönliche Mitteilung, 2016).

Durch zu viel Lesen zum Brillenträger werden – wie sollte das denn auch gehen? Und dennoch arbeitete etwa zeitgleich mit der Antwort des Düsseldorfer Augenheilkundlers dessen Tübinger Kollege Frank Schaeffel genau an dieser Frage. Er untersuchte frisch aus dem Ei geschlüpfte Küken und setzte ihnen kleine Brillen auf – mit Velcro-Bändern befestigt, damit sie nicht vom Kopf rutschten. Er ging damit der Frage nach, ob das Wachstum der Augäpfel davon beeinflusst wird, wie scharf das Bild auf der Netzhaut ist.

Die Wissenschaft beschäftigte sich nämlich schon lange mit folgendem Problem: Kleine Kinder haben kleine – insbesondere zu kurze – Augen. Daher ist das Bild auf der Netzhaut beim Blick in die Weite ohne Akkommodation unscharf (► Abb. 3). Kinder müssen also beim Blick in die Weite schon akkommodieren (also ihre Augen auf »Nähe« einstellen). Das können sie auch, denn bei Kindern ist die Augenlinse wie alle anderen Gewebe noch sehr elastisch.

Glücklicherweise wachsen die Augen in Kindheit und Jugend, ihre Länge nimmt also zu. Nun wäre es praktisch, wenn der Augapfel genau solange wachsen würde, bis das Bild beim Sehen in die Weite scharf ist. Und genau so ist es tatsächlich, wie die Studien mit den Küken gezeigt haben: Jedes Auge wächst, bis es scharf sieht. Ähnliche Studien wurden nicht nur an Hühnern (Küken), sondern auch an Fischen, Mäusen, Hasen, Meerschweinchen und Affen durchgeführt.[5, 6, 7] Man fand bei all diesen Tierarten, dass die Augen wachsen, bis sie beim Blick in die Ferne scharf sehen.*

Wie genau dieses Längenwachstum geregelt wird, ist bis heute nicht endgültig geklärt. Man weiß jedoch, dass es in der Netzhaut tatsächlich einen Mechanismus gibt, der dauernd die durchschnittliche Schärfe des Abbildes auf der Netzhaut misst und solange Wachstumsfaktoren ausschüttet, wie das Bild noch unscharf ist. Ist das Bild meistens scharf, wird die Ausschüttung des Wachstumsfaktors gestoppt und der Augapfel hört auf zu wachsen. Im Grunde ist das alles von der Natur einfach genial gelöst.

Halten sich Kinder und Jugendliche vor allem draußen auf und blicken in die Weite, läuft der beschriebene Mechanismus ab und die Entwicklung der Augen erfolgt normal. Im Verlauf der Evolution des Menschen war dies auch für die allermeiste Zeit der Fall. Erst mit der Erfindung der Schrift vor etwa 5000 Jahren – in evolutionärer Hinsicht kaum mehr als ein »Augenblick« – schauten Menschen öfters in die Nähe

---

* Die Verhältnisse in den Abbildungen 1 und 3 wurden ohne Berücksichtigung der Akkommodation bei weitgehend »platter« Linse dargestellt. Wie bereits erwähnt, kann ein Kind, dessen Augenlinse noch sehr elastisch ist, seine Weitsichtigkeit ausgleichen und scharf in die Nähe sehen. Dennoch erleichtert man das Lesen bei kleinen Kindern durch größere Schrift, denn sie müssen dann nicht dauernd voll akkommodieren! Einem Kurzsichtigen nützt die Akkommodation nichts, denn er kann dadurch nur noch nähere Dinge scharf sehen.

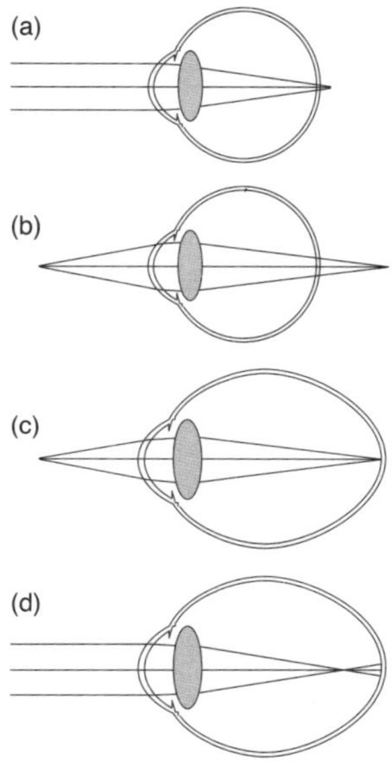

Abb. 3: Entstehung von Kurzsichtigkeit. (a) Kinder sehen prinzipiell nicht richtig scharf, denn beim Kind ist das Auge noch zu klein und das Bild auf der Netzhaut daher unscharf. (b) Besonders unscharf ist das Bild beim Sehen in die Nähe. (c) Nun wächst das Auge, bis das Bild scharf ist. Wenn während dieser Zeit viel in die Nähe gesehen wird, dann wird der Augapfel zu lang: Kurzsichtigkeit ist entstanden, d. h. man sieht nur beim Blick in die Nähe scharf. (d) Beim Blick in die Weite hingegen ist das Bild unscharf.

und setzten sich damit dem Risiko der Entwicklung einer Kurzsichtigkeit aus.

Nun sehen Mensch und Tier mal in die Ferne und mal in die Nähe, im Normalfall jedoch mehr in die Ferne. Die durchschnittlich täglich ausgeschüttete Menge an Wachstumsfaktoren im Auge stellt somit eine Art Statistik zur durchschnittlichen Schärfe dar. In freier Wildbahn aufgewachsene Tiere sind weniger kurzsichtig sind als Tiere, die in Gefangenschaft aufwachsen, wo die Tiere weniger Gelegenheit haben, in die Weite zu blicken.

Beim Menschen geschieht dieses Längenwachstum der Augäpfel vor allem im zweiten Lebensjahrzehnt. Naturvölker haben mit alldem kein Problem und brauchen daher auch keine Lesebrillen: Sie blicken vor allem in die Weite und ihre Augen entwickeln sich normal, d. h. wachsen im Laufe der Jugend solange, bis sie normalsichtig sind. Wenn jedoch Kulturvölker ihren Kindern schon in jungen Jahren das Lesen beibringen, dann kommt es zu Kurzsichtigkeit, die in der Augenheilkunde schon lange als Schulkurzsichtigkeit (Schulmyopie) bezeichnet wird: Fokussiert man vor allem im Nahbereich (beim Lesen von Schrift) so wird das Auge zu lang, weil sich die Strahlen vom Bildschirm erst »weiter hinten« schneiden und das Längenwachstum der Augen bis sie scharf sehen entsprechend länger anhält.

SMARTPHONES VERURSACHEN KURZSICHTIGKEIT

Meine Großmutter hatte also Recht: Das Lesen von Büchern in Kindheit und Jugend kann nach heutigem Kenntnisstand tatsächlich dazu führen, dass man später als erwachsener eine Brille braucht. Nun könnte man meinen, dass sich dieses Problem mittlerweile von selbst erledigt hat, denn Jugendliche in Deutschland verbringen durchschnittlich etwa 15 Minuten pro Tag mit dem Lesen von Büchern, Zeitungen oder Zeitschriften. Bücher sind also heutzutage nicht (mehr) das Problem.

Dafür gibt es ein neues Problem: digitale Bildschirmmedien – allen voran das Smartphone. Es hat verglichen mit anderen digitalen Bildschirmmedien (PC, Laptop, Tablet, Spielekonsole) den kleinsten Bildschirm und wird daher recht nahe vor das Auge gehalten – etwa so nah wie ein Buch oder sogar noch etwas näher. Zudem werden Smartphones gerade von jungen Menschen in einem extrem hohen Ausmaß verwendet. Zusammen mit der Nutzung der anderen genannten digitalen Bildschirmmedien belaufen sich mittlerweile die Zeiten der Mediennutzung auf mehr als die Hälfte der im Wachzustand verbrachten Lebenszeit. Das kann eines nicht zur Folge haben: keine Auswirkungen auf das Längenwachstum der Augen und damit auf die Häufigkeit von Kurzsichtigkeit.

Mittlerweile betrifft dies nicht mehr nur einige wenige »Leseratten«, sondern bis zu 95 Prozent aller jungen Menschen! Dies ist in Südkorea der Fall, dem Land, das weltweit die meisten Smartphones produziert, in dem jeder Jugendliche eines besitzt und in dem die digitale Infrastruktur besser ist als in allen anderen Ländern der Erde. Dort beträgt der Anteil der Kurzsichtigen in der Altersgruppe der unter 20-jährigen Jugendlichen tatsächlich 95 Prozent. In China liegt dieser Anteil bei 80 Prozent.[8, 9, 10, 11] Wie bereits erwähnt, liegt die Häufigkeit der Kurzsichtigkeit bei jungen Menschen in Europa nach einer großen Studie aus dem Jahr 2015 bei etwa 30 Prozent. Bei älteren Menschen ohne (bzw. mit nur wenig) Bildschirmmedienkonsum in Kindheit und Jugend liegt dieser Wert bei ein bis fünf Prozent. Man übertreibt also nicht, wenn man im Hinblick auf das Ausmaß der Häufigkeit von Kurzsichtigkeit von einer Epidemie spricht! Hier liegt eine erworbene Behinderung vor (etwa 97 Prozent aller Behinderungen sind erworbene Behinderungen; nur etwa drei Prozent sind angeboren), weswegen man auch von »erworbener Kurzsichtigkeit« spricht.

Halten wir einen kurzen Moment inne, um ganz allgemein festzuhalten, worum es hier geht. Die erworbene Kurzsichtigkeit ist eine Folge der *Beeinträchtigung der normalen Entwicklung* des Auges durch die übermäßige Nutzung einer neuen Technologie. Das Auge ist übrigens entwicklungsgeschichtlich ein Teil des Gehirns. Wie in späteren Kapiteln noch gezeigt wird, ist Kurzsichtigkeit nicht die einzige Form der Behinderung, die aufgrund einer Störung der Gehirnentwicklung durch Smartphones zustande kommt.

ALTERSSICHTIGKEIT, NATURWISSENSCHAFT UND MEDIZIN

Im Alter nimmt die Elastizität aller Gewebe ganz generell deutlich ab, und das bedeutet nicht nur Tränensäcke, Hängebusen oder Hängepo, sondern auch »unelastischere Augenlinse«. Je nach der Einstellung des Auges im Ruhezustand braucht man dann eine oder mehrere Brillen (oder Gleitsichtgläser), um über alle Entfernungen – also von der Nähe bis in die Weite – scharf zu sehen. Diese sogenannte *Alterssichtigkeit* (auch Presbyopie genannt) hat nichts mit der Kurz- oder Weitsichtigkeit zu tun, mit der man bisher durchs Leben gehen musste, sondern kommt noch als *fehlende Elastizität* dazu.

Viele dieser Erkenntnisse gehen auf Hermann von Helmholtz zurück, einem der klügsten und vielseitigsten Wissenschaftler des vorletzten Jahrhunderts. Liest man seine Schrift über die Akkommodation des Auges aus dem Jahr 1855, dann

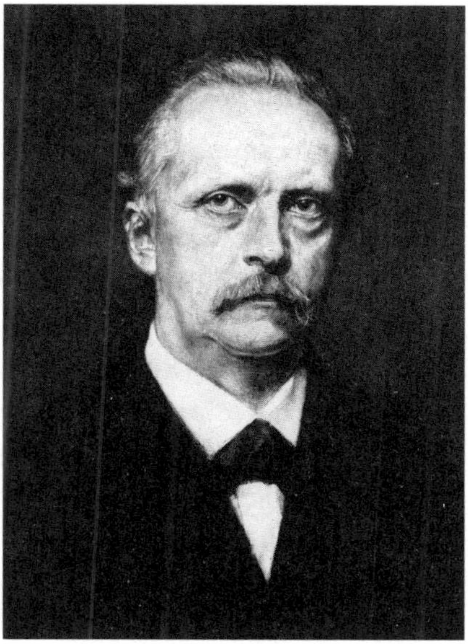

Abb. 4: Herrmann Ludwig Ferdinand (seit 1883 »von«) Helmholtz (1821–1894) war Physiker und Physiologe und gehört zu den bedeutsamsten deutschen Wissenschaftlern überhaupt.

bedauert man gleich am Anfang, dass es damals noch keine Computer und kein Internet gab. Er beginnt seine Schrift nämlich mit zwei Seiten der Bitte um Entschuldigung dafür, dass er die Arbeiten anderer zum Thema nicht gekannt und eine davon erst kürzlich von seinem holländischen Kollegen zugesandt bekommen habe. Entsprechend sagt er auch, dass diesem Wissenschaftler die Ehre gebühre, die Akkommodation beschrieben zu haben.

Ich erwähne dieses Detail hier aus drei Gründen: 1. Medizin, 2. Naturwissenschaft und 3. Alterssichtigkeit. Helmholtz war zunächst Mediziner, wurde jedoch im Laufe seines Lebens immer mehr zum Naturwissenschaftler. Er lebte sozusagen den Wandel der Medizin in eine moderne angewandte Naturwissenschaft vor und half, sie zu begründen. Schon zu

Lebzeiten wurde er als deutscher »Reichskanzler der Physik« bezeichnet.

Sowohl die heutige Naturwissenschaft als auch die Medizin sind ohne digitale Informationstechnik nicht mehr möglich. Die Lösung des Problems der Risiken und Nebenwirkungen des zahlenmäßig (Milliarden von Menschen) und nutzungsgradmäßig (etwa ein Viertel bis ein Drittel der im Wachzustand zugebrachten Lebenszeit der Menschen) kann also nicht darin bestehen, die digitale Informationstechnik zu verteufeln oder sie gar wieder abschaffen zu wollen. Röntgenstrahlen und Radioaktivität wurden nach der Entdeckung ihrer Risiken und Nebenwirkungen ja auch nicht abgeschafft, sondern wurden zu wichtigen Werkzeugen in der Hand von Radiologen und Strahlentherapeuten. Als die Röntgenstrahlen 1895 in Würzburg entdeckt worden waren, hat man sich auf Partys zum Spaß durchleuchtet. Die Nobelpreisträgerin Madame Curie starb wie viele andere an den Folgen ihres Umgangs mit radioaktivem Material. Der Weg zum heutigen sinnvollen und lebensrettenden Einsatz dieser Naturphänomene in Form technischer Anwendungen war lang und mit vielen Toten gesäumt! Erst im Jahr 1972 wurden die letzten Durchleuchtungsgeräte für Füße – als Marketing-Gag zum Ankurbeln des Verkaufs von Schuhen(!) – aus den Kinderabteilungen (denen machte das am meisten Spaß!) von Schuhgeschäften verbannt. Da waren die furchtbaren Folgen der übermäßigen Anwendung von Röntgenstrahlen längst bekannt und man wundert sich darüber, wie lässig – oder besser: nachlässig – man damit umgegangen ist, insbesondere da es um die Gesundheit von Kindern ging.

Wie im Hinblick auf viele technische Errungenschaften (man denke nur an das Auto, Elektrizität, Flugzeuge oder

Düngemittel) wurden Gesetze erlassen, um die Nutzung zu regeln und die Risiken zu minimieren. Das ist ein ganz normaler Vorgang, bei dem häufig in ganz besonderer Weise auf den Schutz von Kindern und Jugendlichen geachtet wird: Kindersitze und Führerschein ab 18 bei den Autos, Kindersicherungen für Steckdosen bei der Elektrizität etc.

Wie bereits erwähnt hat man in Südkorea, dem Land in dem weltweit die meisten Smartphones gebaut werden und in dem 100 Prozent der jungen Menschen ein Smartphone besitzen, daher schon vor Jahren – als einzigem Land der Welt – Gesetze erlassen, um junge Menschen vor den schlimmsten Folgen des Smartphones zu schützen. Dies ist sinnvoll, aber bislang leider in keinem anderen Land der Welt der Fall. Der Schutz vor Nebenwirkungen ist jedoch gerade bei jungen Menschen besonders wichtig, wie abschließend kurz erläutert sei.

Helmholtz wäre nicht nur als Mediziner und Naturwissenschaftler von den Möglichkeiten der modernen Informationstechnik überwältigt gewesen. Er wurde auch alt genug, um die Alterssichtigkeit zu erleben, und auch gegen diese können digitale Medien helfen. Ich kennen einen weit über 90-jährigen Freiburger Biologie-Professor, der am Computer liest – ganz einfach deswegen, weil man da die Schriftgröße beliebig einstellen kann. Schon bei vielen deutlich jüngeren Menschen wird irgendwann »der Arm zu kurz zum Lesen« (wer das erlebt hat, weiß, wovon ich rede!), und dann sind E-Books mit einstellbarer Schriftgröße ein Segen. Es geht beim Thema »Smartphones und Kurzsichtigkeit«, das sei daher hier nochmals betont, nur um Kinder und Jugendliche.

BEEINTRÄCHTIGUNG DER NORMALEN ENTWICKLUNG

Das Smartphone hat die beschriebenen negativen Auswirkungen nur während der Entwicklung von Kindern und Jugendlichen. Daraus folgt für alle Erwachsenen: Entwarnung! Was schon fertig entwickelt ist, kann nicht mehr geschädigt werden. Menschen über 25 dürfen aus Sicht der Augenheilkunde daher so oft auf ihr Smartphone schauen, wie sie möchten. Es kann ihnen nicht (mehr) schaden. Kindern und Jugendlichen jedoch aus genau dem gleichen Grund sehr wohl!

Diese Einsicht ist wichtig und es gilt daher, sie festzuhalten: Es nicht egal, in welchem Alter ein Smartphone genutzt wird, wenn diese Nutzung Entwicklungsprozesse beeinträchtigt. Dies ist, wie wir noch sehen werden, in vielfacher Hinsicht der Fall, weswegen man die Auswirkungen der besonders starken Nutzung von Smartphones durch Kinder und Jugendliche besonders kritisch betrachten muss. Denn für diese Gruppe der Menschen haben *wir Erwachsenen* die *Verantwortung!* »Selbst schuld, wenn du so oft auf dein Smartphone schaust« kann man einem 14-Jährigen daher ebenso wenig vorhalten wie »Selbst schuld, wenn du so viel Alkohol trinkst«! In beiden Fällen liegt die Verantwortung bei den Eltern. Und in beiden Fällen gilt die Ausrede »mir macht das doch auch nichts« *nicht.*

Kurzsichtigkeit zieht langfristig die Erhöhung der Wahrscheinlichkeit des Auftretens weiterer Augenleiden nach sich: Die Eintrübung der Linse (Katarakt, grauer Star) mit entsprechender Beeinträchtigung des Sehvermögens, Erhöhter Augeninnendruck (Glaukom, grüner Star) mit der möglichen

Spätfolge der Erblindung sowie eine Degeneration oder eine Ablösung der Netzhaut mit ebenfalls schwerwiegenden Sehbehinderungen bis zu Erblindung kommen vor.

»Man muss nur richtig hinschauen« gilt ebenfalls nicht, denn sobald man hinschaut, schaut man eben in die Nähe. Im Hinblick auf Smartphones und junge Menschen gilt daher in ganz besonderer Weise: Die Dosis macht das Gift. Und wir überdosieren maßlos. Während also für Erwachsene kein Handlungsbedarf besteht, müssen wir junge Menschen vor den Auswirkungen von Smartphones schützen. Dies gilt, wie wir im Verlauf weiterer Kapitel noch sehen werden, nicht nur für die Kurzsichtigkeit, sondern im Hinblick auf eine ganze Reihe von Risiken und Nebenwirkungen.

VON DER EPIDEMIE ZUR PANDEMIE

Betrifft eine Krankheit eine sehr große Zahl von Menschen, spricht man von einer Epidemie. Das Wort leitet sich vom altgriechischen *epi* = »auf« und *demos* = »Volk« ab. Wenn man also davon spricht, dass eine Krankheit epidemische Ausmaße erreicht hat, dann meint man, dass sie »auf dem ganzen Volk« sitzt und nicht nur ein paar wenige Fälle betrifft. Epidemien wurden früher vor allem durch stark ansteckende Krankheitserreger verursacht (man denke an Grippe, Cholera oder viele Tropenkrankheiten), heute jedoch haben in den entwickelten Ländern vor allem nicht-infektiöse Zivilisationskrankheiten (Übergewicht, Bluthochdruck, Typ-II-Diabetes) ein epidemisches Ausmaß erreicht und vor allem deren Folgekrankheiten: Herzinfarkte und Schlaganfälle.

Von einer Pandemie (Altgriechisch: *pan* = »alle«) spricht man, wenn eine Krankheit länderübergreifend oder sogar über Kontinente hinweg auftritt. Beispiele sind die Pest im mittelalterlichen Europa (1347–1352, damals auch der »schwarze Tod« genannt) mit etwa 25 Millionen Toten, die Spanische Grippe (1918–1920) mit 50 Millionen Toten und seit etwa 1980 die HIV/AIDS Pandemie mit bislang 33 Millionen Toten.

Nach einer Schätzung neueren Datums wird im Jahr 2050 die Hälfte der Weltbevölkerung von Kurzsichtigkeit betroffen sein.[1] Man wird dann nicht mehr von Epidemie, sondern von Pandemie sprechen. Verursacht wird sie vor allem durch das Smartphone sein, wenn wir nichts tun, um dies zu verhindern.

Die gesamtgesellschaftlichen Auswirkungen von Epidemien oder gar Pandemien sind erheblich. Nach einer Studie aus Singapur kostet die Behandlung von Kurzsichtigkeit 709 US-Dollar pro Person und Jahr.[12] Multipliziert mit der Hälfte der Weltbevölkerung (die für das Jahr 2050 mit knapp 10 Milliarden Menschen geschätzt wird) wären dies etwa 3500 Milliarden US-Dollar Krankheitskosten allein wegen »erworbener Kurzsichtigkeit« – pro Jahr! Da jeder zehnte Patient mit Kurzsichtigkeit ein deutlich erhöhtes Risiko der Erblindung hat, ergeben sich zusätzliche Belastungen und Kosten.[13]

Es wundert daher nicht, dass gerade in den Ländern, die jetzt schon stark betroffen sind, große Anstrengungen gemacht werden, sich dieser Entwicklung entgegen zu stellen. Weltweit die meisten Kurssichtigen gibt es derzeit in China. Zwar ist der Prozentsatz bei den jungen Menschen in Südkorea (über 90%) noch etwas höher als in China (80%), multipliziert man die relativen Häufigkeiten jedoch mit den absoluten Einwohnerzahlen, so übertrifft China mit 1,4 Milliarden Einwohnern (Stand: 2018) Südkorea (51,7 Millionen Einwohner in 2018) um ein Vielfaches. So wundert nicht, dass gerade in China besondere Anstrengungen unternommen wurden, um dem Problem der Kurzsichtigkeit Herr zu werden.

Die Entwicklung einer Kurzsichtigkeit (durch zu wenig Weitsicht) ist im Grunde einfach dadurch zu verhindern oder zumindest zu reduzieren, dass man sich mehr im Freien aufhält und dadurch eher in die Ferne schaut. Dies ist jedoch leichter gesagt als getan, wie entsprechende klinische bzw. epidemiologische Studien zeigten.[14, 15, 16] Daher hat man zudem spezielle Brillen und Kontaktlinsen vorgeschlagen und sogar die Gabe bestimmter Medikamente in Form von Augentropfen, um das Längenwachstum des Augapfels zu begrenzen.[17, 18]

In China wurden sogar Verfahren der traditionellen chinesischen Medizin erprobt – nicht zuletzt mit Hilfe wissenschaftlicher Methoden aus der »westlichen Medizin« wie randomisierte kontrollierte Studien. Hierbei zeigte sich ein zwar statistisch signifikanter aber numerisch sehr kleiner und damit klinisch kaum relevanter Effekt von Akupressur auf die Fehlsichtigkeit von 409 Kindern und Jugendlichen im Alter von sechs bis 17 Jahren[19] bzw. von 190 Kindern im Alter von zehn bis 14 Jahren.[20] Die Seh-Umgebung und das Seh-Verhalten sind in jedem Falle wichtige Faktoren, die die Entwicklung von Kurzsichtigkeit beeinflussen.

Allen beteiligten Ärzten und Wissenschaftlern ist klar, dass man im Hinblick auf wirksame Gegenmaßnamen erst am Anfang steht, wie die folgende Zusammenfassung einer Arbeit aus dem Jahr 2016 zeigt: »Im Verlauf weniger vergangener Jahre haben wir viel darüber gelernt, wie man die Entwicklung und das Fortschreiten einer Kurzsichtigkeit bei Kindern verlangsamen kann, aber noch immer gibt es viel für uns zu lernen«.[18, S. 3] So wundert auch nicht, dass es trotz der erheblichen Bedeutung dieser Erkenntnisse für die Volksgesundheit in vielen Ländern der Erde noch kaum allgemeine Empfehlungen seitens der Fachleute gibt, was man tun könnte oder sollte. Dies muss sich ändern und es wird sich ändern.

Halten wir fest: Kurzsichtigkeit entsteht, wenn in Kindheit und Jugend – der Zeit der Entwicklung der Augen – zu wenig in die Ferne geblickt wird. Junge Menschen verbringen heute sehr viel mehr Zeit als früher drinnen anstatt draußen im Freien und vor allem deutlich mehr Zeit mit Bildschirmmedien. Von allen Geräten wird das Smartphone am häufigsten benutzt. Es hat zudem von allen Geräten den kleinsten Bildschirm und wird mit geringstem Abstand zu den Augen verwendet. Dies alles resultiert in einer Zunahme der Häufigkeit von Kurzsichtigkeit, die das Ausmaß einer Epidemie längst erreicht hat. Ändern wir unser Verhalten nicht, resultiert in spätestens drei Jahrzehnten eine Pandemie, die – nach neuesten Schätzungen – die Hälfte der Weltbevölkerung betreffen wird. Schon jetzt leiden in Südkorea, dem Land das weltweit die meisten Smartphones produziert und dessen Jugend dieses Gerät am meisten nutzt, über 90 Prozent aller jungen Menschen unter Kurzsichtigkeit. In Europa sind es mittlerweile 30 Prozent. Abhilfe – in Kindheit und Jugend mehr Zeit draußen im Freien und deutlich weniger Zeit mit dem Smartphone zu verbringen – muss uns ein Anliegen sein.

3.

SMARTPHONE-DENKSTÖRUNG

Bei der Chefvisite fällt mir schon lange auf, dass Patienten, sofern sie Raucher sind, das Krankenzimmer nicht ohne ihre Zigarettenschachtel verlassen. Heute rauchen weniger Patienten als früher. Aber wenn sie das Zimmer verlassen, dann nehmen nahezu alle auch etwas mit: Ihr Smartphone. Ohne geht es scheinbar nicht. Mit seinem Smartphone trägt man den Zugang zu Informationen, Unterhaltung und allen Anderen mit sich herum. Als das Smartphone vor kurzem zehn Jahre alt wurde, waren weltweit schon mehr davon produziert worden als es Menschen auf der Erde gibt. Kein anderes Gerät hat jemals so schnelle Verbreitung bis in den letzten Winkel der Erde erlangt wie das Smartphone.

Weil das Smartphone das Leben mehrerer Milliarden Menschen dieser Erde verändert, sind seine Folgen von großer Bedeutung. Wegen dieser Auswirkungen – die Werbung verspricht eine Bereicherung unseres Lebens: mehr Inhalte, mehr Kommunikation, mehr gesparte Zeit – besitzen wir ja das Gerät! Vergleichsweise wenig Gedanken machen wir uns jedoch um negative Auswirkungen, von denen schon mehrfach die Rede war: Kurzsichtigkeit, Schlafstörungen und Tagesmüdigkeit, geringere Bildung und mehr Unfälle, Ängste, Aufmerksamkeitsstörungen, Depressionen und sogar Geschlechtskrankheiten gehören neben Sucht, Übergewicht und Demenz zu den im medizinischen Bereich beschriebenen Risiken und Nebenwirkungen der Smartphone-Verwendung. Eine kürzlich publizierte Studie erweitert diesen Reigen negativer Auswirkungen um eine weitere, nämlich die Smartphone-Denkstörung, die sogar dann auftritt, wenn das Smartphone ausgeschaltet ist.[19, 20] Wie kann das sein? Welche Mechanismen sind hier am Werk? Wie groß ist der Effekt?

SELEKTIVE AUFMERKSAMKEIT

Um auf wichtige Reize rasch zu reagieren und um eigene Ziele zu verfolgen, ist es notwendig, Reize zu bewerten und zu filtern: Diese Prozesse nennt man selektive Aufmerksamkeit. Durch diese wird allerdings auch die Kapazität eines Menschen, Reize zu verarbeiten, begrenzt, was jeder schon gemerkt hat, der elf Fußballspieler gleichzeitig be(ob)achten wollte. Eng mit der selektiven Aufmerksamkeit verbunden sind die Funktionen des Arbeitsgedächtnisses und der fluiden Intelligenz: Beide Funktionen sind begrenzt. Je nachdem, wie fit jemand im Kopf ist und wie kompliziert die gestellte Aufgabe ist, können wir etwa sieben (± zwei) Zahlen im Kopf behalten (und dann rückwärts wiederholen), oder drei bis vier Fußballspieler auf dem Platz zugleich verfolgen und nur ein Gespräch führen bzw. nur ein Buch lesen (und nicht zwei gleichzeitig). Wir Menschen sind damit ziemlich beschränkt im Hinblick auf das, was wir zu einem bestimmten Zeitpunkt tun können. Es ist bekannt, dass das Hören des eigenen Namens vollautomatisch eine erhöhte Aufmerksamkeit auf eine ansonsten ignorierte Stimme im Hintergrund, die den Namen gesagt hat, bewirkt.* Weiterhin ist gut bekannt, dass das Schreien des eigenen Kindes von der Mutter automatisch auch auf der lautesten Party aus dem »Gesamtkrach« im Hintergrund herausgefiltert wird und ihre Aufmerksamkeit beansprucht.

Noch aus der Zeit der normalen Handys stammt der Befund, dass dessen persönlicher Klingelton in ganz ähnlicher Weise zu einer automatischen Erhöhung der Aufmerksamkeit führt, wie eine Studie an 15 Probanden (sieben davon weiblich, Durchschnittsalter 23 Jahre) mit Hilfe ereigniskorrelierter Potenziale (EKP) zeigen konnte.[12]

Dass dieses Klingeln des eigenen Mobiltelefons diesen automatischen Effekt auf die Aufmerksamkeit hat, ablenkt und damit die menschliche Informationsverarbeitungsleistung beeinträchtig, wurde nicht nur im Labor, sondern auch unter ganz normalen Lernbedingungen bei College-Studenten gezeigt: Eine Gruppe von 71 Studenten (48 davon weiblich, Durchschnittsalter 20 Jahre) schaute ein Lehrvideo an und sollte sich das Wesentliche notieren. Zudem wurde auch ein Multiple-Choice-Test zu den wesentlichen Inhalten, der ohne die Aufzeichnungen durchzuführen sein würde, angekündigt. Per Zufall wurden alle Teilnehmer in zwei Gruppen eingeteilt, wobei in der einen Gruppe ein verdeckter Student saß, dessen Telefon zu zwei bestimmten Zeitpunkten für fünf

---

* Eine Studie zur visuellen Wahrnehmung des eigenen Namens fand entsprechend Bahnungseffekte, die sogar dann auftraten, wenn der Name nicht bewusst wahrgenommen wurde.[11]

Sekunden klingelte, währenddessen der »Student« vermeintlich sein Telefon suchte (Bedingung »Klingeln«). Die zweite Gruppe tat das Gleiche, ohne dass irgendein Telefon zweimal klingelte (Bedingung »Kontrolle«). Danach wurden die Mitschriebe der Studenten eingesammelt und dann wurden acht Fragen zu Inhalten des Videos per Multiple Choice abgefragt. Zwei der Test-Items bezogen sich auf zwei Inhalte, die genau zu den Zeitpunkten des Klingelns im Video präsent waren.

Ganz am Schluss wurden alle Teilnehmer noch gefragt, ob sie sich daran erinnern konnten, ob während der gesamten Sitzung ein Telefon geklingelt hatte oder nicht (in diesem »manipulation check« gaben bis auf zwei Teilnehmer die jeweils richtige Antwort). Zwei unabhängige Auswerter überprüften zudem alle Mitschriebe daraufhin, ob die während der beiden Klingeltöne dargebotenen Inhalte in ihnen vorhanden waren oder nicht. Mit diesem Vorgehen ließ sich also ermitteln, welche Auswirkungen das Klingeln eines Mobiltelefons auf die Aufmerksamkeit (Mitschriebe) und die Behaltensleistung (im Test) hatte (▶ Abb. 1).

Klingelt das Handy während des Unterrichts und wird zu genau diesem Zeitpunkt ein bestimmter Lerninhalt präsentiert, dann wird er mit geringerer Wahrscheinlichkeit beachtet und aufgeschrieben und zudem mit geringerer Wahrscheinlichkeit behalten. »Maßnahmen, die von den Schülern verlangen, dass sie den Klingelton sehr leise einstellen oder ganz auf Vibration umstellen sollen, sind wahrscheinlich unwirksam, weil die bloße Anwesenheit störender Geräusche die Leistungen der Schüler beeinträchtigen, nicht deren Lautstärke. […] Wenn die Lehrer solche Erkenntnisse an ihre Schüler weitergeben würden, könnte dies ein Anreiz für die Schüler sein, ihre Smartphone-Nutzung besser zu regulieren,

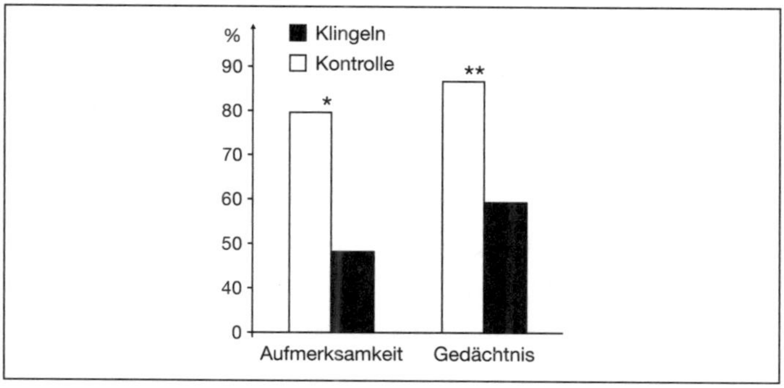

Abb. 1: Klingelt ein Handy, kommt es während dieser Zeit zu signifikanten Beeinträchtigungen von Aufmerksamkeit (was mitgeschrieben wurde) und Einspeicherung ins Gedächtnis (was behalten wurde). Dargestellt sind die Mittelwerte aus den beiden »Prüf-Items« (nach Daten aus 5, S. 56). Die Analyse der Daten (Signifikanzberechnung) erfolgte für beide Items getrennt und war bei der Gedächtnisleistung in beiden Fällen sehr signifikant (**: $p < 0{,}01$) und bei der Aufmerksamkeitsleistung für Item 1 signifikant (*: $p < 0{,}05$) und für Item 2 hoch signifikant (***: $p < 0{,}001$; nicht abgebildet).

um Schwierigkeiten beim Lernen zu verhindern«, kommentieren die Autoren ihre Ergebnisse zu Recht.[5, S. 57]

Dummerweise neigen Menschen trotzdem dazu, sich vom Telefon unterbrechen zu lassen,[10] selbst dann, wenn dies nachweislich zu einer Verringerung positiver Emotionen führt. So schalten nur 49% der Befragten ihr Mobiltelefon während einer Massage ab, 44% bei einem schönen Film (12% bei einem schlechten Film) im Kino, nur 27% beim Zahnarzt und nur 16% bei einem guten Essen zuhause (▸ Tab. 1; 9).*

* Hierzu passt der Befund, dass manche Menschen sogar beim Sex nicht auf ihr Smartphone verzichten möchten.

Tab. 1: Umfrage bei 201 Personen, bei der es um die Frage ging, unter welchen Umständen man sein Mobiltelefon abschalten würde, anstatt es (auf lautlos gestellt) an zu lassen (nach 9, S. 321).

Aktivität	Ich würde das Handy eher abschalten (%)
bei einer beruhigenden Massage	49
bei einem guten Film im Kino	44
während Unterricht/Vorlesung/Seminar	34
während eines langen langweiligen Referats	29
beim Konzert meiner Lieblingsband	27
beim Zahnarzt	27
während eines langweiligen Dokumentarfilms im Kino	26
während eines guten Essens in der Familie	16
beim Lesen eines guten Buchs	14
beim Betrachten eines guten Films zuhause	13
bei einem schlechten Essen mit Freunden	12
während eines Videospiels	11
beim Betrachten eines Videoclips im Internet	7

JETZT NICHT AN EINEN WEISSEN BÄREN DENKEN

Schon die bloße Präsenz eines Smartphones kann dazu führen, dass man sich weniger auf eine Sache konzentriert, weil man dauernd dabei ist, auf sein Smartphone nicht zu achten. Das geht analog zum »jetzt bitte nicht an einen weißen Bären denken«: Nehmen Sie an, Sie würden gerade einen Brief oder eine Hausarbeit schreiben und hätten zwischendurch für fünf Minuten die zusätzliche Aufgabe, in dieser Zeit nicht an einen weißen Bären zu denken. Diese Zusatzaufgabe, die darin besteht, etwas nicht zu tun (und daher zunächst ganz harmlos erscheint), wird dann dazu führen, dass Sie während dieser Zeit weniger Text zustande bringen, weil Ihr Denkvermögen mit einer zusätzlichen Aufgabe beschäftigt ist – selbst wenn diese »Zusatzaufgabe« nur darin besteht, etwas explizit nicht zu tun, was Sie ohnehin nicht getan hätten.

Nicht anders, so die vorliegende Studie, geht es Menschen mit ihrem Smartphone: »Smartphones können zu einer neuen Verteilung von Aufmerksamkeitsressourcen zwischen der Beschäftigung mit der Kernaufgabe und der Hemmung der Aufmerksamkeit auf das Telefon führen. Da die Hemmung der automatischen Aufmerksamkeit Aufmerksamkeitsressourcen beansprucht, kann die Leistung bei Aufgaben, die auf diese Ressourcen angewiesen sind, auch dann leiden, wenn sich die Verbraucher nicht bewusst um ihre Telefone kümmern. Wir erforschen diese Möglichkeit in unserer aktuellen Studie«.[22, S. 142] Es ging also nicht darum, dass die Benutzung eines Smartphones ablenkend wirkt – das ist lange bekannt.[1, 2, 4, 7, 13, 22] Es geht auch nicht darum, was geschieht, wenn es nur klingelt und nicht benutzt wird. Nein, es geht um die Auswirkungen des Smartphones, wenn es einfach nur vor einem liegt. In der Tat nutzen viele Menschen ihr Smartphone so häufig, dass es ein selbstverständlicher Teil ihres Lebens wird, sodass es permanent der Anwendung kognitiver Ressourcen bedarf, um es *nicht* zu beachten. Mit den Worten der Autoren: »Das Besondere an Smartphones ist jedoch die Häufigkeit, mit der sie diese Ablenkungen zu erzeugen scheinen; ihre Allgegenwart und persönliche Bedeutung können einem besonders starken Punkt für die Orientierung der Aufmerksamkeit erzeugen«.[20, S. 142]

Um diese Effekte näher zu untersuchen, führten die Autoren eine Reihe von Experimenten durch, bei denen das Smartphone einfach nur präsent war oder nicht. Im ersten Experiment an 548 jungen Studenten (53,3 Prozent weiblich; Durchschnittsalter 21 Jahre) führte man hierzu drei Bedingungen ein: Das eigene Smartphone der Versuchsperson war entweder deutlich sichtbar präsent (lag auf dem Schreibtisch), befand sich in der Nähe aber nicht sichtbar (z. B. in der Hosen- oder Handtasche) oder lag in einem anderen Raum. Per Zufall wurde jeder Teilnehmer unter einer dieser drei Bedingungen getestet, bei denen das Smartphone in drei Abstufungen mehr oder weniger präsent und damit bedeutsam (salient) war. In allen Bedingungen wurde darauf geachtet, dass das Smartphone ausgeschaltet war, also weder klingeln noch einen Vibrationsalarm auslösen konnte.

Dann wurden das Arbeitsgedächtnis (Aufmerksamkeitsspanne) und die fluide Intelligenz (Raven's Matrizen) mit entsprechenden Tests gemessen. Anschließend wurden die Probanden noch nach ihrer Meinung zum bzw. ihrem Verhältnis zu Smartphones befragt:

- Wie oft haben Sie während des Experiments an Ihr Smartphone gedacht?
- Sind Sie der Meinung, dass der Ort Ihres Smartphones die Testergebnisse beeinflusst?
- In welchem Umfang beeinflusst Ihr Smartphone Ihre Aufmerksamkeit und Ihre Problemlösefähigkeit? Ihre Antworten konnten die Teilnehmer jeweils auf einer Skala von 1 (gar nicht) bis 7 (ja/immer) vermerken.

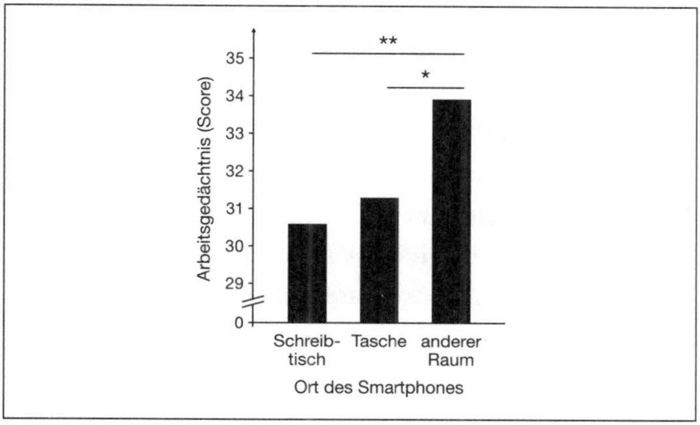

Abb. 2: Auswirkung der zufällig zugewiesenen Präsenz des eigenen Smartphones auf die Leistung des Arbeitsgedächtnisses (nach Daten aus 20, S. 145).

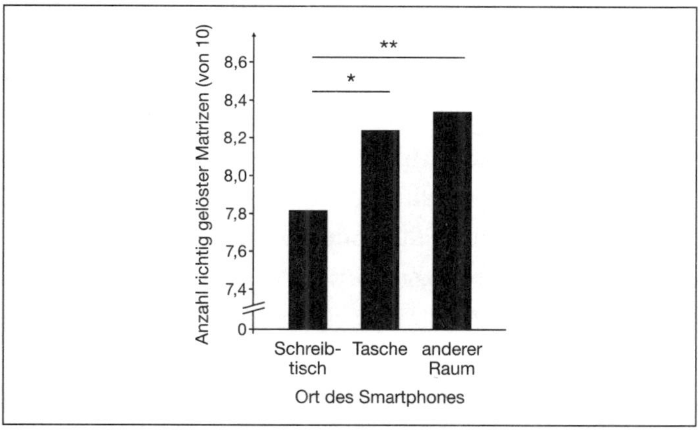

Abb. 3: Auswirkung der zufällig zugewiesenen Präsenz des eigenen Smartphones auf die fluide Intelligenz (nach Daten aus 20, S. 145).

Von den 548 Teilnehmern mussten drei ausgeschlossen werden, weil sie kein Smartphone besaßen, acht, weil sie den Instruktionen des Versuchsleiters nicht folgten, und weitere 17, weil sie zu viele Fehler gemacht hatten, wodurch ihre Daten nicht auswertbar waren. Die Auswertung der verbliebenen 520 Datensätze ergab einen klaren Effekt des Grades der Anwesenheit: Sowohl im Hinblick auf das Arbeitsgedächtnis als auch in Bezug auf die fluide Intelligenz zeigte sich ein signifikanter Unterschied bei den Testleistungen im Hinblick auf die verwendeten Maße der kognitiven Verarbeitungskapazität: Sowohl das Arbeitsgedächtnis als auch die fluide Intelligenz nahmen mit zunehmender Präsenz des eigenen Smartphones ab (► Abb. 2, 3).

Interessanterweise gab es keinen Zusammenhang dieser Ergebnisse mit der Antwort auf die erste Frage (Wie oft dachten Sie während des Experiments an ihr Smartphone?), die von den meisten Teilnehmern mit »gar nicht« beantwortet worden war. Die Teilnehmer waren sich ganz offensichtlich der nachweislich vorhandenen Auswirkungen des Grades der Präsenz ihres Smartphones gar nicht bewusst. Hierfür spricht, dass auch im Hinblick auf Beantwortung der anderen beiden gestellten Fragen kein Zusammenhang mit der Testleistung bestand. »Zusammengenommen deuten diese Ergebnisse darauf hin, dass das bloße Vorhandensein eines Smartphones die verfügbare kognitive Kapazität verringern und die kognitive Funktion beeinträchtigen kann, selbst wenn es dem Verbraucher gelingt, sich auf die jeweilige Aufgabe zu konzentrieren«, kommentieren die Autoren dieses im Grunde erschreckende Ergebnis.

In einem zweiten Experiment an 296 jungen Studenten (56,9 Prozent weiblich, Durchschnittsalter 21 Jahre) wurde ganz ähnlich vorgegangen: Wieder befand sich – per Zufallszuteilung – das Smartphone entweder auf dem Schreibtisch, in einer Tasche oder einen anderen Raum. Zweitens war es – ebenfalls per Zufallszuteilung – entweder aus- oder eingeschaltet. Wieder wurde der Test zum Arbeitsgedächtnis (Aufmerksamkeitsspanne) verwendet. Der zweite Test jedoch war eine Aufgabe zu Messung der Fähigkeit zur Aufrechterhaltung der Konzentrationsfähigkeit (im Fachjargon: sustained attention task).

Wie in Experiment 1 mussten aus verschiedenen Gründen einige Teilnehmer ausgeschlossen werden: Elf weil sie kein Smartphone besaßen, vier weil sie zu viele Fehler gemacht hatten und sechs weitere, weil ihre Reaktionszeitdaten nicht auswertbar waren. Die Auswertung der verbliebenen 275 Datensätze ergab erneut einen klaren Effekt des Grades der Anwesenheit auf das Arbeitsgedächtnis (d. h. Experiment 1 wurde repliziert), nicht jedoch auf die Aufrechterhaltung der Konzentrationsfähigkeit.

In diesem Experiment kam zudem ein aus 13 Items bestehender Fragebogen zum Grad der Smartphone-Abhängigkeit (smartphone-reliance) zum Einsatz, der faktorenanalytisch die beiden Faktoren eigentliche Smartphone-Abhängigkeit (Beispiel-Item: »Ohne mein Handy hätte ich Probleme, durch den Tag zu kommen«) und emotionale Smartphone-Bindung (Beispiel-Item: »Wenn ich mein Smartphone nutze, bin ich glücklich«) enthielt. Durch entsprechende statistische Analysen ergab sich ein Einfluss der Smartphone-Abhängigkeit (Fragebogen zur smartphone-reliance mit beiden Faktoren) auf den Effekt der Nähe zum Smartphone: Wer im Fragebogen eine Standardabweichung unter dem Mittelwert lag, zeigte keinen Einfluss der Nähe zum Smartphone auf die

Leistung im Test zum Arbeitsgedächtnis. Wer in der Mitte oder eine Standardabweichung darüber lag, zeigte eine solche Abhängigkeit. Die Unterschiede in der (ortsabhängigen) Bedeutsamkeit des Smartphones sind also umso größer, je abhängiger man von ihm ist.

Um mich nicht dem Verdacht auszusetzen, die Ergebnisse anderer Autoren übertrieben darzustellen, seien die Autoren abschließend selbst zitiert: »Die Verbreitung von Smartphones stellt einen tiefgreifenden Wandel in der Beziehung zwischen Verbrauchern und Technologie dar. In der gesamten Menschheitsgeschichte haben die meisten Innovationen einen definierten Raum im Leben der Verbraucher eingenommen; sie wurden durch ihre Funktionen und die Orte, an denen sie leben, eingeschränkt. Smartphones überschreiten diese Grenzen. Sie sind die ständigen Begleiter der Verbraucher und bieten eine beispiellose Verbindung zu Information, Unterhaltung und untereinander. Sie spielen eine wichtige Rolle im Leben von Milliarden von Verbrauchern weltweit und haben daher ein enormes Potenzial, den Wohlstand der Verbraucher zu beeinflussen – zum Guten wie zum Schlechten. Die vorliegende Studie identifiziert einen potenziell kostspieligen Nebeneffekt der Integration von Smartphones in das tägliche Leben: die durch Smartphones verursachte Verminderung der geistigen Leistungsfähigkeit«.[20, S. 149]

Halten wir fest: Das Smartphone bewirkt allein durch seine Präsenz eine Beeinträchtigung der kognitiven Leistungsfähigkeit – in der Psychiatrie spricht man von Denkstörung. Je abhängiger man vom Smartphone ist, desto größer ist die Störung. Einfach »das Ding« ausschalten oder mit dem Bildschirm nach unten hinlegen hilft nicht! Man sollte es schon in ein anderes Zimmer bringen – freiwillig, sonst entsteht

Angst.[2, 17] Solche klar definierten geschützte Zeiträume sollte sich jeder schaffen, der konzentriert arbeiten oder einfach nur ein gutes Gespräch führen[23] will – vom Schüler bis zum Topmanager!

4.

ELTERN UND SMARTPHONES

Man kann es täglich und überall beobachten: Die lieben Kleinen backen Sandkuchen, klettern auf Bäume, essen oder sitzen einfach nur im Kinderwagen – und Mama oder Papa schauen auf ihr Smartphone. Eltern und Kinder sind zwar räumlich nahe beisammen, geistig jedoch nicht miteinander. »So ist das eben heute«, mag der Leser etwas frustriert kommentieren, »da kann man nichts machen, die Zeiten ändern sich.« Die Frustration rührt daher, dass man sich bei solchen Beobachtungen des Eindrucks nicht erwehren kann, dass hier etwas schiefläuft. Die Eltern sind abwesend und die Kinder wollen deren Aufmerksamkeit. Das nervt die Eltern und sie wenden sich erst recht ab. Die Kinder quengeln noch heftiger und die Sache eskaliert nicht selten. Oder die Kinder wenden sich auch ab und es geschieht – nichts.

Was bedeutet das für die Familie? Hat das Auswirkungen, und wenn ja, welche? Wie häufig kommt das überhaupt vor? Ist das bei Vater und Mutter gleich? Und was bewirkt das langfristig bei den Kindern?

Was im öffentlichen Raum wie beispielsweise auf vielen Spielplätzen und auch daheim mittlerweile den ganz normalen Alltag darstellt, wird seit wenigen Jahren wissenschaftlich untersucht. Das ist wichtig, denn man könnte die eben erwähnte Frustration von Nutzern und vor allem von Menschen in deren Umgebung ja einfach den fortschrittsfeindlichen älteren Beobachtern anlasten, den ewig Gestrigen, für die früher eben immer alles besser war. Wenn die Beobachtungen jedoch tatsächlich zutreffen, häufig sind und zum Alltag vieler Menschen und vor allem Kindern gehören, sollten wir uns darüber Gedanken machen.

ELTERN ALS MODELL UND VORBILD

Kinder machen nach, was ihre Eltern tun, auch und gerade im Hinblick auf den Medienkonsum. Das Medienverhalten von Eltern überträgt sich auf die Kinder, wie man schon seit geraumer Zeit weiß: Schauen die Eltern viel fern, tun es die Kinder auch. Dies trifft für die mittlerweile hinzugekommenen digitalen Medien – Computer, Tablet, Video, Spiele-Konsole, Smartphone – auch zu. Ein lustiges Foto oder Video, die neueste Nachricht von Opa oder der Tante – man schaut gemeinsam auf das Smartphone. Nach einer repräsentativen Studie aus den USA an 1786 Eltern von Kindern im Alter von acht bis 18 Jahren verbringen diese täglich im Mittel neun Stunden und 22 Minuten mit Medien, davon eine Stunde und 39 Minuten bei der Arbeit und sieben Stunden 43 Minuten in der Freizeit (► Tab. 1).

Die Daten der Studie zeigen zudem: 51% der Eltern geben an, mehr als acht Stunden täglich mit Medien zu verbringen, nur 19% der Eltern geben dagegen weniger als vier Stunden

Tab. 1: Mediennutzung von Eltern im Hinblick auf Art und Inhalt (nach 12, S. 7). Social Media und Web-Browsing kann sowohl am Computer als auch am Smartphoneoder Tablet erfolgen.

		Bildungsgrad			Einkommen		
Was	Alle	niedrig	mittel	hoch	niedrig	mittel	hoch
Betrachten (TV, DVD, Video)	3:17	4:05	3:13	2:24	4:15	3:14	2:42
Spiele (PC, Video, Konsole, Smartphone, Tablet)	1:30	1:56	1:31	1:00	1:53	1:36	1:04
Social Media	1:06	1:15	1:01	1:00	1:15	1:06	1:00
Web-Browsing	0:51	0:47	0:55	0:52	0:46	0:49	0:56
E-Reader	0:15	0:16	0:14	0:14	0:16	0:14	0:14
Anderes (am PC, Tablet, Smartphone)	0:44	0:45	0:48	0:40	0:50	0:42	0:45
Freizeit	7:43	9:03	7:41	6:10	9:15	7:42	6:41
Arbeit	1:39	1:06	1:57	2:03	1:05	1:31	2:13
Gesamt	9:22	10:10	9:38	8:13	10:21	9:13	8:54

tägliche Medienzeit an. Fast alle Eltern geben an, dass sie »gestern« Medien genutzt haben, d. h. fast niemand (1%) verbringt gelegentlich »einen Tag ohne Medien«. Das passive Betrachten (Fernsehen, DVDs oder Videos schauen) ist dabei mit 91% die häufigste Beschäftigung mit Medien (»was haben Sie gestern gemacht?«), am wenigsten hingegen werden E-Book Reader (19%) verwendet.[12, S. 7] Trotz dieser extremen Mediennutzung (9:22 Stunden; d. h. mehr als die Hälfte der im Wachzustand verbrachten Zeit!) geben 78% der Eltern

(81% der Mütter und 74% der Väter) an, dass sie im Hinblick auf die Mediennutzung ein gutes Vorbild für ihre Kinder seien. Zugleich sagen 37% der Eltern, dass das Aushandeln der täglichen Mediennutzungszeit ihrer Kinder Konflikte verursacht, und nur 35% gaben an, dass die neuen Technologien – Smartphones und Tablets – das Leben von Eltern einfacher machen würden. In einer anderen US-amerikanischen Studie an 2326 Eltern von Kindern im Alter bis acht Jahren gaben ebenfalls nur 29% an, dass Smartphone und Tablet ihnen das Eltern-Dasein einfacher machen.[34, S. 4] Aus diesen Daten kann man folgern:

- Eltern sind sich über das Ausmaß ihrer Mediennutzung nicht im Klaren,
- über ihre diesbezügliche Vorbildfunktion für ihre Kinder auch nicht und
- sie leiden darunter.

▸ Tabelle 1 zeigt weiterhin: Je gebildeter die Eltern sind, desto weniger Zeit verbringen sie mit digitalen Medien. Je mehr sie verdienen, desto weniger Freizeit und desto mehr Arbeitszeit verbringen sie jeweils mit digitaler Informationstechnik. Diese Effekte sind linear, und die Unterschiede zwischen den einzelnen Gruppen sind jeweils signifikant.

Erfasst wurde in dieser Untersuchung[12] auch der Medienkonsum der Kinder der untersuchten Eltern. Der Besitz von Geräten ist bei Einzelkindern generell höher. Bei den Teenagern haben 80% einen eigenen Social Media Account, aber nur 40% der Eltern wissen gut darüber Bescheid, was ihre Kinder dort tun. Dem gegenüber meinen über 80% der Eltern, gut darüber Bescheid zu wissen, was die Kinder im Fernsehen oder Kino sehen. Eltern sorgen sich also über das gefährlichere Medium halb soviel. (Zur Gefährlichkeit von Facebook, vgl. 35, 36) Immerhin 56% der Eltern sorgen sich um den suchterzeugenden Effekt von Bildschirmmedien, was mit dazu beitragen dürfte, dass 77% aller Eltern die Mediennutzung ihre Kinder in irgendeiner Weise reglementieren. Etwa die Hälfte der Eltern glauben nicht, dass elektronische Medien ihre Kinder in den verschiedensten Hinsichten (positiv oder negativ) beeinflussen, und die andere Hälfte ist gespalten in Eltern, die vor allem positive Auswirkungen sehen, und Eltern, die eher negative Auswirkungen bemerken. Über die vielfältigen Risiken und Nebenwirkungen von Smartphones für die Gesundheit und die Bildung ihrer Kinder sind 75% der Eltern also gar nicht informiert.

MUTTER – SMARTPHONE – KIND

So nützlich solche Befragungen sind, um das Bild, das Eltern von sich selbst und ihren Kindern haben, zu ermitteln, so wichtig ist es auch nachzusehen, was tatsächlich der Fall ist. Hierzu wurden in den letzten drei bis fünf Jahren Arbeiten publiziert, die den Auswirkungen des elterlichen Gebrauchs von Smartphones auf deren Kinder nachgingen. Bereits im Jahr 2013 erschien in den USA das Buch *The big disconnect: Protecting childhood and family relationships in the digital age,** in dem eher anekdotisch (aber sehr eindrucksvoll) beschrie-

---

* Übersetzt etwa: »Der große Verbindungsabbruch: wie man die Kindheit und die Beziehungen in der Familie im digitalen Zeitalter schützt.«

ben wird, wie Kinder die Aufmerksamkeit und Zuwendung ihrer Eltern durch die Nutzung elektronischer Medien verlieren und dadurch Schaden nehmen.

Ein Jahr danach wurde eine bemerkenswerte europäische Studie zu den Auswirkungen des Medienkonsums bei kleinen Kindern publiziert.[8] Im Rahmen der IDEFICS (Identification and Prevention of Dietary and Lifestyle-Induced Health Effects in Children and Infants) Studie wurden in acht europäischen Ländern (Belgien, Deutschland, Estland, Italien, Spanien, Schweden, Ungarn und Zypern) 3604 Kinder im Alter von zwei bis sechs Jahren im Hinblick auf ihren Medienkonsum (Fernsehen, Computer und elektronische Spiele) untersucht. In dieser prospektiven Kohortenstudie wurden die Kinder dann zwei Jahre später erneut untersucht, wofür die folgenden sechs Indikatoren von deren Wohlbefinden erfasst wurden: Probleme mit Gleichaltrigen (peers) und mit ihren Gefühlen, emotionales Wohlbefinden, Selbstvertrauen, familiäre Probleme und soziales Eingebundensein. Mit jeder Stunde mehr vor dem Fernseher oder Computer erhöhte sich die Wahrscheinlichkeit unerwünschter Auswirkungen auf die Outcome-Variablen »emotionale Probleme« und »familiäre Probleme« auf das 1,2- bis 2-Fache.

SMARTPHONE STÖRT MAHLZEIT

Im Fachblatt *Pediatrics* wurde ebenfalls bereits im Jahr 2014 eine Beobachtungsstudie publiziert, bei der man in insgesamt 15 Fast-Food-Restaurants in der Gegend von Boston Familien beim Mittag- oder Abendessen beobachtete.[23] Bei

40 der insgesamt beobachteten 55 Familien-Mahlzeiten benutzten die betreuenden Erwachsenen – in der Regel Mutter, Vater oder beide Eltern – ihr Mobiltelefon. »Das dominierende Thema, das sich mit der Nutzung des Mobiltelefons während der Erwachsener-Kind-Interaktion als besonders eng verknüpft erwies, war das Ausmaß der Vertiefung des Betreuers in die Apparate«, schreiben die Autoren mit gewisser Verwunderung.[25, S. e843] In 16 Fällen befassten sich die Erwachsenen nahezu während der gesamten Mahlzeit nur mit ihrem Smartphone und nicht mit ihren Kindern. Dabei telefonierten sie eher nicht, sondern tippten oder wischten auf ihrem Smartphone herum.

Mit den Worten der Autoren: »[…] viele Betreuer (n = 16) verwendeten das Gerät fast andauernd während der Mahlzeit, aßen und redeten während sie auf ihr Gerät schauten, und legten es nur kurz ab, um etwas anderes zu tun. Dieses Muster des Gebrauchs war sowohl bei der Anwesenheit von einem oder von beiden Elternteilen, in allen Altersgruppen und bei Männern und Frauen gleich. Der höchste Grad der Ablenkung der Aufmerksamkeit durch das Gerät war nicht beim Telefonieren zu beobachten, sondern wenn auf dem Gerät mit dem Finger getippt oder gewischt wurde, weil dabei der Blick des Betreuers auf das Gerät gerichtet war« (Übersetzung durch den Autor).[25, S. e846]

Das wiederum rief nicht selten den Protest der Kinder hervor, die begannen, laut zu werden und sich eigenartig zu verhalten, um die Aufmerksamkeit der Eltern auf sich zu ziehen. Dies führte zu noch mehr Schimpfen und zu kurzen genervten Strafaktionen seitens der Eltern, woraufhin die Situation nicht selten eskalierte. Dabei wurde beobachtet, wie die Eltern lauter wurden, aber weiter auf ihr Smartphone schauten und nicht selten eher roboterartig Ermahnungen wiederholten, ohne aufzumerken und das Kind anzusehen. Ganz offensichtlich waren die Eltern in diesen Fällen weit mehr fasziniert von ihrem Smartphone als von ihren Kindern! Umgekehrt war manchen Kindern das Verhalten ihrer Eltern aber auch gleichgültig. Diese Beobachtung stimmt nachdenklich, fragt man sich doch unwillkürlich, was wohl längerfristig aus diesen Kindern geworden sein mag.

Die eskalierende Spirale von Ablenkung der Eltern durch das Smartphone und den die Aufmerksamkeit ihrer Eltern beanspruchenden Kindern beschreiben die Autoren sehr eindrücklich und heben hervor, dass es sich hier um ein immer wieder beobachtetes Verhaltensmuster der Familie handelte. Dabei hatte die ganze Unternehmung – eine Mahlzeit im Kreise der Familie – ja gerade ursprünglich den Zweck, dass die Familie miteinander Zeit verbringt und kommuniziert. Dass solche Familienabendessen tatsächlich positive Auswirkungen auf die Kinder haben, ist schon seit Jahren bekannt.[28] Das Smartphone torpediert den Sinn gemeinsamer Mahlzeiten in Familien grundlegend. Es ist wohl kein Zufall, dass in der erwähnten Befragung[12, S. 24] nur sechs Prozent aller Eltern angeben, ihren Kindern die Nutzung des Smartphones bei gemeinsamen Mahlzeiten zuhause zu erlauben. Das scheint für Schnellrestaurants nicht zu gelten: Nach einer kürzlich publizierten Studie (mit ähnlichem ethnografischem Vorgehen wie gerade beschrieben) an 300 Familien mit 450 Kindern im Alter von zwei bis zwölf Jahren verwendeten 40 Prozent der Kinder und 70 Prozent der Erwachsenen digitale Endgeräte (vor allem Smartphones, zuweilen auch Tablets oder Spielekonsolen) während der Mahlzeit.[10]

ESSEN IM LABOR

Nachdem die Arbeitsgruppe um die Kinderärztin Jenny Radesky mittels teilnehmender Beobachtung in Schnellrestaurants die Verhaltensauffälligkeiten von Eltern und Kindern erst einmal qualitativ beschrieben hatte, wurden auch Studien im Labor durchgeführt.[23] Dort wurden Ton- und Filmaufnahmen gemacht, die danach unter Verwendung bestimmter Kriterien auch quantitative Auswertungen zuließen.

In den USA gibt es seit dem Jahr 1965 das *Head Start* Programm zur Bekämpfung der Folgen von Armut und zur Förderung von Kindern aus entsprechenden Familien.* Im Rahmen dieses Programms wurden zahlreiche Studien durchgeführt. Aus einer dieser Studien stammten Videoaufnahmen (aufgenommen zwischen Juni 2011 und Mai 2013) an 225 Müttern, die zusammen mit ihren 6-jährigen Kindern im psychologischen Labor eine Mahlzeit zu sich nahmen (»structured eating task«). Man hatte diese Videoaufnahmen ursprünglich nur zum Zweck der Einschätzung der Mutter-Kind-Beziehung in einer ruhigen und störungsfreien Umgebung (und daher nicht »Zuhause«) erhoben. Dabei war aufgefallen, dass die Mütter nicht selten während der Mahlzeit

---

* Das Programm wurde 1981 erweitert und 2007 nochmals autorisiert, hatte im Jahr 2005 insgesamt 22 Millionen Kinder eingeschlossen und im Jahr 2011 sieben Milliarden US-Dollar gekostet. Es gibt das Programm noch immer, sein Erfolg ist jedoch umstritten. Diese Fakten sind dem lesenswerten englischen Wikipedia-Artikel »Head Start (program)« entnommen. (https://en.wikipedia.org/w/index.php?title=Head_Start_(program)&oldid=847457185; abgerufen am 1.7.2018)

ein mobiles digitales Endgerät (Smartphone, Tablet) verwendeten. Genau deswegen entschloss man sich in der vorliegenden Studie, die Auswirkungen des Mediengebrauchs der Mütter nochmals genauer zu untersuchen.

Um Mutter und Kind für die Videoaufnahmen etwas herauszufordern, gab es in zufälliger Reihenfolge vier Speisen (auf zwei Tellern serviert, jeweils für Mutter und Kind), die sich in Bekanntheit und Süße unterschieden: zwei Gemüse, grüne Bohnen (bekannt) und Artischockenherzen (unbekannt), sowie zwei Desserts, Cupcakes (bekannt) und Halva* (unbekannt). Mutter und Kind saßen zusammen an einem Tisch und erhielten die folgende Instruktion: »Wann immer es Ihnen und [Ihrem Kind] recht ist, werde ich zwei Portionen des ersten Gangs der Mahlzeit bringen. Sie können die Speise probieren oder nicht, und auch [Ihr Kind] kann es probieren oder nicht. Wir machen das mit insgesamt vier unterschiedlichen Gängen. Sie können sie alle probieren und mir sagen, wie Sie es finden. Wenn Sie die Speise nicht versuchen mögen, ist das auch in Ordnung. Okay?« Mutter und Kind bekamen ihre Speisen und es wurde ihnen jeweils auch gesagt, worum es sich handelt. Dann wurde die Mutter gefragt, ob sie oder ihr Kind das schon einmal gegessen hätten. Und dann wurde noch gesagt: »Versuchen Sie es, wenn Sie mögen, und sagen

---

* Auch dem Autor war diese »ursprünglich aus Indien, Iran, Pakistan und Zentralasien« stammende Süßwarenspezialität unbekannt, bei der es sich um einen »Mus von Ölsamen und Zucker oder Honig« handelt, der durch »Zugabe von Vanille, Kakao, Nüssen, Mandeln oder Pistazien […] verfeinert bzw. aromatisiert« wird. (https://de.wikipedia.org/w/index.php?title=Halva&oldid=17429321; abgerufen am 1.7.2018)

Sie mir, was Sie darüber denken, wenn ich in ein paar Minuten wiederkomme« (Übersetzung durch den Autor).[23, S. 239]

Mutter und Kind wurden dann für jeweils vier Minuten allein gelassen. Sie wussten, dass in dieser Zeit eine Videoaufnahme von ihnen aufgezeichnet wurde, und wurden danach jeweils gefragt, wie sie das Essen fanden. Digitale Medien wurden mit keinem Wort angesprochen. Wie die Analyse der Videoaufnahmen ergab, benutzten zwei Drittel der Mütter (66,7 Prozent) während der Mahlzeit keine digitalen Geräte, weitere 10,2 Prozent schauten nur kurz danach oder hatten ihr Gerät auf dem Tisch liegen. Knapp ein Viertel der Mütter (23,1 Prozent) verwendete während der Mahlzeit ihr mobiles digitales Endgerät mindestens einmal für längere Zeit.

Um genau nachzusehen, was die Mediennutzung der Mütter bei ihnen bewirkt, wurde ihr Verhalten nach einem einheitlichen Standard kodiert. Verwendet wurde ein Kodierungsschema, das sich Bob and Tom's Method of Assessing Nutrition – abgekürzt: BATMAN (kein Witz!) – nennt. Es unterscheidet verbale (»probier mal 'nen Bissen«) sowie nonverbale (die Mutter gibt dem Kind einen Bissen) Ermunterungen und Akte des Abratens (verbal: »das sieht aber nicht so gut aus«; non-verbal: die Mutter schiebt den Teller etwas weg vom Kind). Aus diesen vier Variablen wurden die folgenden vier umgeformten Variablen berechnet:

- das Ausmaß der verbalen und
- der non-verbalen Interaktionen (des Ermunterns und Abratens) sowie
- das Ausmaß der (verbalen und nonverbalen) Ermunterung und
- des (verbalen und non-verbalen) Abratens.

Diese Variablen wiederum wurden über alle vier Speisen zusammen sowie für jede Speise einzeln berechnet.[23, S. 240]

Bei den Müttern mit Handygebrauch während des Essens wurden signifikant weniger verbale Interaktionen (11,1 versus 14,1; $p < 0,05$) mit ihren Kindern beobachtet, insbesondere während des Essens von Halva, der unbekanntesten Speise (2,3 versus 3,7; $p = 0,03$). Diese Mütter ermunterten ihr Kind auch seltener zum Essen (8,8 versus 12,3; $p = 0,03$), und wieder gab es insbesondere beim Essen von Halva weniger Ermunterungen (1,9 versus 3,5; $p = 0,02$). Auf die Anzahl der Akte des Abratens von Speisen durch die Mutter hatte ihr Medienverhalten keinen Einfluss.

Eine multivariate Regressionsanalyse der Essverhaltensweisen, die weitere in solchen Studien übliche Kontrollvariablen (Alter, Bildung, sozioökonomischer Status, ethnische Zugehörigkeit) berücksichtigte, zeigte zudem Folgendes: Benutzte die Mutter während der Mahlzeit ein Mobiltelefon oder einen Tablet-Computer, kam es zu 20 Prozent weniger verbalen und zu 39 Prozent weniger non-verbalen Interaktionen zwischen Mutter und Kind. Dieser Zusammenhang war für unbekanntere Speisen stärker, mit 26 Prozent weniger verbalen und zu 48 Prozent weniger non- verbalen Interaktionen als für bekanntere Speisen. Am deutlichsten war der Effekt bei der unbekanntesten Speise, Halva, mit 33 Prozent weniger verbalen und zu 58 Prozent weniger non-verbalen Interaktionen (▶ Abb. 1).

Was die Ermunterungen zum Essen anbelangt, ergab sich ein ähnliches Bild (▶ Abb. 1): Die Nutzung eines digitalen Endgeräts durch die Mutter während der Mahlzeit führte zu einer Reduktion der Anzahl an Ermunterungen um 28 Prozent (alle Speisen), 35 Prozent (unbekannteren Speisen, d. h.

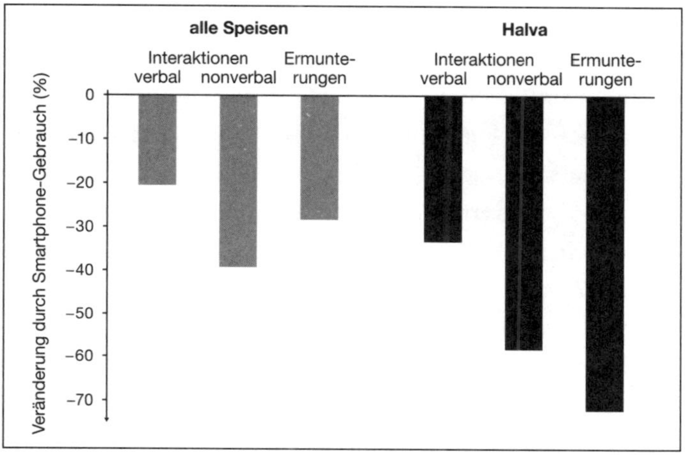

Abb. 1: Prozentuale Verminderungen der Interaktionen zwischen Mutter und Kind und der Ermunterungen des Kindes durch die Mutter bei allen Speisen und bei der am wenigsten bekannten Speise Halva (nach Daten aus 23, S. 240)

Halva und Artischockenherzen) bzw. 72 Prozent (Halva). Der Befund, dass die Nutzung mobiler digitaler Geräte das mütterliche Engagement (sowohl die Anzahl der Interaktionen als auch die Zahl der Ermunterungen) vor allem dann reduziert, wenn es um für das Kind neue Erlebnisse geht, ist den Autoren zufolge von besonderer Bedeutung. Neue Erfahrungen bewirken Lernen, und hierbei braucht das Kind Unterstützung, ganz gleich, ob es sich um neue Speisen oder neue andere Erfahrungen handelt. Wenn also gerade neue Erfahrungen und damit Lern-Erfahrungen durch die Smartphone-Nutzung der Mutter beeinträchtigt werden, *muss* dies negative Konsequenzen für die kindliche Entwicklung haben. Bedenkt man nun noch, dass weltweit mehr als fünf

Milliarden Smartphones in Gebrauch sind und dass Mahlzeiten häufige, wesentliche Anlässe für familiäres Miteinander und damit auch für häusliche Lern-Erfahrungen sind, so kann man die Bedeutung der hier vorgestellten Befunde kaum überschätzen.

In einer weiteren Studie wurde an einer Teilgruppe von 195 Mutter-Kind-Dyaden (der gerade beschriebenen 225) noch der Frage nachgegangen, wovon es abhängt, ob die Mutter während einer Mahlzeit zum Smartphone griff oder nicht. Die Mütter wurden hierzu strukturiert nach ihrer Einstellung zu ihrem Kind befragt. Es zeigte sich, dass die Wahrnehmung des Kindes als »schwierig« mit der Verwendung von Smartphones bei den Mahlzeiten assoziiert war: »Insbesondere fanden wir einen Zusammenhang zwischen der aktiven Nutzung mobiler Geräte während der Mahlzeiten und der elterlichen Einschätzung des Kindes als schwierig«.[26, S. 314]

Weitere Studien zur Smartphone-Nutzung von Eltern aus der gleichen Arbeitsgruppe ergaben das häufige Auftreten von »Aufregung und Erschöpfung«[24] im Rahmen der folgenden drei Herausforderungen:

- Mit dem Smartphone versuchen Eltern, Arbeit und Kinder möglichst gleichzeitig im Griff zu haben;
- das Smartphone verursacht emotionale Spannungen (die man mit seiner Benutzung abzubauen versucht) sowie Spannungen im Umgang mit Kindern, die selber ihr Smartphone zu oft nutzen.

SMARTPHONES BEEINTRÄCHTIGEN DIE ELTERN-KIND-BEZIEHUNG LANGFRISTIG

Eltern möchten ihre Kinder einerseits ermahnen, wollen aber andererseits auch ihre Ruhe und den Frieden mit den Kindern. Eine kürzlich im Fachblatt *Pediatric Research* publizierte Längsschnittstudie an 183 Elternpaaren mit Kindern unter fünf Jahren konnte das komplexe Ursache-Wirkungs-Gefüge der Verhaltensweisen von Eltern und ihren Kindern noch genauer beschreiben.[14] Im Zeitraum von 2014 bis 2016 wurden Eltern an vier Zeitpunkten (Baseline sowie Wiederholungsmessungen nach einem Monat, nach drei und nach sechs Monaten) mittels standardisierter Instrumente befragt. Zum einen wurden Störungen durch digitale Medien mittels der Technology Device Interference Scale (TDIS) erhoben. Die Frage »Wie oft unterbrechen die folgenden Geräte ein Gespräch oder eine Aktivität mit Ihrem Kind an einem normalen Tag« wird hierbei für sechs Gerätetypen (Mobiltelefon/Smartphone, Fernseher, Computer, Tablet, iPod und Spielekonsole) einzeln auf einer siebenstufigen Skala von 0 (gar nicht) bis 6 (über 20 Mal) beantwortet. Kindliche Verhaltensprobleme wurden getrennt nach externalisierenden (Hyperaktivität, geringe Frustrationstoleranz, Aggressivität, Wutanfälle) und internalisierenden Problemen (Weinerlichkeit, Schmollen, Verletztheit) sowohl durch den Vater als auch durch die Mutter nach der Child Behavioral Checklist (CBCL) eingeschätzt, wobei jeweils auf die vergangenen zwei Monate Bezug genommen werden sollte. Zudem wurde der elterliche Stress mit 27 Items aus dem Parenting Stress Index (PSI), das elterliche Miteinander mit der Coparenting Relationship Scale (CRS)* und depressive Symptome bei Mutter und Vater durch die Epidemiologic Studies Depression Scale (CES-D), bestehend aus 20 Items, erfragt sowie die für derartige Studien üblichen Kovariablen (Eltern: Alter, Bildungsgrad, Familienstand, ethnische Herkunft, Einkommen; Kind: Alter, Geschlecht und tägliche Mediennutzungszeit, getrennt nach acht Gerätetypen).

Es zeigte sich insgesamt, dass es an fast allen Tagen zu Unterbrechungen des Austauschs zwischen Eltern und Kind durch digitale Endgeräte kam: Über alle vier Messzeitpunkte hinweg gaben Väter die Anzahl der Geräte, die täglich stören, im Mittel mit 1,43 und Mütter mit 1,65 an. Über keinerlei tägliche Störungen berichteten nur 4,9% der Mütter und 9,6% der Väter, wohingegen 55,5% der Mütter und 43,0% der Väter über Störungen durch zwei oder mehr Geräte täglich berichteten – unabhängig von Einkommen, Alter, Bildungsgrad oder ethnischer Herkunft der Eltern. Sowohl bei den Müttern als auch bei den Vätern zeigte sich, dass diese Unterbrechungen mit signifikant häufigeren Verhaltensauffälligkeiten beim Kind (sowohl Internalisierung als auch Externalisierung) und mit signifikant mehr Stress bei den Eltern einhergingen. Die Unterbrechungen verminderten auch die Qualität des elterlichen Miteinanders (Coparenting) signifikant und führten bei den Müttern zu signifikant mehr Depressivität.

Durch die wiederholten Befragungen war es möglich, Auswirkungen der gemessenen Variablen zu einem früheren Zeit-

* Diese Skala besteht aus 35 Items, die von »Wenn ich am Ende bin, gibt mir mein Partner die extra Unterstützung die ich brauche« bis »Mein Partner unterminiert meine Elternschaft« reichen.[6]

punkt auf diese Variablen zu späteren Zeitpunkten statistisch zu untersuchen. Hierbei zeigte sich Folgendes: Zu Beginn der Studie (Baseline) erfasste technikbedingte Unterbrechungen seitens der Eltern gingen mit Verhaltensproblemen der Kinder zu späteren Zeitpunkten einher. Bei externalisierendem Problemverhalten war dies zu allen Zeitpunkten (d.h. nach einem, drei und sechs Monaten) der Fall. Beim internalisierenden Problemverhalten sagte nur dagegen die Messung der Unterbrechungen zum Zeitpunkt »drei Monate« das Verhalten zum Zeitpunkt »sechs Monate« vorher. Verhaltensprobleme beim Kind zu Beginn der Studie (Baseline) führten an allen späteren Messzeitpunkten bei den Eltern zu erhöhtem Stress. Wieder war dies vor allem bei externalisierendem Problemverhalten der Kinder (und weniger bei internalisierendem) zu verzeichnen. Höherer elterlicher Stress führt dazu, dass sie zu späteren Zeitpunkten mehr Unterbrechungen vornehmen, d.h. im Klartext: Wenn die Eltern Stress mit ihren Kindern haben, wenden sie sich eher von den Kindern ab und dem Smartphone zu. Auch wenn das internalisierende Verhalten einen insgesamt geringeren Effekt hatte, zeigten sich bei Betrachtung nur eines der Symptome internalisierender Verhaltensauffälligkeiten – dem Rückzug des Kindes – deutliche Auswirkungen: Mehr Unterbrechungen zu Beginn der Studie (Baseline) bewirkten später häufigeren Rückzug des Kindes, der wiederum den Eltern mehr Stress machte, was wiederum danach zu (noch) mehr Unterbrechungen durch die Eltern führte.

Insgesamt zeigt die Studie, dass digitale Medien die Eltern-Kind-Beziehung in mehrfacher Weise deutlich beeinträchtigen: Sie führen beim Kind zu Verhaltensproblemen, was wiederum bei den Eltern eine noch größere Neigung zu solchen Unterbrechungen mittels digitaler Medien bewirkt. Der oben bereits angesprochene Teufelskreis aus elterlicher Smartphone-Nutzung während ihres Kontakts zu den Kindern und kindlichen Verhaltensproblemen wurde damit empirisch im Längsschnitt erstmals direkt bestätigt.

Die Interpretation dieser Ergebnisse durch die Autoren sei dem Leser nicht vorenthalten: »Wir denken, dass bestimmte Eigenschaften der digitalen Technologie, einschließlich ihres verführerischen Designs (eine lange Nutzungszeit hat eine belohnende Wirkung), besonders solche Eltern ansprechen, die entweder ohnehin Schwierigkeiten mit der eigenen Selbstregulation haben oder die mit ihrem Familienleben frustriert sind. Dies wiederum führt zu noch mehr Unterbrechungen durch digitale Technologie als ohnehin schon geschehen«.[15, S. 7]

Weitere Studien bestätigen und erweitern diese Ergebnisse: Die Nutzung von digitalen Medien führt bei den Müttern zu mehr Depressivität[13] und bei beiden Eltern zu mehr Streit, mehr Problemen bei der gegenseitigen Unterstützung und zu einer geringeren Zufriedenheit mit der Beziehung und vor allem des elterlichen Miteinanders.[16] Eine weitere Studie an 183 Paaren mit Kindern zeigte, dass der Mediengebrauch der Eltern zu mehr Verhaltensproblemen bei ihren Kindern führt.[15]

DIE FOLGEN FÜR DAS KIND

Damit werden die schlimmsten Befürchtungen bestätigt, vor allem dann, wenn man den Medienkonsum durch die Kinder und Jugendlichen selbst mit einbezieht. Dieser hat negative

Auswirkungen auf die Entwicklung der Kinder, wie jüngst auch durch zwei deutsche Studien belegt wurde. Die BLIKK-Studie (das Akronym steht für Bewältigung Lernverhalten Intelligenz Kompetenz Kommunikation) wurde in 79 deutschen Kinder- und Jugendarztpraxen an 5573 Kindern und Jugendlichen (und deren Eltern) durchgeführt und führte die Ergebnisse aus den jeweiligen U- und J-Untersuchungen mit denen von Befragungen zusammen.[1,5] Ihre wesentlichen Ergebnisse sind:

- 70% der Kinder im Kita-Alter benutzen das Smartphone ihrer Eltern mehr als eine halbe Stunde täglich.
- Es gibt einen Zusammenhang zwischen einer intensiven Mediennutzung und Entwicklungsstörungen der Kinder. Diese sind altersabhängig und können wie folgt beschrieben werden.
- Mütter, die beim Stillen ihrer Säuglinge (Alter: 4 Wochen bis 12 Monate; U3 bis U6; n = 1828) auf das Smartphone schauen, haben mehr Schwierigkeiten beim Füttern und unruhiger schlafende Kinder.
- Die Smartphone-Nutzung der 2- bis 5-jährigen Kinder (U7 bis U9; n = 2060) geht mit Konzentrationsstörungen und Sprachentwicklungsstörungen einher.
- Bei 8- bis 14-Jährigen (U10 bis J1; n = 1685) bewirkt die Smartphone-Nutzung Konzentrationsstörungen und Übergewicht.
- Bei den Jugendlichen (13–14 Jahren; n = 535) kommt es zudem zu Problemen, die eigene Smartphone- und Internet nutzung selbstbestimmt zu kontrollieren.

Eine im Mai 2018 publizierte einjährige Längsschnittstudie an insgesamt 537 Vorschulkindern im Alter von zwei bis sechs

Jahren aus der Leipziger Kinderstudienambulanz LIFE Child hatte ähnliche beunruhigende Ergebnisse:[21]

- Die Nutzung von Smartphones durch Vorschulkinder stieg zwischen 2011 und 2016 deutlich an.
- Smartphones werden von Kindern aus Familien mit niedrigem Einkommen in höherem Ausmaß benutzt.
- Je mehr 2- bis 6-Jährige mit Computer und Internet zum ersten Zeitpunkt der Datenerhebung beschäftigt waren, desto eher haben sie ein Jahr später Schwierigkeiten im Umgang mit anderen Kindern und umso weniger Freunde haben sie im Vergleich zu Kindern ohne digitale Medien.
- Kinder, die viel Zeit mit einem Smartphone verbringen, leiden ein Jahr später häufiger unter Hyperaktivität und Schlafstörungen.
- Auch haben sie größere Schulschwierigkeiten, insbesondere in Mathematik.
- Kinder, die zum ersten Messzeitpunkt Schwierigkeiten im Umgang mit anderen Kindern hatten, verbrachten ein Jahr später mehr Zeit mit Computer, Internet und Smartphone.

Für die Nutzung von Medien durch Kinder ergibt sich damit der gleiche Teufelskreis wie bei den Eltern: Mehr Schwierigkeiten im sozialen Bereich bewirken mehr Medienkonsum und dieser wiederum führt zu mehr Schwierigkeiten im sozialen Bereich!

Diese Ergebnisse beider Studien zeigen deutlich, dass nicht nur in den USA sondern auch hierzulande Smartphones Kindern schaden. Man kann sich also keineswegs hierzulande damit »herausreden«, dass in den USA der Medienkonsum ja viel ausgeprägter sei, wir das Ganze »moderater« handhaben würden und daher nichts zu befürchten hätten.

WAS KINDER ZUR ENTWICKLUNG BRAUCHEN

Glücklicherweise gibt es schon seit längerer Zeit wissenschaftliche Erkenntnisse dazu, was ein Kind zu seiner gesunden Entwicklung braucht und was nicht.[9] Es braucht viel unmittelbare Begegnungen mit stabil vorhandenen Erwachsenen (wenn möglich und vor allem: Mutter und Vater) und mit anderen Kindern. Es braucht Millionen von miteinander gesprochenen Wörtern,[29] und Zehntausende kleiner »Projekte«, vom Singen eines Liedes, Malen eines Bildes, Fußballspielen, Bäumeklettern und vor allem dem Miteinander-Spielen, oft in bestimmen Rollen (»Mutter und Vater«, »Mutter und Kind«, »Räuber und Gendarm«, »Cowboy und Indianer«, »Lehrer und Schüler«, »Verkäufer und Käufer«). Dabei lernt man nicht nur singen, malen, Fußball spielen, klettern, sondern lernt das Erkennen von Emotionen und Intentionen eines anderen Kindes aus verbalen und non-verbalen Anzeichen,[32] Empathie und damit soziales Verhalten.[27] Man lernt auch *sein Ding* zu machen, d. h. eine Idee (Lied, Bild, Aktion, Geschichte etc.) in die Realität umzusetzen. Früher sprach man von »Willenskraft«, heute von mentaler Stärke oder von »exekutiven Funktionen«, von denen bekannt ist, dass ihre Entwicklung uns zu gesünderen, glücklicheren Menschen macht, die zudem im Durchschnitt noch genau deswegen ein höheres Einkommen haben und länger leben.[19]

Seit es das Fernsehen gibt, wissen wir, dass Erwachsene weniger sprechen (die Anzahl der Wörter nimmt messbar ab),[3] ihren Kindern weniger Aufmerksamkeit schenken[11] und die Qualität ihres Umgangs mit den Kindern sinkt,[17] wenn der Fernseher läuft.

Mit dem Aufkommen der Smartphones hat sich diese Situation nun verschärft, denn wir haben sie immer und überall dabei und sie lenken uns von unseren Aufgaben[33] und von unseren Mitmenschen[18] ab, selbst wenn sie nur herumliegen und nicht verwendet werden.[30] Die Dosis macht das Gift! Wenn dieser bekannte Satz auch im Hinblick auf die Auswirkungen von Bildschirmen auf die Entwicklung von Kindern gilt, dann »überdosieren« wir Bildschirme mit unseren Smartphones in völlig aberwitzigem und unverantwortlichem Ausmaß. Wird mit Kindern erstens wenig gesprochen, werden sie zweitens vernachlässigt oder haben sie drittens wenig Gelegenheit zum Spielen mit anderen Kindern, dann entwickeln sie ihre Potenziale nicht. Von digitalen Medien lernt kein Kind die Muttersprache, auch nicht vom Smartphone. Smartphones lenken vielmehr Kinder und ihre Eltern im großen Stil ab und führen dazu, dass Kinder reagieren, wo sie früher agierten (d.h. ihre eigenen Ideen in die Tat umsetzten). Wenn Kinder selbst zu früh zu viel Zeit mit Medien verbringen (was bei den heute üblichen sechs bis neun Stunden täglich definitiv der Fall ist), schadet dies nachweislich ihrer Entwicklung.

Halten wir fest: Digitale Medien schaden der Entwicklung von Kindern nicht nur, wenn sie diese selbst nutzen, sondern auch, wenn ihre Eltern sie nutzen, während sie ihren Aufgaben als Eltern nachkommen. In den USA verbringen Eltern täglich im Durchschnitt neun Stunden und 22 Minuten mit digitalen Medien, vor allem dem Smartphone. Weil dies vor allem die Freizeit betrifft, kommt es dadurch zu einer zusätzlichen Beeinträchtigung der Kinder. Hierzulande liegen die Verhältnisse kaum besser. Das sollten alle Eltern wissen.

5.

SAG MIR, WO DIE BLUMEN SIND

Die kanadische Schriftstellerin Margaret Atwood machte im Jahr 2017 gleich mehrfach in Deutschland von sich reden, denn am 13. Juni erhielt sie den Friedenspreis des Deutschen Buchhandels, der ihr im Rahmen der Frankfurter Buchmesse verliehen wurde. Im Oktober des selben Jahres wurde sie zudem mit dem internationalen Literaturpreis der Franz-Kafka-Gesellschaft in Prag ausgezeichnet.

WENIGER WÖRTER FÜR NATUR

Sie schreibt nicht nur Romane, Essays, Kurzgeschichten und Lyrik, sondern Anfang 2015 zusammen mit 27 weiteren britischen Autoren auch eine Beschwerde an Oxford University Press. Dieser weltbekannte Verlag hatte gerade einmal wieder sein Kinderwörterbuch der englischen Sprache für Kinder ab sieben Jahre überarbeitet. Dabei wurden – wie schon bei der vorherigen Neuauflagen im Jahr 2007 – »alte« Wörter weggelassen und neue eingeführt. Dieser Rosskur fielen Dutzende

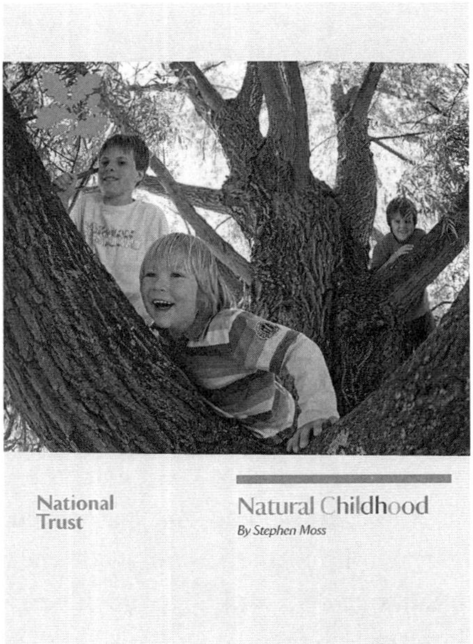

Abb. 1: Titelseite der Studie Natural Childhood des britischen National Trust Fund (11).

Wörter zum Opfer, die mit Natur und Landleben in Beziehung stehen, wie beispielsweise »blackberry« (Brombeere), »acorn« (Eichel), »buttercup« (Butterblume), »cauliflower« (Blumenkohl) oder »clover« (Klee). Stattdessen finden die Kinder nun Wörter wie »Blog«, »Chatroom«, »broadband«, »analogue« und »BlackBerry« – gemeint ist das Mobiltelefon (!) des gleichnamigen Herstellers. »Wir verstehen das Bedürfnis, neue Wörter einzuführen und Platz für sie zu schaffen, und wir haben nicht die Absicht, die Auswahl der neu hinzugekommen Wörter einzeln zu kommentieren. Aber es ist besorgniserregend, dass im Gegensatz zu denen, die herausgenommen wurden, viele [der neuen Wörter nur noch] mit der heute in Innenräumen stattfindenden einsa-

Abb. 2: Ein Dalek (abgebildet) ist ein nicht menschlicher außerirdischer Krieger aus der britischen Science-Fiction-Kultserie Doctor Who, dessen größte Feinde die Menschen sind (Wiki commons).

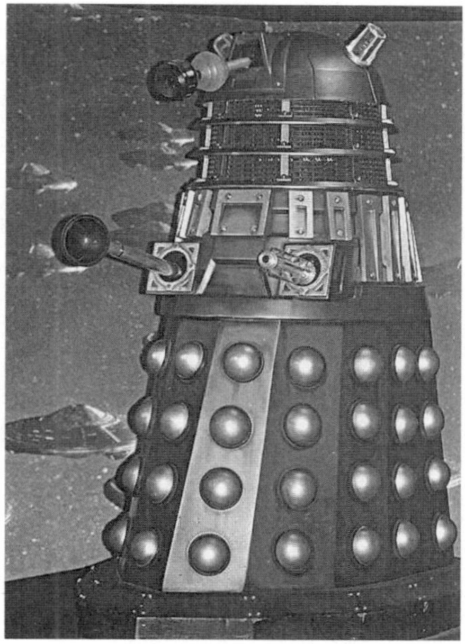

men Kindheit assoziiert sind,« schrieben die Autoren an Oxford University Press (Übersetzung durch den Autor).[8] Sie heben eigens hervor, dass es ihnen nicht »um ihren romantischen Wunsch geht, den jungen Menschen von heute ihre eigenen rosigen Erinnerungen zu spiegeln«. Sie beziehen sich dabei auf eine Studie des britischen National Trust Fund (▸Abb. 1), die bereits im Jahr 2012 gezeigt hatte, wie wenig Kinder in Großbritannien noch mit der Natur zu tun haben bzw. sich in ihr auskennen: Seit den 1970er Jahren des vergangenen Jahrhunderts hat sich der Aktivitätsradius von Kindern – die Gegend um ihre Wohnung, in der sie sich ohne Aufsicht frei bewegen dürfen – um 90 Prozent verkleinert.

Im Jahr 1971 gingen 80 Prozent der Sieben- bis Achtjährigen den Schulweg zu Fuß, allein oder mit Freunden, wohingegen nur 20 Jahre später nur noch zehn Prozent der Kinder dieses Alters zu Fuß zur Schule gingen – fast alle von ihren Eltern begleitet.[11] Während vor einer Generation noch fast die Hälfte aller Kinder regelmäßig draußen in der Natur spielten, tun dies heute nur noch zehn Prozent. »Eines von drei Kindern weiß nicht, was eine Elster ist und die Hälfte kann eine Biene nicht von einer Wespe unterscheiden; aber neun von zehn Kindern erkennen einen Dalek«[11, S. 5] (▸ Abb. 2). Dies passt zur Beobachtung aus dem Jahre 2002,[1] dass Kinder ab dem achten Lebensjahr mehr Pokémon-Phantasie-Monsterchen benennen können als Tiere und Pflanzen zusammengenommen.[13]

NATURMANGEL IN DER LITERATUR

Die Autoren sehen den normativen Aspekt jeder Kultur sehr klar: »Die Oxford Wörterbücher haben zu Recht Autorität und einen kulturellen Führungsanspruch. Wir glauben daher, dass das Oxford Junior Dictionary dies ernst nehmen sollte und dass es den Kindern beim Verständnis der Welt behilflich sein sollte, anstatt einfach nur deren Trends widerzuspiegeln« (Übersetzung durch den Autor).[8] Sie stützen sich dabei auch auf Erkenntnisse zu den positiven Auswirkungen des Naturerlebens.[14, *] Die *Nature Deficit Disorder* (Natur-

---

* Die günstigen Auswirkungen von Naturerleben auf die Funktion der Aufmerksamkeit[2] und auf Kinder mit Aufmerksamkeits-

mangelkrankheit) wurde vor mehr als zehn Jahren bei Kindern beschrieben[10] und mittlerweile nicht nur immer wieder diskutiert,[3] sondern auch empirisch untersucht.[15] »Im Lichte dessen, was wir über positiven Auswirkungen des Spielens in der freien Natur und der [dadurch geförderten] Verbundenheit mit der Natur, und über die Gefahren von deren Abwesenheit, wissen, halten wir die Auswahl der weggelassenen Wörter für unüberlegt und schockierend,« schrieben Atwood und ihre Kollegen an Oxford University Press (Übersetzung durch den Autor).[8] Den Verlag beeindruckte das wenig. Wie für die Medien heute allgemein* ist für ihn Kultur das, was die Menschen tun (und explizit nicht das, was sie tun sollten), weswegen man eben nur den Tatsachen (z. B. des Nichtgebrauchs von »Butterblume«) Rechnung zu tragen habe. Man könnte es dabei belassen, wären da nicht Studien, die nicht nur auf der individuellen Ebene von Kindern und Erwachsenen,[12] sondern auf der kulturellen, gesellschaftlichen Ebene gezeigt haben, dass unsere Beziehung zur Natur schwächer geworden ist.

---

störungen[4–7, 12] wurden ebenfalls eindrucksvoll wissenschaftlich nachgewiesen.

* Man bedenke nur die Eröffnung der Games.com durch Kanzlerin Merkel: Sie zitierte Friedrich Schiller aus den Briefen zur ästhetischen Erziehung: »Der Mensch ist nur da ganz Mensch, wo er spielt«. Aber hat er wirklich »Ballern« und »Leute mit dem Auto überfahren« gemeint? – Wohl kaum! Aber die Rufe nach Kulturförderung des Spielegeschäfts waren dennoch laut zu hören, als verdiente die Brache (deren Umsatz höher ist als die der gesamten übrigen Software-Industrie) nicht schon genug Geld aus der Zeitverschwendung und dem Lernen falscher Werte durch Kinder und Jugendliche.

Hierzu untersuchten britische und US-amerikanische Wissenschaftler die »kulturellen Fußabdrücke« – ein schönes Bild! –, die Menschen in Büchern und Zeitschriften nicht nur in den »offiziellen« Texten, sondern beispielsweise auch in der Werbung hinterlassen.[9] Der zugrunde liegende Gedanke ist einfach: »Das bedeutet, dass naturbezogene Begriffe immer dann Eingang in kulturelle Produktionen finden, wenn sie im Geist der Produzenten von Kultur gespeichert und für das Denken damit verfügbar sind. Da diese geistige Verfügbarkeit davon abhängt, wie häufig und wie nahe in der Vergangenheit der Begriff verwendet wurde […] sollten wiederholte Begegnungen mit der Natur zu einer höheren Verfügbarkeit von naturbezogenen Begriffen führen und dadurch die Wahrscheinlichkeit erhöhen, dass sie in kulturellen Produktionen auftauchen?« (S. 259 f). So würden Literaten, Komponisten und Filmemacher sich eher auf die Natur beziehen, wenn sie davon ausgehen, dass diese beim Publikum Interesse und Reaktionen bewirken. Wenn sie demgegenüber nicht davon ausgehen würden, würden sie sich auch nicht darauf beziehen. Um die Häufigkeit des Bezugs zur Natur in kulturellen Produktionen zu untersuchen, generierten die Autoren daher zunächst eine Art Natur-Wörterbuch mit 186 Wörtern aus vier Kategorien:

- allgemeine auf Natur bezogene Wörter (z. B. Strand, Blatt, Berg, Regen, Wind, Welle; n = 60) sowie die Namen von
- Vögeln (z. B. Ente, Fink, Flamingo, Falke, Specht, Spatz; n = 34),
- Bäumen (z. B. Birke, Buche, Eiche Ahorn, Weide, Pappel; n = 37) und
- Blumen (z. B. Butterblume, Sonnenblume, Aster, Tulpe, Rose, Gänseblümchen; n = 57).

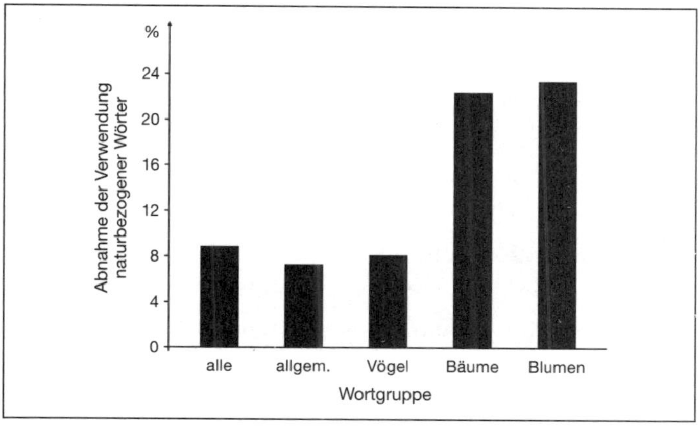

Abb. 3: Abnahme der relativen Häufigkeit naturbezogener Wörter (Differenz der relativen Häufigkeit zwischen der ersten (1900–1949) und zweiten (1950–2000) Hälfte des vergangenen Jahrhunderts (nach Daten aus 9, S. 263).

Zum Vergleich wurden Wörter verwendet, die menschengemachte Produkte bezeichnen (n = 40), wie etwa Straße, Möbel, Küche oder Fenster. Ausgestattet mit diesen Listen verwendeten sie dann die Funktion Ngram der Firma Google (Google Ngram Viewer; http://books.google.com/ngrams) und bestimmten damit jährlich den Prozentsatz des Vorkommens dieser naturbezogenen Wörter an allen Wörtern in der englischsprachigen Literatur (Genre: Fiction) für die Jahre 1900 bis 2000. Über diesen gesamten Zeitraum ergab sich eine signifikante negative Korrelation ($r = -0{,}72$, $p < 0{,}0001$) der Verwendung naturbezogener Wörter und dem Erscheinungsjahr, also eine Abnahme der Verwendung naturbezogener Wörter im Zeitraum von 100 Jahren. Dieser war bei den Blumen am größten (▸ Abb. 3).

Bei den Kontrollwörtern (menschengemachte Produkte der Umgebung) gab es dagegen einen signifikanten Zuwachs mit einer positiven Korrelation von 0,62 ($p < 0,0001$).

NATUR FEHLT AUCH IN DER MUSIK UND IM KINO

Für eine zweite Untersuchung wurden Liedertexte aus den Jahren 1950 bis 2011 herangezogen. Man bestimmte für jedes Jahr die hundert Top-Hits (das ergibt 6200 Titel) von denen nur 5924 Texte auswertbar waren, denn manche der Hits waren Instrumentalstücke und an manche älteren Texte kam man nicht mehr heran. Dennoch ist es beachtlich, dass immerhin verschiedene musikalische Genres (z. B. Country oder Jazz) zu einem Korpus von etwa 1,7 Millionen Wörtern beitrugen. Man bestimmte dann für die oben erwähnte Liste von 186 naturbezogenen Wörtern sowie den 40 Kontrollwörtern deren relative Häufigkeit (jährlich). Auch hier zeigte sich eine klare Abnahme der naturbezogenen Wörter über die Zeit ($r = -0,76$; $p < 0,001$). Wieder verschwanden die Blumen in stärkerem Ausmaß als die Bäume oder die Vögel.

Insgesamt war das Ausmaß des Effekts in der Musik deutlich größer als in der Literatur. In den Worten der Autoren (S. 265): »Der Anteil der naturbezogenen Wörter sank von 1,07% in den 1950er Jahren (1950–1959) auf 0,40% im ersten Jahrzehnt des 21. Jahrhunderts (2000–2009) – ein Rückgang von 63%. Das bedeutet, dass es für jeweils drei naturbezogene Wörter in den populären Liedern der 1950er Jahre 50 Jahre später nur knapp mehr als eines gab.«

In einer dritten Untersuchung ging es um insgesamt

274 011 Filme (alle Filme einer entsprechenden Datenbank englischsprachiger Filme) aus Australien, Großbritannien, Irland, Kanada, Neuseeland und den USA aus den Jahren 1930 bis 2014, deren Handlung (»film storylines«) einen Korpus aus etwa 16 Millionen Wörtern bildeten. Bei 18% der Filme (n = 49 246) handelte es sich um Dokumentarfilme. Wieder wurden relative Häufigkeiten (jährlich) mittels entsprechender Software bestimmt und wieder zeigte sich eine deutliche Abnahme aller naturbezogenen Wörter im untersuchten Zeitraum ($r = -0{,}70$; $p < 0{,}0001$). Bei den Dokumentarfilmen waren wieder die Blumen mit einer signifikanten negativen Korrelation von −0,23 besonders »betroffen«, die Abnahme der Namen von Vögeln ($r = -0{,}04$) und Bäumen ($r = -0{,}11$) war jeweils nicht signifikant. Für die 40 Kontrollwörter gab es über den gesamten Zeitraum keinen Effekt (sie fielen vor 1950 signifikant ab und danach stiegen sie wieder signifikant an). Insgesamt ergab sich damit über unterschiedliche Kulturprodukte bzw. kulturelle Genres hinweg, dass Natur in der Kultur seit Mitte des letzten Jahrhunderts eine abnehmende Rolle spielt.

URBANISIERUNG UND MEDIALISIERUNG

Die Autoren führen zwei Ursachen dieses Effekts an, die in der Literatur diskutiert werden: die zunehmende Urbanisierung sowie die Mediatisierung des Lebens der Menschen in den USA (als größte und zugleich kulturbestimmendste englischsprachige Gruppe). Da sich die Urbanisierung jedoch zwischen 1840 und 1960 mit einer hohen Stetigkeit, d. h. ohne größere Sprünge, vollzog, lehnen sie diese als Ursache des von Ihnen beobachteten Effekts eher ab: »Die Wachstumsrate der Stadtbevölkerung in den USA […] erhöhte sich im Zeitraum vom Anfang bis zur Mitte des 20. Jahrhunderts zu keinem Zeitpunkt plötzlich […]. Damit ist es unwahrscheinlich, dass die Urbanisierung für den beobachteten Effekt allein oder auch nur wesentlich verantwortlich ist«. (S. 267) Anders verhält es sich bei der Mediatisierung, wobei die Autoren vom »Wachstum im Innenbereich und virtuellen Freizeitmöglichkeiten« (S. 267) sprechen.

In den 1950er Jahren hat zunächst das Fernsehen, in den 1970ern dann die Videospiele und seit Mitte der 1990er das Internet die Natur als Ort der Freizeit abgelöst. Entsprechend nahm die Bedeutung der Natur bei Kulturschaffenden und Kulturkonsumenten ab. Dies sehen die Autoren aus zwei Gründen mit Sorge:[1] »In dem Maße, in dem das Verschwinden des Naturvokabulars aus dem kulturellen Gespräch eine tatsächliche Distanzierung von der Natur widerspiegelt, deuten die Ergebnisse auf unrealisierte Gewinne für die menschliche Gesundheit und das Wohlbefinden sowie auf verpasste Möglichkeiten zur Förderung umweltverträglicher Einstellungen und Verhaltensweisen hin.« Neben diesen bereits eingangs diskutierten geringer werdenden positiven gesundheitlichen Auswirkungen des Naturerlebens beschreiben sie zweitens einen negativen Rückkopplungseffekt (Teufelskreis) zwischen Kultur als das, was ist, und Kultur als das, was uns bestimmt: »Kulturelle Produktionen spiegeln nicht nur die vorherrschende Kultur wider, *sondern gestalten sie auch*. Bücher, Songs und Filme sind Agenten der Sozialisierung, die den Menschen dabei unterstützen, bestimmte Sichtweisen auf die Welt zu entwickeln, aufrechtzuerhalten und zu verstärken. Die abnehmende kulturelle Aufmerksamkeit gegenüber der Natur bedeutet eine Dämpfung der Botschaft, dass die Natur diese Aufmerksamkeit in unseren Diskursen verdient. Sie bedeutet auch einen Verlust von Gelegenheiten, Neugierde zu wecken, sie schätzen zu lernen und ihr Ehrfurcht entgegenzubringen. Der Verlust des körperlichen Kontakts mit der Natur könnte zusammen mit dem parallel dazu ablaufenden Verlust des symbolischen Kontakts mit der Natur über kulturelle Produktionen *einen Teufelskreis in Gang setzen*, der zu einer zunehmenden Verminderung des Interesses an der Natur und ihres Wertschätzens führt« (S. 267; Hervorhebungen durch den Autor).

Halten wir fest: Man kann mit den Autoren nur hoffen, dass Ergebnisse wie die hier vorgestellten einem zunehmenden Teil der Menschen bewusst werden – ganz im Sinne der eingangs erwähnten Aktivitäten. Denn nur dann besteht die Hoffnung, dass unsere Erkenntnis dieser langfristigen Veränderungen unserer Kultur dazu führen, dass wir sie rückgängig machen. Mit den Worten der Autoren (S. 267 f): »Wir hoffen, dass ein Gewahrwerden der gegenwärtigen Trends unsere Kulturschaffenden dazu inspiriert und befähigt, diese Trends umzukehren.« Die Verdrängung des Erlebens von Natur durch Bildschirmmedien ist besonders deshalb so bedeutsam, weil gerade in den letzten Jahren sehr gute Studien publiziert wurden, die zeigen, wie wichtig Natur für unsere Gesundheit ist.

6.

BILDUNG 0.0

Stellen Sie sich vor,

1. Deutschlands Chef-Feuerwehrmann empfiehlt Brandbeschleuniger zum Löschen.
2. Deutschlands Chirurgen empfehlen neue Operationsmethoden, bei denen bisher alle Patienten verstorben sind. Man müsse eben nur noch die richtigen Konzepte für deren Anwendung erarbeiten, aber diese Kleinigkeiten sollten der Einführung der neuen Technologie doch wirklich nicht im Wege stehen.
3. Die deutsche Automobilindustrie fordert den Führerschein für 3-Jährige fordert. Schließlich müsse man die Kleinen frühzeitig auf die neue Technologie der Fortbewegung vorbereiten. Deutschland sei nun einmal die Welt-Auto-Nation-Nummer 1 und da könne man sich nicht leisten, gegenüber anderen zurückzufallen.
4. Die SPD schlägt vor, man solle die Unterschiede zwischen Arm und Reich vergrößern. Das ist schwer vorzustellen, aber versuchen Sie es bitte trotzdem.
5. Die Vereinigung der deutschen Winzer und Bierbrauer hat durchgesetzt, dass im Land des Bieres und Weines die

nachkommende Generation schon in Kindergarten und Grundschule flächendeckend und verpflichtend ein Alkoholkompetenztraining erhält – beginnend mit einem halben Schnaps am Tag. Das müsse sein, denn wir wollen unseren Vorsprung im Knowhow nicht verlieren, liegen wir doch im europäischen Durchschnitt beim Schnaps-Ausschank in unseren Bildungseinrichtungen deutlich abgeschlagen im unteren Mittelfeld.

Sie können sich das nicht vorstellen? Dann lesen Sie weiter, denn genau dies ist in Deutschland Realität! – Nicht bei der Feuerwehr, den Chirurgen, im Auto- oder Weinanbau, sondern beim wertvollsten, wichtigsten, uns allen am nächsten liegenden höchsten Gut, das wir überhaupt haben – unseren Kindern.

WAS KINDERN GUT TUT UND WAS NICHT

Wir wissen, was ihnen gut tut und was nicht – aufgrund zahlreicher wissenschaftlicher Untersuchungen aus Medizin, Psychologie, Entwicklungspsychologie, Entwicklungsneurobiologie und kognitiver Neurowissenschaft. Junge Menschen brauchen Kontakt mit ihresgleichen, mit verständnis- und liebevollen Erwachsenen und mit der Natur. Den Umgang mit digitaler Informationstechnik hingegen – sei es in der Freizeit oder in Bildungseinrichtungen wie Kindertagesstätten und Schulen – brauchen sie nicht.

Nach dem gegenwärtigen Stand unseres Wissens schadet digitale Informationstechnik bei unkritischer Verwendung der körperlichen, emotionalen, geistigen und sozialen Entwicklung junger Menschen und damit deren Gesundheit nachweislich.[21, 23] Weil man diese nicht oft genug betonen kann, seien die Risiken und Nebenwirkungen hier nochmals aufgelistet: Bewegungsmangel und Haltungsschäden, Kurzsichtigkeit, Übergewicht, Bluthochdruck, prädiabetische Stoffwechsellagen, Schlafstörungen (und dadurch Tagesmüdigkeit) sowie erhöhtes Risikoverhalten beim Geschlechts- und Straßenverkehr. Neben diesen körperlichen Problemen beobachtete man Aufmerksamkeitsstörungen, Ängste, Depression (einschließlich Selbstverletzungen und Selbstmordgedanken), Stress, Sucht (Computer, Internet, Spiele, Smartphones), einschließlich mehr Alkohol- und Tabakkonsum sowie geringeren akademischen Erfolg bis zum Schulversagen. Zudem steigert digitale Informationstechnik die Aggressivität und vermindert die Empathiefähigkeit gegenüber Eltern und Freunden. Darüber hinaus beeinträchtigt insbesondere das Smartphone neben der Bildung die eigenständige Willensbildung und Empathiefähigkeit und damit die Grundfesten unseres gesellschaftlichen Zusammenlebens. Diese Risiken und Nebenwirkungen des Gebrauchs digitaler Informationstechnik sind umso ausgeprägter, je jünger die Menschen sind, die mit ihnen Umgang haben. Es gibt sogar eine Bevölkerungsgruppe, von der man nach dem gegenwärtigen Stand der Erkenntnis nicht mehr sagen kann, dass sie durch den Gebrauch der neuen digitalen Medien Schaden nehmen: Es sind die Rentner.[3]

DIGITALE INFORMATIONSTECHNIK SCHADET DER BILDUNG

Zu diesen bekannten Risiken und Nebenwirkungen kommt hinzu, dass die behaupteten (positiven) Wirkungen im Bildungsbereich nicht nachgewiesen werden konnten. Vielmehr ist das genaue Gegenteil der Fall: Je mehr Freizeit ein Schüler mit digitalen Medien verbringt, desto schlechter ist er in der Schule, wie eine Reihe von Studien belegen. Schon vor über einem Jahrzehnt fanden Münchner Wirtschaftswissenschaftler durch eine Analyse von Daten aus der PISA-Studie: 15-Jährige mit einem eigenen Computer in ihrem Zimmer weisen schlechtere Schulleistungen auf als gleichaltrige ohne eigenen Computer.[6] Amerikanische Wissenschaftler zeigten experimentell (d. h. mit Kontrollgruppe und Zufallszuteilung), dass eine Spielkonsole bei Erst- bis Drittklässlern zu schlechteren Schulnoten führt.[20, 28]

Die einfachste Erklärung hierfür ist Verdrängung: Wer 40 Stunden pro Woche spielt (das ist der Durchschnitt bei jungen Leuten in den USA), der macht 40 Stunden etwas anderes *nicht*, z. B. etwas Sinnvolles lernen. Umgekehrt halten Behauptungen, Videospiele würden die Aufmerksamkeit oder das Denken verbessern, der Überprüfung nicht stand.[27]

Nicht anders als die Auswirkungen digitaler Medien in der Freizeit sind deren Auswirkungen in Bildungseinrichtungen, denn entgegen viel geäußerten Behauptungen *sinkt* der Lernerfolg, wenn digitale Medien im Klassenzimmer eingesetzt werden. Auch hier ist die Datenlage ebenso eindeutig wie erschreckend. Zusammenfassend gibt es eine Reihe von negativen Auswirkungen der Verwendung digitaler Medien in Bildungseinrichtungen, die sich vermutlich additiv verhalten:

- Das Verwenden von digitaler Informationstechnik im Unterricht lenkt ab und führt aus diesem Grund zu vermindertem Lernen, je nach Studie um etwa um 10–15 Prozent.[17, 19] Wer viel Multitasking betreibt, gewöhnt sich eine Aufmerksamkeitsstörung an.[13]
- Suchmaschinen dienen ganz prinzipiell nur dann der Informationsbeschaffung, wenn der Suchende schon sehr viel weiß. Weiß er hingegen wenig oder nichts, sind sie strukturierten Lernmedien – Lehrbüchern – unterlegen. Jüngstes Beispiel sind die nationalen Unterschiede bei den Abbrecherquoten bei Massive Online Open Courses (MOOCs) in Abhängigkeit vom mittleren Bildungsgrad der Nation: In den entwickelten westlichen »gebildeteren« Ländern liegen sie bei »nur« etwa 92 Prozent, in weniger entwickelten »ungebildeteren« Ländern hingegen bei etwa 98 Prozent.[9]
- Wenn digitale Medien zur Informationsaufnahme eingesetzt werden, haben sie einen dämpfenden Effekt auf die Behaltensleistung, denn sie verführen zur Oberflächlichkeit (wohingegen die gedankliche Tiefe der Bearbeitung des Materials für das Behalten entscheidend ist).[18] Daher behalten Kinder bei einem Museumsbesuch tatsächlich weniger von dem, was sie gesehen haben, wenn sie mit einer Kamera (bzw. einem Smartphone) durch das Museum laufen, als wenn sie einfach nur die Dinge anschauen.[7]
- Elektronische Lehrbücher vermindern den Lernerfolg im Vergleich zu gedruckten Büchern.[5, 23] Sogar Studenten in Silicon Valley lesen zu 85 Prozent lieber gedruckte Bücher, und sie begründen dies damit, dass sie sich dann die Inhalte besser merken können.[10, 23]

- Im Vergleich zum Mit-Tippen auf einer Tastatur ist die Behaltensleistung im Unterricht beim Mitschreiben größer, wie fünf experimentelle Studien zweier US-amerikanischer Wissenschaftler – einer aus Princeton und der andere aus Silicon Valley – gezeigt haben.[11]

BRING YOUR OWN DEVICE (BYOD)

Drei weitere Studien seien hierzu noch beispielhaft angeführt, um das Gesagte zu konkretisieren: Der deutsche Bildungswissenschaftler Rudolf Kammerl und Mitarbeiter[8] publizierten im Herbst 2016 die Ergebnisse ihrer Studie zu den Auswirkungen mitgebrachter schülereigener digitaler Endgeräte auf den Unterricht. Diese unter dem Akronym BYOD (steht für: Bring Your Own Device) bekannte Art der Digitalisierung des Unterrichts könnte von einem Schwaben ersonnen worden sein, denn sie ist einfach, genial und kostet – gar nichts! Anstatt öffentliche Gelder für die digitale Ausstattung von Schulen zu ver(sch)wenden, bittet man einfach die Schüler, ihre eigenen Geräte in die Schule mitzubringen. Was dann geschieht, ist publiziert:

Zunächst einmal geht der Studie zufolge der Anteil derer, die den Umgang mit digitalen Medien in der Schule erlernen, immer weiter zurück.[8, S. 25] Betrug er im Jahr 2003 im OECD-Durchschnitt noch 21 Prozent und in Deutschland 10 Prozent, so lag er 2009 bei 8 Prozent und 2016 bei 4 Prozent. Wer also behauptet, die Schule müsse den Umgang mit digitalen Medien den Schülern nahebringen, redet von einem von 25 Schülern!

»Dass Schüler, Studierende, aber auch Lehrkräfte ihre persönlichen Endgeräte während des Unterrichts für themenferne Dinge (z. B. SMS, Spiele) verwenden, ist vielfach belegt. Wenn Schüler im Unterricht lernen und sich gleichzeitig mit unterrichtsfernen Dingen am Smartphone, Tablet oder Laptop beschäftigen, leidet ihr Lernfortschritt. Auch bei Kontrolle der Faktoren Selbstregulation, Motivation, Internetabhängigkeit, Lernorganisation und Studienverdrossenheit kann empirisch gezeigt werden, dass eine häufige Beschäftigung mit schulisch nicht relevanten Dingen am Laptop mit schlechteren akademischen Leistungen einhergeht«.[8, S. 10]

»Die Kontrollgruppe lässt sich im Vergleich weniger von eigenen Geräten ablenken«,[8, S. 35] d. h. Schüler ohne mitgebrachte eigene digitale Endgeräte waren aufmerksamer. Entsprechend wurde auch die »Nutzung privater Geräte … nicht von allen Befragten als vorteilhaft wahrgenommen«.[8, S. 36] Und zudem »zeigen sich durch den intensiven Einsatz von Drittanbieter-Angeboten im Rahmen von BYOD- Projekten viele Reibungspunkte mit dem bestehenden Datenschutz«.[8, S. 78]

Befragt man die Schüler, so schätzen 87 Prozent ihre Medienkompetenz als »hoch« oder »eher hoch« ein.[8, S. 24] Das sagt leider nichts darüber aus, wie kompetent die Schüler wirklich sind, denn es »zeigte sich kein Zusammenhang zwischen der Selbsteinschätzung und den erreichten Kompetenzwerten«.[8, S. 90] »Die aufgestellte Hypothese, dass Projektteilnehmer eine höhere Informationskompetenz aufweisen als die Kontrollgruppe, konnte in dieser Befragung nicht bestätigt werden«.[8, S. 92]

Das Nutzerverhalten von Schülern ist erschreckend naiv: »Beim Umgang mit zwei sich widersprechenden Informationen wird meist versucht, durch Befragung kompetenter Personen oder die Suche nach einer weiteren Quelle eine der Quellen zu bestätigen. Dabei werden Fachbücher eher selten herangezogen. Projektteilnehmer gaben signifikant häufiger an, einfach die verständlichere Quelle zu nutzen, und versuchten seltener, eine Quelle zu widerlegen. […] Außerdem zeigte sich, dass Schüler dazu tendieren, einfach zugängliche Quellen, unabhängig von ihrer Glaubwürdigkeit, zu bevorzugen«. Man macht es sich also schlichtweg bequem. Alle Befürworter der Digitalisierung von Klassenzimmern sei noch die folgende Erkenntnis der Studie zum Nachdenken empfohlen: »Hinsichtlich der Informationskompetenz zeigte sich, dass *kompetentere* Schüler signifikant *seltener* Wikipedia verwenden und *häufiger* Bibliotheken nutzen«.[8, S. 92]

Angesichts dieser niederschmetternden Ergebnisse ist unklar, warum der Bericht den Titel *»BYOD – Start in die nächste Generation«* trägt. Der einzige Grund könnte darin liegen, dass die »Beschönigung« negativer Ergebnisse im Titel von Studien, die sich um die Auswirkungen digitaler Medien an Schulen drehen, zur Tradition zu gehören scheint. Bei den vollmundig klingenden Studien »1 000 mal 1 000: Notebooks im Schulranzen« und »Hamburger Netbook-Projekt« kam ebenso wenig etwas heraus, wie bei der mit *»Students, computers and learning – making the connection«* betitelten OECD-Studie (▸ Abb. 1) zum Zusammenhang von Investitionen in digitale Infrastruktur und dem Lernerfolg der Schüler. Es wurde keiner gefunden, schreibt der Chef des OECD-PISA-Programms Andreas Schleicher im Vorwort zur Studie: »Die Ergebnisse … zeigen keine nennenswerten Verbesserungen bei den Leistungen der Schüler in den Bereichen Lesen,

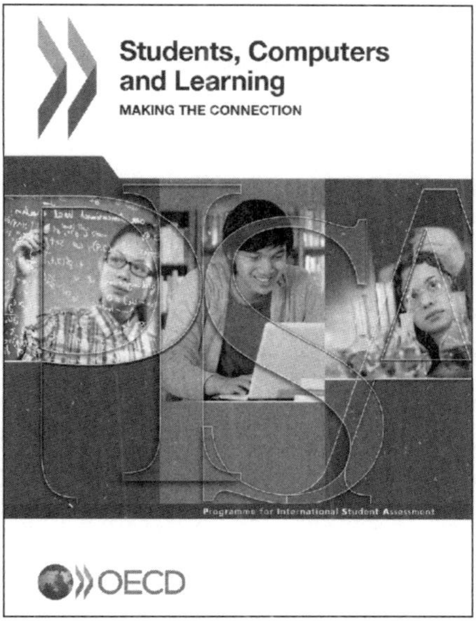

Abb. 1: Titelseite der OECD-Studie, in deren Rahmen Daten zu einigen hunderttausend Schülern aus 34 OECD-Ländern und 30 assoziierten Ländern im Alter von 15 Jahren, die über 10 Jahre erhoben wurden, ausgewertet wurden. Hierbei zeigte sich kein oder sogar ein negativer Zusammenhang zwischen den Investitionen in Digitalisierung der Schulen (pro Schüler) und den gemessenen Leistungen. Man beachte: Auch in dieser Studie legt der Titel »Students, Computers and Learning: Making the connection« einen positiven Zusammenhang zwischen Computern in Schulen und dem Lernen nahe. Das Gegenteil davon kam jedoch heraus.

Mathematik oder Naturwissenschaften in den Ländern, die stark in Informations- und Kommunikationstechnik für die Bildung investiert hatten.«.[12, S. 3] Für das Fach Mathematik wurde sogar ein deutlich negativer Zusammenhang gefunden (siehe Kapitel 1, Abb. 2). Eine australische Zeitung zitiert

Herrn Schleicher mit den Worten »Wir müssen es als Realität betrachten, dass Technologie in unseren Schulen mehr schadet als nützt«.[2]

Eine jüngst dazu publizierte Studie stammt von Wissenschaftlern der Universität Michigan und trägt den Titel *Logged In and Zoned Out* (zu Deutsch etwa: Verbunden und ausgegrenzt). In ihrem Rahmen wurde der gesamte während des computergestützten Unterrichts ablaufende Internet-Verkehr von 84 Teilnehmern eines Kurses aufgezeichnet und ausgewertet. Zudem wurden die Schüler (im Alter von etwa 17 bis 18 Jahren) nach ihrer Nutzung der digitalen Medien im Unterricht befragt.[15]

Die Studenten konnten sich im Rahmen eines Kurses von 15 mal zwei Stunden (einschließlich zehn Minuten Pause in der Mitte) persönlich mit Username und Password bei einem eigens dafür eingerichteten Proxy Server anmelden und ihren Computer so wie immer im Unterricht verwenden. Nach Beendigung des Kurses wurden sie zu ihrem Gebrauch digitaler Informationstechnik im Verlauf des Kurses befragt. Erfasst wurde die online verbrachte Zeit (nicht während der Pause, sondern nur während der Unterrichtszeit), getrennt nach auf den Kurs bezogenen Inhalten und nicht unterrichtsbezogenen Inhalten, die Anzahl der entsprechenden http-Aufrufe und die Art der aufgerufenen URL, die im Hinblick auf die nicht unterrichtsbezogenen Inhalte in sieben Kategorien klassifiziert wurden:

Social Media (Facebook, Twitter), E-Mail, Chatten, Online-Shopping (Amazon, E-Bay), Sport und Nachrichten, Video (YouTube, Netflix), Videospiele.

Zudem wurde die Studenten nach ihrer Motivation für den Kurs und zur Selbsteinschätzung ihrer nicht unterrichtsbezogenen Mediennutzungszeit während des Kursunterrichts* befragt sowie nach der Nutzung ihres Smartphones (die nicht via Proxy Server aufgezeichnet wurde), einschließlich bestimmter Nutzungsvarianten.** Zur Messung des Lernerfolgs wurde das Abschlussexamen verwendet.

Die Ergebnisse dieser Untersuchung seien allen Befürwortern von Laptopklassen ans Herz gelegt: Es fand sich *kein* Zusammenhang zwischen der kursbezogenen Computernutzungszeit und dem Lernerfolg ($r = 0{,}09$, ns). Es fand sich ein Trend dahingehend, dass ein höheres studentisches Interesse am Kurs mit einer geringeren Nutzung ihres Laptops für nicht unterrichtsbezogene Inhalte einherging ($r = -0{,}19$; $p = 0{,}096$). Das Ausmaß dieser »vertrödelten« Zeit war mit durchschnittlich 37 Minuten (33,6%) pro Unterrichtseinheit (von 110 Minuten Dauer) erheblich. Und je größer diese Zeit war, desto schlechter schnitten die Studenten im Kurs ab ($p < 0{,}05$). Geordnet nach der Häufigkeit verbrachten sie die meiste Zeit mit Social Media, gefolgt von E-Mail, Shopping, Videos, Chatten, Nachrichten und Computerspielen, wobei sich Social Media ($r = -0{,}23$, $p < 0{,}05$) und das Betrachten von Videos ($r = -0{,}27$; $p < 0{,}05$) jeweils für sich schon signifikant negativ auf den Lernerfolg auswirkte. Einen Trend ($r = -0{,}19$; $p < 0{,}1$) gab es beim Shopping; die übrigen vier der insgesamt sieben nicht unterrichtsbezogenen Tätigkeiten am

---

* Beispiel: »Wie viel Zeit haben Sie in einer typischen Unterrichtsstunde durchschnittlich mit Ihrem Laptop verbracht, um sich in den sozialen Medien aufzuhalten?«[15, 7, S. 4]

** Auch hierfür ein Beispiel: »Wie oft haben Sie während einer typischen Unterrichtsstunde im Durchschnitt Online-Shopping auf Ihrem Smartphone oder Tablet betrieben?«[15, S. 4]

Laptop waren ebenfalls negativ mit dem Lernerfolg korreliert, wenn auch diese Korrelationen nicht signifikant waren. Nach Einschätzung der Studenten jedoch hatte ihre Laptop-Nutzung keinen Einfluss auf ihr Lernen, unabhängig davon, wie gut sie abgeschnitten hatten.

Die Autoren beenden die Diskussion ihrer Ergebnisse mit dem Satz: »Das Fehlen eines Vorteils beim Surfen auf unterrichtsbezogenen Websites und die nachteilige Beziehung, die mit der nicht-akademischen Internetnutzung verbunden ist, wirft Fragen hinsichtlich der Politik auf, die Schüler dazu zu ermutigt, ihre Laptops in den Unterricht mitzubringen«.[15, S. 9]

SMARTPHONES AN SCHULEN – VERSCHENKEN ODER VERBIETEN

Ende Juli 2018 beschloss das französische Parlament ein absolutes Verbot für Smartphones und ähnliche Geräte (vom Mobiltelefon bis zum Tablet) an Schulen. Danach wurde auch in Deutschland über dieses Thema heftig gestritten, obwohl die Fakten dazu längst eine klare Sprache sprechen, die Präsident Macron und vielleicht dessen Ehefrau, die Lehrerin von Beruf ist, verstanden haben.

Hierzulande haben selbst hochrangige Lehrer diese Dinge nicht verstanden. Simone Fleischmann, Präsidentin des Bayrischen Lehrerverbandes, listet in einem Betrag einer großen deutschen Wochenzeitung die Argumente gegen ein solches Verbot wieder einmal auf:*

* Fleischmann S (2018) Handys gehören einfach dazu! Spiegel On-

1. Smartphones seien Teil der Lebenswelt von Kindern, und daher müssten diese den Umgang damit so früh wie möglich lernen.
2. »Indem man Handys verbannt, sind sie doch aus den Köpfen nicht weg«.
3. »Die Gesellschaft von Morgen wird digital sein, daran lässt sich nichts ändern.«
4. »Natürlich können wir Schulen zum Schutzraum erklären [...]. Aber die Kinder, die aus diesem Schutzraum kommen, werden später im internationalen Vergleich abgehängt sein.«
5. »Wenn sie nicht in der Schule lernen, wie man [da-]mit [...] umgeht, wo dann?«
6. Es brauche sowieso Regeln in der Schule, dann muss es eben auch welche für den Smartphone-Gebrauch geben.
7. »Medienerziehung muss groß gedacht werden – eigentlich müsste der Staat sogar jedem Schüler ein eigenes Smartphone für den Unterricht bereitstellen.«

Diese Argumente klingen zunächst plausibel, entbehren jedoch bei näherer Betrachtung jeglicher Substanz.

Zu erstens: Nicht alles, was zur Lebenswelt von Millionen von Kindern in Deutschland gehört, tut ihnen auch automatisch gut. Frühstücksfernsehen statt Frühstück, schlechte Luft auf dem Schulweg, heruntergekommene Schulen (weil für Whiteboards Geld da ist, für die Reparatur von Toiletten oder eine Renovierung des Klassenzimmers jedoch nicht), ungesundes Schul-Essen, Gewalt im Kinderprogramm und

---

line, 31.7.2018 (http://www.spiegel.de/lebenundlernen/schule/frankreich-verbietet-handys-an-schulen-ist-das-sinnvoll-a-1221043-druck.html; abgerufen am 1.8.2018)

Alkohol auf Schritt und Tritt, Drogen auf Schulhöfen, zu wenig Bewegung in der freien Natur, stattdessen viel zu viel digitale Medien jeden Tag und (nicht zuletzt deswegen) ein bis zwei Stunden zu wenig Schlaf pro Nacht. Statt unseren Kindern beizubringen, mit dieser Lebenswelt besser fertig zu werden, sollten wir ihnen eine bessere Lebenswelt bieten!

Zu zweitens: In Kapitel 3 hatten wir gesehen, dass auch für Smartphones gilt: Aus den Augen, aus dem Sinn. Wenn es auf dem Tisch liegt, schadet es mehr als wenn es im Nachbarzimmer liegt. Da bedeutet, es stimmt einfach faktisch nicht, dass aus Schulen verbannte Handys nicht aus den Köpfen weg seien! Genau das Gegenteil trifft zu und wurde experimentell nachgewiesen!

Zu drittens: Hier handelt es sich um ein sogenanntes Totschlagargument: Die Welt ist digital – basta! Solche Argumente werden immer dann benutzt, wenn einem nichts mehr einfällt. Stellen Sie sich vor:

Asbest ist in unseren Häusern drin – basta.

Blei ist in der weißen Farbe und im Benzin – basta.

Alkohol gab es schon immer – basta.

Hätte man in diesen Fällen so argumentiert, dann würden unsere Kinder noch immer darunter leiden, bekämen in manchen Gebäuden tödliche Lungenkrankheiten, litten unter verminderter Intelligenz und unter Sucht und all deren Folgen. Allein die Gesundheitlichen Auswirkungen des Smartphones sind weitaus größer als die anderer bekannter Gifte (Blei, Asbest, Zigarettenrauch, Alkohol), und genau deswegen reißen wir Bleirohre aus Wänden, Asbest aus Häusern oder ganze Häuser einfach ab. Keiner sagt: »Das bisschen Blei/Asbest wird schon nicht schaden!« Und keiner möchte Alkohol-Kompetenztraining in Kindergarten und Grundschule einführen, denn Alkohol macht süchtig und beeinträchtigt die Gehirnentwicklung. Beides gilt für Smartphones auch!

Zu viertens: Kinder brauchen Schutzräume. Wir erlauben ihnen daher nicht den Gang ins Rotlichtmilieu oder in Bezirke mit bekanntermaßen hoher Kriminalität. Mit dem Smartphone haben sie jedoch unbegrenzten Zugang zu beidem. Hinzu kommt, dass Smartphones Lernvorgänge beeinträchtigen, und dass wir daher gerade an Orten des Lernens Schutz vor ihnen dringend brauchen. Nur der sehr gut Gebildete wird international *nicht* abgehängt.

Zu fünftens: Nach einer großen deutschen Studie (siehe »BOYD«) lernt eines von 25 Kindern den Umgang mit digitaler Technik in der Schule; die anderen 24 Kinder können dies schon. Das Argument, wir müssten ihnen den Umgang beibringen, zieht daher nicht. Nun wird oft eingewendet, wir müssten ihnen dann eben den *reduzierten* Umgang beibringen. Dies ist richtig, aber am besten tut man das, indem man keinen Umgang in der Schule hat. Denn Smartphones erzeugen Sucht. Und wie lernt man, weniger Alkohol oder Drogen zu konsumieren? – Indem man sie *nicht* konsumiert. Kein Suchtprogramm »übt« den minderen Konsum, denn auch der ist Konsum und schadet.

Zu sechstens: Junge Menschen haben ein noch nicht vollständig entwickeltes Frontalhirn. Daher haben sie Probleme mit Regeln, die sie von sich aus einhalten sollen. Man überfordert sie, wenn man das nicht versteht und sie behandelt wie kleine Erwachsene.

Zu siebtens: Wenn man Handys verschenkt, nimmt die Leistung von Schülern und Studenten ab. Dies wurde untersucht, indem man tatsächlich iPhones verschenkt und ein Jahr später nachgesehen hat, was dann passierte: Die Schüler berichteten über mehr Ablenkung und schlechtere Schulleistungen und Noten.*

Schon im Jahr 2015 publizierten Londoner Wirtschaftswissenschaftler eine in Kapitel 1 bereits diskutierte Studie zum Verbot von Mobiltelefonen an Schulen. Sie untersuchten hierzu 90 Schulen im Großraum London, die in den Jahren 2002 bis 2012 ein Handyverbot eingeführt hatten. Die Forscher besorgten sich die Schulnoten von allen über 130 000 Schülern, und zwar über den Zeitraum von fünf Jahren vor bis fünf Jahren nach dem Handyverbot. Dann wurde über alle Schulen und Schüler der Notendurchschnitt so berechnet, dass am Tag »0« das Handyverbot für alle begann. Was kam heraus? Bereits ein Jahr nach dem Handyverbot hatten sich die Leistungen der Schüler signifikant verbessert (siehe Kapitel 1, Abb. 1). In den folgenden Jahren nahm diese Verbesserung sogar noch weiter zu. Besonders wichtig war das folgende Ergebnis: Je schlechter die Schüler vor dem Verbot waren, desto mehr profitierten ihre Leistungen davon. Anders gesagt: Die 20 Prozent besten Schüler wurden nach dem Handyverbot nicht besser, die 20 Prozent schlechtesten Schüler verbesserten sich hingegen am deutlichsten (siehe Kapitel 1, Abb. 3).

---

* Fryer R (2013) Information and student achievement: Evidence from a cellular phone experiment. NBER Working Paper 19 113. National Bureau of Economic Research, 1050 Massachusetts Avenue, Cambridge, MA 02 138 (http://www.nber.org/papers/w19113; abgerufen am 14.5.2015)

Halten wir fest: Wenn man Smartphones ausgibt, werden Schüler schlechter, wenn man sie an Schulen verbietet, werden sie besser. Dieses Ergebnis deckt sich mit dem, was wir über die Auswirkungen von Computern an Schulen bereits wissen: Niemand wird besser, aber die Leistungen vor allem der schwachen Schüler werden noch schlechter.

SUCHT

Wie eben bemerkt, findet in der Diskussion um die Nutzung digitaler Medien an Bildungsinstitutionen deren Suchtpotenzial kaum Erwähnung. Weil Computerspiele oft im Internet gespielt werden, wurde diese Sucht unter dem Namen »Internet- und Computerspielsucht« in das System psychiatrischer Diagnosen aufgenommen. Dort finden sich die offiziellen Kriterien, die für diese Diagnosestellung erfüllt sein müssen.[30, S. 795] Wendet man sie zur Diagnosestellung an, erhält man je nach untersuchter Altersgruppe und untersuchtem Land Häufigkeiten der Computerspielsucht von einem bis über 15 Prozent. Mittlerweile liegen die Zahlen für Smartphone-Sucht mit bis zu 30 Prozent höher.

Computerspiele verbessern nicht – wie zuweilen behauptet – die Aufmerksamkeit, vielmehr trainiert man sich mit ihnen eine Aufmerksamkeitsstörung an.[21, 29] Beim Training mit Computer-Games erworbene »Fähigkeiten« wirken sich nicht im realen Alltagsverhalten aus. Ganz im Gegenteil: In wissenschaftlichen Studien werden eine Steigerung der Impulsivität sowie eine Beeinträchtigung der Entscheidungsfähigkeit und Leistungsfähigkeit nachgewiesen.[31] Dieses

Phänomen konnte auf eine geringere Aktivierung des Belohnungssystems bei Intensivspielern zurückgeführt werden: Geringe Geldmengen, die bei Nichtspielern das Belohnungssystem durchaus aktivieren,[32, 33] führen bei Intensivspielern zu keiner Aktivierung des Belohnungssystems; nur bei größeren Beträgen zeigt sich noch eine Auswirkung[34] – dies ist der klassische Befund bei einer Suchtentwicklung.

Die suchterzeugende Wirkung von Internet, sozialen Online-Medien und dem Smartphone ist weltweit zum Problem geworden. Aus dieser Perspektive erscheint die zum Schutz der Kinder häufig als präventive Maßnahme empfohlene frühe Konfrontation von Kindern mit digitaler Informationstechnik wenig sinnvoll und sogar gefährlich. Reflexions- und Kritikfähigkeit müssen entwickelt sein, um auf sie zurückgreifen zu können. Im Kindergarten liegen diese Fähigkeiten definitiv noch nicht vor. Die Tatsache, dass die Enquete-Kommission Medien des Bundestages tatsächlich schon Medienpädagogik im Kindergarten fordert und in diesem Zusammenhang von Förderung der Kritikfähigkeit spricht, zeigt letztlich nur die Unkenntnis der Kommissionsmitglieder im Hinblick auf Kinder. Man muss daher klar sagen: Erstens wird hier Lobby-Arbeit betrieben. Und zweitens bewirkt die Konfrontation kleiner Kinder mit digitalen Medien nicht die Entwicklung von Kritikfähigkeit, sondern das, was man bei illegalen Drogen »Anfixen« nennt. Es werden dabei ungünstige Neigungen (zu schneller Bedürfnisbefriedigung) verstärkt und Abhängigkeit erzeugt. Entsprechend gilt die reduzierte Nutzung digitaler Medien als wichtigste Maßnahme der Suchtprävention bei Kindern, die Förderung des kritischen Umgangs hingegen ist, wenn überhaupt, frühestens im Jugendalter zielführend. Sie wird in ihrer Wirksamkeit zwar überall behauptet (Stichwort: Suchtprophylaxe durch Förderung der Medienkompetenz), ist durch empirische Daten hingegen bis heute nicht nachgewiesen.[35] Zudem sei hier darauf hingewiesen, dass die sozialen Medien durchaus die Entwicklung eines Suchtverhaltens begünstigen können; ebenso besteht die Gefahr der Beeinflussung durch problematische Rollenvorbilder.[11]

Computerspielsucht geht übrigens mit einem zwei- bis dreifach erhöhten Risiko für die Entwicklung einer substanzgebundenen Sucht einher. Die könnte daran liegen, dass es eine genetische Veranlagung für das Entstehen von (stoffgebundener wie Nicht-stoffgebundener) Sucht gibt, aber auch daran, dass in Computer- und Videospielen sowohl Tabak als auch Alkoholkonsum häufig Thema sind.[4]

EMPATHIE UND WILLENSBILDUNG

Neben den negativen Auswirkungen digitaler Informationstechnik auf die Entwicklung junger Menschen im Hinblick auf deren Gesundheit und Bildung seien noch zwei weitere Bereiche der Entwicklung angeführt, deren gesellschaftliche Relevanz kaum zu überschätzen ist: Empathie und Willensbildung.

Empathie wird von Menschen nicht anders erlernt als Laufen oder Sprechen: durch viele Einzelerlebnisse. Sozialverhalten lernt man durch den Umgang mit anderen, am besten Gleichaltrigen, unter gelegentlicher Anleitung und Aufsicht von Erwachsenen. An Bildschirmen kann man Einfühlungsvermögen nicht üben. Entsprechend wurde schon vor Jahren gezeigt, dass junge Menschen um so weniger Mitgefühl für Eltern und Freunde aufbringen, je größer ihr täglicher Bildschirmmedienkonsum ist.[16]

Auch die Willensbildung wird gelernt, wie in Kapitel 4 schon erwähnt wurde. Dies mag zunächst paradox klingen: Wie soll jemand »Wollen« lernen können? Die Antwort ist jedoch wieder ganz einfach: Man lernt, »sein Ding zu machen«, wie Udo Lindenberg es genannt hat, indem man es macht, so wie wir Laufen und Sprechen lernen – mit tausenden Versuchen und immer wieder neuen Erfahrungen. Wollen lernt man, indem man immer wieder etwas will und es dann auch tut: Kinder singen ein Lied, bauen einen Turm, klettern auf einen Baum, malen ein Bild, spielen Fußball mit Freunden. In allen diesen Fällen hat man erst eine Idee davon, was jetzt getan werden soll, und dann setzt man diese Idee in eigenes Handeln um. Und danach ist man stolz auf das, was man – selber – gemacht hat.

In den genannten Fällen hat das Kind nicht nur Singen, Bauen, Bäumeklettern, Malen oder Fußballspielen gelernt. Es hat kleine Willensakte ausgeführt und jedes Mal, ganz nebenbei, auch gelernt: Ich kann eine Idee haben und diese Idee in die Welt bringen. Ein Smartphone sabotiert diesen Prozess der Willensbildung auf gleich mehrfache Weise: Man hat gar keine Zeit, selber eine Idee zu formen, denn man schaut täglich mehr als 200-mal darauf, und es sagt einem, was zu tun ist. Und wenn man mal eine Idee umsetzen möchte, dann stört das Smartphone ständig dabei, es lenkt ab. Ich kenne keinen größeren Willensbildungskiller als das Smartphone. Nicht umsonst war »Smombie«, also Smartphone-Zombie (Zombie = willenloser Mensch) das Jugendwort des Jahres

2015.[26] Die Jugend hat also schon selbst begriffen, dass das Smartphone Willensbildungsprozesse beeinträchtigt! Unsere Bildungsverantwortlichen noch nicht.

Halten wir fest: Digitale Medien und insbesondere das Smartphone schaden der Gesundheit und der Bildung junger Menschen und behindern die Entwicklung von Willensbildung und Empathiefähigkeit.

Zugleich handelt es sich bei Bildung, Willensbildung und Empathie aber um die drei Säulen unserer Gesellschaft (Gesundheit ist so selbstverständlich, dass man sie nicht eigens erwähnen muss). Wenn es keine Bildung mehr gibt, wie soll man selbstständig das Denken und Beurteilen lernen? Wie soll man ohne Willensbildung wählen gehen? Und wenn es keine Empathie mehr gibt, gibt es keine Solidarität mehr. Man sieht, dass bei der Digitalisierung von Kindergärten und Schulen weit mehr auf dem Spiel steht als die Erfüllung der Lehrpläne!

Zurück zu Ihren Vorstellungen vom Anfang des Kapitels:

1. Die Chefin der Kultusministerkonferenz der Länder 2016, die Bremer Bildungssenatorin Claudia Bogedan, hatte sich vehement für mehr Smartphone-Gebrauch im Unterricht eingesetzt – entgegen allen bekannten Daten und Fakten, die eindeutig und klar nachweisen, dass diese Maßnahme dem Lernen in Schulen massiv schadet. Das ist tatsächlich etwa so, als würde der Chef-Feuerwehrmann Brandbeschleuniger zum Löschen empfehlen.
2. Die ehemalige Bundesforschungsministerin Johanna Wanka machte ebenfalls im Herbst 2016 mit einem Fünf-Milliarden-Programm für die Digitalisierung von Schulen von sich reden: Sie bot den Schulen, für die sie laut Verfassung gar nicht zuständig ist, einen *Digital-Pakt Deutschland* an, der

die flächendeckende Einführung von Internetanschlüssen und WLAN in Klassenzimmern sowie eine *Schul-cloud* für Lern-Software vorsieht. Voraussetzung sei allerdings, dass sich die für Schulbildung zuständigen Länder verpflichteten, pädagogische Konzepte zu erarbeiten. Hier werden also *erst* fünf Milliarden ausgegeben und *dann* überlegt, wie man den damit eingekauften Krempel im Unterricht einsetzt, bei zugleich im Überfluss bereits vorhandenem Wissen, dass die Digitalisierung dem Lernen schadet. In der Medizin wäre ein solches Vorgehen undenkbar, in der Pädagogik ist es Realität!

Der Chef des Branchenverbandes Bitkom, Bernhard Rohleder, äußerte sich begeistert darüber, dass die Schulen »endlich in die digitale Welt überführt werden«. Es sei höchste Zeit für eine flächendeckende digitalen Versorgung der Schulen.[1] Hier geht es darum, Profit dadurch zu machen, dass man der Bildung und Gesundheit junger Menschen schadet. Die IT-Lobby verhält sich mithin nicht anders als die Tabak-Lobby (die über einen Zeitraum von ca. 50 Jahren allein in Deutschland für jährlich 140 000 Tote gesorgt hat) oder die Lobby der Nahrungsmittelindustrie (deren an Kinder gerichtete Werbung für ungesunde Nahrungsmittel in Deutschland langfristig jährlich 15 Milliarden Euro Gesundheitskosten und zehn- bis zwanzigtausend Tote verursacht). Gegenüber den großen IT-Firmen (diese sind die reichsten der Welt!) verfügen Tabak- und Nahrungsmittelindustrie über vergleichsweise deutlich weniger Mittel. Der gesellschaftliche Gesamtschaden durch die Informationstechnik dürfte aber deutlich höher sein, nimmt man die in diesem Buch dargestellten gesundheitlichen Schäden einmal alle zusammen.

3. Verschiedene Pädagogenverbände und Gewerkschaften fordern seit Jahren den Internetführerschein in der Grundschule. Dies ist ebenso wenig sinnvoll wie der Erwerb eines Führerscheins in der Grundschule sinnvoll wäre. Internet und Smartphone bedeuten den Zugang zum mittlerweile größten Rotlichtbezirk und Tatort der Welt, von den vielen halbkriminellen Abzockern einmal gar nicht zu reden. Den Führerschein erwirbt man mit frühestens 17, weil die aktive Teilnahme am Straßenverkehr ein Minimum an Kritikfähigkeit, Selbstbeherrschung und moralischer Integrität voraussetzt. Mit dem Internetführerschein ist das nicht anders.
4. Politiker aus dem eher linken Spektrum geben oft zu bedenken, dass digitale Medien dazu geeignet seien, für mehr Bildungsgerechtigkeit zu sorgen. Für mehr Bildungsgerechtigkeit müssten wir digitale Endgeräte insbesondere an die schwachen Schüler verteilen, wie man auch auf der Website des Branchenverbandes BITKOM nachlesen kann. Bei diesem Gedanken handelt es sich um ideologisch motiviertes Wunschdenken, denn Bildungsgerechtigkeit entsteht nachweislich nicht durch die Digitalisierung von Schulen. Im Gegenteil: Der Unterschied im Bildungsniveau, der auf unterschiedlichen Sozialstatus zurückgeht, wird größer. Dass sich die unsoziale Bildungsverteilung durch den Einsatz digitaler Medien *verstärkt*, wollen Kultusminister nicht hören.
5. Bildungsverantwortliche und Medienvertreter sowie Vertreter der IT-Branche werden seit Jahren nicht müde zu betonen, wie wichtig es sei, mit der digitalen Bildung so früh wie möglich zu beginnen. Ihnen muss man entgegenhalten: Digitale Medien erzeugen Sucht und schaden der

Bildung. Jedes Mal, wenn ich in der Zeitung lese, dass Deutschland bei der Digitalisierung im Mittelfeld oder darunter liegt, denke ich, es besteht vielleicht noch Hoffnung für die Bildung in unserem Land – trotz aller gegenteiliger Bemühungen unserer bildungsverantwortlichen Politiker und der Mehrheit der Medienpädagogik-Professoren um eine flächendeckende Verdummung der nächsten Generation.

Angesichts des dargestellten Sachstandes ist es interessant zur Kenntnis zu nehmen, dass, und wie, anderswo auf die zunehmende Digitalisierung der Lebenswelt vor allem junger Menschen reagiert wird. Wie bereits erwähnt, sind in Frankreich Smartphones an Schulen mittlerweile verboten. In Bayern auch, aber die Bayern überlegen ständig, dieses Verbot »aufzuweichen«, wohingegen es die Franzosen gerade ganz streng eingeführt haben. Betrachten wir zwei weitere Beispiele, Australien und Südkorea.

In Australien wurden im Jahr 2008 nach einem Absacken im PISA-Ranking ca. 2,4 Milliarden australische Dollar in die Laptop-Ausstattung von Schulen investiert. Seit 2016 werden sie wieder eingesammelt. Die Schüler haben alles Mögliche damit gemacht, nur nicht gelernt.[2]

Südkorea ist das Land mit der weltweit besten digitalen Infrastruktur und produziert weltweit die meisten Smartphones. Das dortige Wissenschaftsministerium gibt den Anteil der Smartphone-Süchtigen unter den 10- bis 19-jährigen jungen Menschen mit über 30 Prozent an! Schon seit einigen Jahren gibt es daher – weltweit erstmals im am stärksten betroffenen Land – in Südkorea ein Gesetz, das die Smartphone-Nutzung von Menschen unter 19 Jahren einschränkt und reglementiert. Dazu wird Software verwendet, die den Zugang zu Pornografie und Gewalt blockiert, die Nutzungszeit registriert und den Eltern meldet, wenn bestimmte Wörter (»Selbstmord«, »Schwangerschaft«, »Mobbing«) ins Smartphone eingegeben wurden. Zudem werden die Eltern ebenfalls informiert, wenn der tägliche Smartphone-Gebrauch (der in Südkorea im Durchschnitt in der genannten Bevölkerungsgruppe bei 5,4 Stunden täglich liegt) ein bestimmtes, voreingestelltes Maß überschreitet.

Halten wir fest: Es wird Zeit, dass wir digitalen Hype durch belastbare Fakten ersetzen, auch und gerade wenn es um nichts weiter geht als die Gesundheit und die Bildung der nächsten Generation. Wir dürfen nicht wegschauen und diese Entwicklung nicht einfach so weiterlaufen lassen. Denn damit liefern wir unsere nächste Generation den Profitinteressen von Firmen wie Apple, Google, Microsoft, Facebook und Amazon aus. Das ist verantwortungslos, denn kein Profit der Welt ist wichtiger als unser höchstes Gut: unsere Kinder!

7.

SMARTPHONE-DEPRESSION

Junge Menschen lieben ihr Smartphone und nutzen es täglich einige hundert Mal. Sie haben Angst, etwas zu verpassen (man spricht von *Fear of missing out*, kurz *Fomo*) oder gar, ihr Mobiltelefon oder zumindest dessen Anschluss zu verlieren (*Nomore phone phobia*, kurz *Nomophobie*), werden abgelenkt und leiden bei längerfristiger häufiger Nutzung mit erhöhter Wahrscheinlichkeit an Phantomempfindungen (siehe Kapitel 9), Aufmerksamkeitsstörung und/oder Depression. Die bloße Anwesenheit des Smartphones auf dem Schreibtisch vermindert den IQ und das Denkvermögen (siehe Kapitel 3).

Dies überrascht zunächst. Schließlich heißt erstens das Englische Wort *smart* auf Deutsch *schlau* und zweitens gehören soziale Online-Medien zu den meistgenutzten Smartphone-Anwenderprogrammen – man spricht von *Apps* – überhaupt. Und weil Menschen sehr *soziale* Wesen sind, d. h. Glück und Lebenszufriedenheit oft über Sozialkontakte vermittelt erlebt werden, sollte die Smartphone-Nutzung mit einer höheren Lebensqualität und vor allem mit weniger negativen Emotionen einhergehen. Smartphones machen aber weder schlau noch glücklich, sondern bewirken das genaue Gegenteil: Sie vermindern den Schulerfolg und – über soziale Online-Medien – vermindern das Wohlbefinden, die Zufriedenheit und führen zu mehr negativen Affekten wie Angst und Depression.[39, 60] Man spricht sogar schon von *Facebook-Depression* oder von *Smartphone-Depression.*

Dass gerade die Nutzung des Smartphones hier Linderung verschaffen soll, wie z. T. behauptet wird,[28] oder zumindest nichts mit der Entstehung einer Depression zu tun hat, wie ebenfalls zuweilen behauptet wird,[15] erscheint angesichts der genannten Befunde unglaubwürdig. Beworben wird das Smartphone dennoch mit seinen vielen tollen Eigenschaften, die einem jungen Menschen von heute das Leben so sehr erleichtern sollen, dass er oder sie sich ein Leben ohne Smartphone gar nicht mehr vorstellen kann. Entsprechend besitzt hierzulande mittlerweile auch nahezu jeder (mehr als 95%)[57] Jugendliche ein solches Gerät. Es wird – je nach Zeit der Studie und Land – von jungen Leuten zwischen einer dreiviertel Stunde (Großbritannien, 2017) und fünfeinhalb Stunden (Südkorea, 2016) täglich benutzt. In den USA beträgt der Wert etwa vier Stunden,[16] in Deutschland dürfte der Wert ebenfalls bei über drei Stunden liegen.* Ein Leben

* Konkrete, verlässliche und vor allem neue Zahlen für 2017 hierzu sind kaum publiziert. Die diesbezüglichen Studien überschlagen sich vielmehr in Beschwichtigungen (»Kinder lesen auch Bücher gerne«) und verbergen wichtige Zahlen oft in einem Wust von Details und Interpretationen. Die Fakten sind jedoch recht eindeutig: 1. Schon für 2015 wurde die Online-Zeit von Kindern mit ca. vier Stunden angegeben. 2. Die meisten Online-Aktivitäten werden über das Smartphone abgewickelt. 3. Beide Tendenzen sind seit Jahren ansteigend.

ohne Smartphone? – Für viele unvorstellbar! Zuweilen wird das Leben durch das Smartphone aber sogar zur Hölle, wie Berichte über Mobbing, ungezügelte (anonyme) Aggressivität, gebrochenes Vertrauen, Datenklau, Facebook-Scheidung oder eben Smartphone-Depression zeigen. – Wie ist es denn nun wirklich?

WAS IST WAHRHEIT?

Die Frage, wie etwas denn nun wirklich ist, mag manchem zum Intellektualisieren neigenden, kritischen Zeitgenossen eigenartig erscheinen: »Wie kann man so naiv sein und so etwas fragen? Schließlich setzt diese Frage voraus, dass es eine Wirklichkeit gibt, aber das ist doch alles nur kulturell überformtes Konstrukt! Man kann doch nicht so tun, als könne man *Sätze* mit *Sachen* vergleichen, wie es diese naive *Korrespondenztheorie* der Wahrheit voraussetzt.« Wer so denkt, wird weiter argumentieren, dass man lediglich Sätze miteinander vergleichen könne, also z. B. den Satz »es regnet hier jetzt« mit dem Satz »es regnet hier jetzt nicht« – nur einer kann wahr sein. Diese *Kohärenztheorie* der Wahrheit scheitert jedoch spätestens seit klar ist,

- dass man manches gar nicht beweisen kann oder
- dass wir (auch in der Wissenschaft) mit Widersprüchen leben (müssen).

Es bleibe also dem redlichen Intellektuellen nichts als eine *pragmatische Wahrheitstheorie* übrig, nach der sich – vorsichtig formuliert – manche manchmal darauf einigen können, was man (vielleicht) wahr nennen darf.

Wer so oder so ähnlich denkt, dem ist wahrscheinlich noch nie aufgefallen, dass die Antwort auf Fragen wie »Herr Doktor, ist es Krebs?«, »Herr Kapitän, gehen wir unter?« oder »Herr Sparkassendirektor, bin ich pleite?« nie darin besteht, die vermeintlich einzige intellektuell redliche Gegenfrage »welche Wahrheitstheorie setzen Sie voraus?« zu stellen? – Die Beispiele zeigen vielmehr aus meiner Sicht recht klar: Bei der Wahrheit geht es darum, *was Sache ist* – was jeden ehrlich und ernsthaft Fragenden zum »Korrespondenztheoretiker« macht! Und sollte er Zweifel an der Antwort des Spezialisten haben, dann fragt er weiter nach der *Evidenz* für dessen Aussagen – und die kann ein simples Faktum sein (»mir jedenfalls steht das Wasser schon bis zum Hals«), eine Theorie (»diese Schatten auf ihrem Röntgenbild sprechen für einen bösartigen Tumor«) oder eine Mischung aus beidem (»nach dem letzten Eintrag in Ihrem Sparbuch und der Theorie der Betriebswirtschaft: ja«) sein. Bei der Wahrheit geht es also um Korrespondenz *und* Kohärenz – wer einen Widerspruch behauptet, sagt gar nichts (»it's not even wrong«, wie man im Englischen manchmal hört) – und auch die Pragmatik ist im Spiel: Ginge es nicht um etwas Wichtiges – Krankheit, Untergang, Armut – würde mancher tatsächlich ewig diskutieren. Wenn es wirklich um die Wurst geht, muss man aber irgendwann aufhören zu diskutieren, und stattdessen entscheiden und handeln.

Man darf also durchaus fragen, wie etwas wirklich ist, und die Wahrheit ist kein »Konstrukt«, sondern Realität. Und die ist, wie wir gleich sehen werden, sehr wichtig.

URSACHE ODER THERAPIE

Spätestens seit der Verbannung der Phrasen »evidenzbasiert« und »wissenschaftlich begründet« aus Forschungsanträgen für 2018 durch das Gesundheitsministerium der Trump-Administration am 15. Dezember 2017[7, 25, 51] sollte dem letzten allzu bescheidenen Intellektuellen klar sein, dass Zaghaftigkeit im Hinblick auf die Wahrheit dem durch die Vernunft geleiteten Handeln wenig dienlich ist! Vielmehr sollte jeder stolz darauf sein, dass unsere gesamte Kultur evidenzbasiert funktioniert, denn nur deswegen besteigen wir Flugzeuge, lassen uns narkotisieren und operieren, oder verlassen uns auf die Schmerztablette genau so wie auf das Navi im Auto – *ohne* darüber jeweils weiter nachzudenken!

Wie steht es nun also wirklich um den Zusammenhang zwischen Smartphone und Depression? Schon ein flüchtiger Blick in die medizinische Fachliteratur scheint nahezulegen, dass seit einigen Jahren der Zusammenhang zwischen der Nutzung des Smartphones einerseits und einer erhöhten Wahrscheinlichkeit, an einer Depression zu erkranken andererseits, in zunehmendem Maße diskutiert wird (▸ Abb. 1). Aber so einfach ist die Sache nicht, denn nicht wenige Einträge – vor allem solche aus den vergangenen zwei Jahren – beschäftigen sich nicht mit der Smartphone-Depression, sondern mit Versuchen, das Smartphone zur Diagnose und Therapie der Depression einzusetzen. Was ist davon zu halten? Ist das Smartphone nun Ursache der Depression oder deren Therapie? Wird hier vielleicht der Teufel mit dem Beelzebub ausgetrieben?

Die Frage ist keineswegs nur von akademischem Interes-

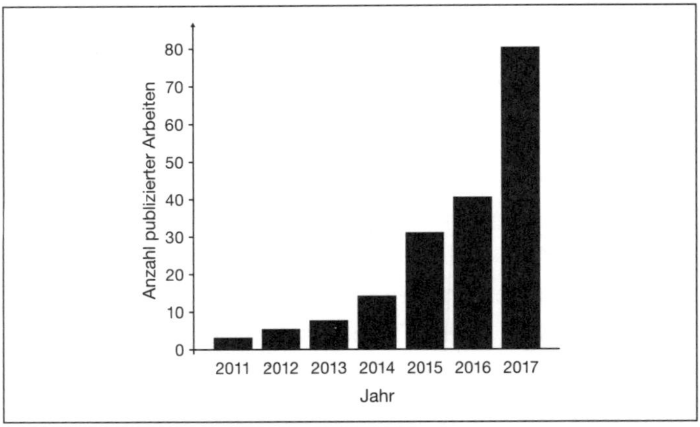

Abb. 1: Häufigkeit der Publikationen zu den Suchbegriffen »Smartphone« und »Depression« bei der medizinischen Datenbank pubmed in den Jahren 2011 (erste drei Einträge) bis 2017 (80 Einträge).

se. Denn *zum einen* ist die Depression eine der häufigsten Krankheiten überhaupt, und jede Erhöhung ihrer Auftretenswahrscheinlichkeit ist entsprechend ernst zu nehmen, sind doch sehr viele Menschen davon betroffen. Betrachten wir die Zahlen zu Deutschland: Jedes Jahr erkranken in Deutschland gut fünf Millionen Menschen an einer (unipolaren) Depression. Wenn nun die Nutzung von Smartphones das Risiko, an einer Depression zu erkranken, um zehn Prozent erhöhen würde, dann wären das allein in Deutschland eine halbe Million Kranke mehr! Dies ist kein Gedankenexperiment, wie die folgenden Fakten zeigen:

- Mädchen, die im Alter von 13 Jahren mehr als drei Stunden täglich in Facebook sind, haben mit 18 die doppelte Chance, an einer Depression erkrankt zu sein, wie eine britische Studie an knapp 1000 Jugendlichen gezeigt hat.[37]

Da elf Prozent aller Mädchen in Großbritannien drei Stunden oder mehr täglich in Facebook sind, muss man diese Erkenntnis ernst nehmen.

- Die Häufigkeit von Suiziden hat sich in den USA zwischen 2007 und 2015 bei jugendlichen Mädchen und jungen Frauen verdoppelt (von 2,4 auf 5,1 pro 100 000), wie eine Untersuchung des *Center for Disease Control* gezeigt hat.[4] Nach einer Analyse von Jean Twenge und Mitarbeitern[56] lässt sich dieser Trend mit hoher Wahrscheinlichkeit mit der stark vermehrten Nutzung von Smartphones und Social Media in Zusammenhang bringen.

Zum Zweiten hat das soziale Online-Netzwerk Facebook kürzlich außerhalb Europas einen »Service« eingeführt, der darin besteht, dass mit Algorithmen in den Einträgen der Nutzer automatisch nach Hinweisen für Suizidalität gesucht wird, und diese Hinweise dann von den Computern bei Facebook mittels »machine learning« mit anderen Daten des Nutzers verbunden werden. So entstehen im Laufe der Zeit in den Computern von Facebook »Muster« von Verhaltensweisen, die mit Suizidalität in Zusammenhang stehen und nach denen gesucht werden kann. Wenn dann im Einzelfall der Computer fündig wird, erscheint auf dem Bildschirm des Nutzers: »Jemand denkt, du brauchst Hilfe.« Facebook möchte und kann mittlerweile* damit frühzeitig

---

* Im März 2017 wurde das System der Öffentlichkeit präsentiert. Möglicherweise wurde es tatsächlich auch erst seit diesem Zeitpunkt aktiviert, wahrscheinlicher ist jedoch, dass es schon länger lernt, würde doch Facebook eher nicht einen »Service« *erst* ankündigen und *dann* nachsehen, ob er auch funktioniert. So etwas gibt es nur in der Pädagogik.

Selbstmordabsichten identifizieren und im Ernstfall Hilfe durch Freunde oder Psychologen organisieren.

Der Beweggrund hierfür waren in der Presse weithin publizierte Fälle von erfolgten Suiziden, die live in Facebook per Video zu sehen waren: Vor etwa einem Jahr filmte eine Zwölfjährige in den USA ihren eigenen Suizid und postete das Video live. Etwa einen Monat später tat dies eine 14-Jährige, und im Oktober 2017 erschoss sich in der Türkei ein 54-jähriger Familienvater vor laufender Kamera, weil sich die Tochter ohne seine Erlaubnis verlobt hatte.[13, 41]

FACEBOOK UND SELBSTMORD

Facebook hat bis in den Herbst 2017 hinein seine Algorithmen ausgiebig getestet und nach eigenen Angaben über 100 suizidale Nutzer durch spezielles Personal kontaktiert oder sogar aufsuchen lassen. Die Funktion der Erkennung von Suizidalität lässt sich nicht abschalten, man entkommt ihr also nicht. »Facebook geht es dabei natürlich nicht nur um den Schutz seiner Nutzer, sondern auch um die eigene »weiße Weste«, bemerkte hierzu die ARD-Tagesschau am 28. November 2017.[41] Denn es schade dem Image, wenn ein Unternehmen immer wieder mit ausgeführten Selbsttötungen in Verbindung gebracht werde.

Man kann diese Entwicklung positiv bewerten, wie beispielsweise Jakob Henschel vom Vorstand der Deutschen Gesellschaft für Suizidprävention: »Wenn Facebook die Posts der Nutzer ohnehin für Werbe- und Marktforschungszwecke analysiert, ist es nicht verkehrt, die Daten dann wenigstens auch für Hilfe in Krisen zu nutzen« (zit. nach 13). Man kann den »Service« aber auch für ein Trojanisches Pferd halten, mit dem der »Dienstleister« Facebook noch tiefer in unserem Privatleben herumstochern will. Dieser Verdacht wird auch durch die Tatsache bestärkt, dass Facebook-Gründer Mark Zuckerberg den »Service« in Europa wegen des hier gültigen viel strengeren Schutzes der Privatsphäre nicht eingeführt hat, zugleich aber durchblicken ließ, dass er dies gerne tun würde, wenn sich Europa dafür entscheiden könnte, seine hohen Standards für den Schutz der Privatsphäre zu lockern. Machen wir uns also nichts vor: Für Herrn Zuckerberg geht es ums Geschäft!

WESTENTASCHENPSYCHIATRIE ODER WILDER WESTEN?

Nicht anders ist das mit den vielen Apps, die sich mittlerweile um das Thema Depression ranken: Zum »testen«, ob man depressiv ist (»Depression Test«), zum »positiven Denken« (»Think more positive!«, »Optimism«) oder zur Therapie (»the easiest and most effective way to rewire your brain in just five minutes a day«).* Sie sind zwar fast alle »kostenlos«, aber wir haben ja verstanden, dass dies nur bedeutet, dass wir in einer anderen Währung als unserem Geld bezahlen: mit Informationen über uns selbst.** Aber handelt es sich

* Die Beispiele sind dem 2016 im Fachblatt *Nature* erschienenen News Feature *Pocket Psychiatry* entnommen.[2, S. 20]

** »If you are not paying anything, you are not the customer but the product sold.« (Wenn Sie nichts bezahlen, sind Sie nicht der

bei diesen auf dem Daumenkinobildschirm unseres Taschentelefons lauffähigen Programmen wirklich um den digitalen Rettungsanker (»digital lifeline«) oder den Psychotherapeuten für die Westen- oder Hosentasche (»portable therapist in every pocket«) für jedermann (»we can now reach people that up until recently were completely unreachable«)?* Sogar die Weltgesundheitsorganisation (WHO) schien das jedenfalls vor ein paar Jahren noch geglaubt zu haben, beinhaltete doch ihr Aktionsplan für die Jahre 2013 bis 2020 die Empfehlung, »die Selbstbehandlung beispielsweise durch die Nutzung von elektronischen und mobilen Gesundheitstechnologien zu unterstützen«.**

Bevor hier jedoch öffentliche Gelder fließen und womöglich in den Sand gesetzt werden, wäre es hilfreich, zunächst danach zu fragen, ob sie auch tatsächlich einen Nutzen haben. Mittlerweile gibt es über 120 Apps zur Suizidprävention, die jedoch bislang kaum wissenschaftlich untersucht wurden, wie drei Übersichtsarbeiten zu Smartphonebasierten Suizidpräventions-Programmen zeigen.[9, 32, 59] Die Wirkungen und Nebenwirkungen dieser vermeintlichen mobilen Helferlein in der Hosen- oder Westentasche sind also praktisch unbekannt, weswegen deren Nutzung von den Autoren der drei wissenschaftlichen Arbeiten hierzu nicht empfohlen wird. Auch eine kürzlich publizierte Übersicht zu *Smartphone*

Kunde, sondern das verkaufte Produkt). Es ist zwar unklar, wer dies wann zuerst gesagt hat, aber der Ausspruch macht den Sachverhalt auf jeden Fall kurz und knapp sehr deutlich.

* Auch diese Zitate entstammen oben bereits erwähnten *Nature* News Feature.[2, S. 21]

** Übersetzung durch den Autor, zitiert nach 2, S. 21.

Technologies and […] depression[18] kommt zum gleichen Ergebnis.

In dem erwähnten *Nature*-Kommentar – betitelt *Pocket Psychiatry. Mobile mentalhealth Apps have exploded onto the marked […]* – kann man nachlesen, dass sich die Digitalwirtschaft wieder einmal deutlich schneller bewegt als es durch die wissenschaftlichen Arbeiten hierzu begründet werden kann.[2] Der Chairman der *Smartphone App Evaluation Task Force* der American Psychiatric Association jedenfalls wird mit den Worten zitiert, dass sich das Ganze im Moment wie der Wilde Westen der Gesundheitsversorgung anfühle.[2, S. 21, *]

Solche Zustände wie im Wilden Westen kennt man aus anderen Bereichen wie beispielsweise der Pädagogik, wie wir dies in den Kapiteln 1 und 6 schon gesehen haben. Da wird das »digitale Lernen« von Marktschreiern ohne jeden wissenschaftlichen Hintergrund – d. h. ohne dass es Daten gäbe, die das Vorgehen empirisch begründen und damit rechtfertigen könnten – propagiert, obwohl dadurch die Bildung und die Gesundheit von Kindern ruiniert wird. Wer das nicht glaubt, besuche die *Didacta*, nach eigenen Angaben »die weltweit größte Fachmesse rund um Bildung«. Dort geht es längst nicht mehr darum, wie Kinder lernen, sondern da-

---

* Auch hierzulande gibt es die Task Force E-Health der DGPPN (Deutsche Gesellschaft für Psychiatrie und Psychotherapie, Psychosomatik und Nervenheilkunde e. V.), die einen Kriterienkatalog vorgeschlagen hat, anhand dessen »überprüft werden kann, ob eine internetbasierte Intervention sich für die Behandlung psychischer Störungen im Rahmen der klinischen Versorgung in Deutschland eignet«.[32, S. 1191]

rum, wie man verängstigten Eltern und verunsicherten Lehrern mit ein bisschen banalem »Edutainment« den Elektroschrott von Morgen verkauft. Wenn nun ein derartiger digitaler Hype auf die Medizin überschwappen sollte, wäre das mehr als peinlich. Denn in der Medizin ist ein solches Vorgehen nicht denkbar. Es würde nämlich aus verantwortungslosem puren Profitstreben Tote produzieren.

EINE EPIDEMIE WIRD ALS GESUNDHEIT VERKAUFT

Das Ausmaß der Beeinträchtigung der Gesundheit der weltweit mittlerweile 3,8 Milliarden Smartphone-Nutzer rechtfertigt längst die Rede von einer Smartphone-Epidemie, weswegen dieses Buch auch genau diesen Titel trägt. Denn Smartphones machen uns nachweislich in vielfacher Hinsicht krank, wie bereits mehrfach betont: Sie verursachen Übergewicht,[29] Haltungsschäden,[44] Unfälle, Schlafstörungen[47] Kurzsichtigkeit[48] und Sucht[45] –, sowohl nach dem Smartphone als auch nach anderen bekannten Suchtstoffen wie Alkohol und Nikotin (▸Tab. 1). Hinzu kommen Wechselwirkungen zwischen diesen Effekten, wie beispielsweise eine prädiabetische Stoffwechsellage durch Schlafmangel, die die Auswirkungen von Übergewicht verstärkt. Typ-II-Diabetes wiederum ist bei Depression erhöht – und umgekehrt.[38] Ein drittes Beispiel: Internet-Konsum wurde mit erhöhtem Blutdruck in Verbindung gebracht, was das erhöhte kardiovaskuläre Risiko von Adipositas verstärkt. Zu alledem kommen die eingangs bereits erwähnten Störungen im geistig-seelischen Bereich sowie Lernschwierigkeiten

Tab. 1: Risiken und Nebenwirkungen von Smartphones.

Körperlich	Geistig-seelisch	Gesellschaftlich
Bewegungsmangel	Angst (Fomo, Nomophobie)	geringere Bildung
Adipositas	Mobbing	geringeres gegenseitiges Vertrauen
Haltungsschäden	Aufmerksamkeitsstörungen (ADHD)	verminderte Fähigkeit zur Willensbildung
Diabetes (durch Bewegungsmangel, Adipositas und Insomnie)	Demenz	weniger Naturerleben und damit geringere Förderung von Nachhaltigkeit
Hypertonie	Depression, einschließlich Suizidalität	mehr Anonymität
Myopie	Empathieverlust	weniger Solidarität
Insomnie	verminderte Lebenszufriedenheit	mehr soziale Isolation und Einsamkeit
Risikoverhalten: Unfälle	Sucht: Alkohol- und Drogensucht	geringere Gesundheit der Bevölkerung
Risikoverhalten: Geschlechtskrankheiten	Sucht: Smartphone- und Online-Spiele-Sucht	Gefährdung der Demokratie

und Schulprobleme,[46] dadurch bedingte geringere Bildung und dadurch wiederum bedingte erhöhte Wahrscheinlichkeit von Demenz im Alter.*

* Bei allen molekularen Erkenntnisfortschritten wird gerne die grundlegende Einsicht vergessen, dass De-Mens (lateinisch: herab – Geist) ganz allgemein geistigen Abstieg meint. Für jeden Abstieg gilt: Je höher man beginnt, desto länger dauert es, bis man

Dass diese Technik heutzutage als modernster Gesundheitsbringer verkauft wird, ist etwa so, als würde die Medizin jetzt weltweit vom Zucker als neues Wunderheilmittel sprechen, weil Zucker in manchen medizinischen Notfällen (z.B. bei Diabetikern im Unterzucker) tatsächlich Gutes bewirken kann. »Die Dosis macht das Gift«, muss man hier Paracelsus wieder einmal zitieren, und zugleich realisieren, dass wir beim Smartphone gerade was unsere nächste Generation anbelangt eine hoffnungslose Überdosierung zulassen – mit all ihren Risiken und Nebenwirkungen (▸Tab. 1). Und warum tun wir das? Weil die reichsten Firmen der Welt eine gewaltige Lobby-Arbeit betreiben, um noch reicher zu werden. Dass dabei die körperliche und seelische Gesundheit sowie die Bildung der nächsten Generation leidet, ist diesen Firmen egal: Es geht schließlich um Milliarden. Dies trifft für die Pharmaindustrie auch zu, aber im Pharma-Bereich sind die Dinge sehr klar geregelt: Die Wirkungen müssen nachgewiesen und die Nebenwirkungen bekannt und als vergleichsweise gering bewertet werden, damit eine neue medizinische Prozedur auf den Markt kommen darf.

Betrachtet man die Wirkungen und Nebenwirkungen des Smartphones unter diesem Gesichtspunkt, dann ergibt sich sehr klar: Im Vergleich zur Evidenz für die deutlich gesundheitsrelevanten Risiken und Nebenwirkungen nimmt sich die Evidenz für die Wirkungen bescheiden aus: Mehr als kleine, bislang nicht replizierte Studien, die meist Pilotcharakter hatten und zudem auch noch von den Herstellern der

---

unten ist. Entsprechend ist die (in jungen Jahren erreichte) Bildung eines Menschen der stärkste protektive Faktor gegenüber einer Demenz im Alter.[35]

Apps finanziert und durchgeführt wurden, gibt es nicht. Das sagen auch die mittlerweile vorliegenden Reviews und Metaanalysen zum Thema Smartphone und Gesundheit im Allgemeinen sowie zu Smartphone-Apps bei Depression im Besonderen.[12]

Dem anfänglichen Enthusiasmus – sogar bei der Weltgesundheitsorganisation (WHO) und dem britischen National Health Service (NHS) – folgte die Ernüchterung: Nachdem man eine Liste von »sicheren und vertrauenswürdigen« Apps publiziert hatte, ergab eine Untersuchung der 14 zur Behandlung von Depression und Angst empfohlenen Apps, dass nur für vier davon irgendeine Form von Evidenz zur Effektivität vorlag. Die Autoren der Studie folgerten entsprechend: »[…] um zu gewährleisten, dass die Apps nicht mehr Schaden als Nutzen anrichten, ist es wichtig, dass die derzeit vom Nationalen Gesundheits-Service (NHS) empfohlenen Apps, die entweder keine beweiskräftigen Methoden zu ihrer Prüfung nutzten oder deren Prüfung keinen Anhalt für deren Effektivität ergab, von der Liste gestrichen werden«.[34] Das geschah dann auch, nicht nur beim britischen NHS, sondern auch bei der (globalen) WHO. Denn gerade die Empfehlungen bekannter öffentlicher Behörden werden von vielen Menschen kaum hinterfragt und ernst genommen. Zudem führen unbewiesene Behauptungen oft zu unbegründeten Hoffnungen gerade bei denjenigen, die besonders verletzlich sind und wenig für ihr Schicksal können: ängstliche, sozial schwache bzw. benachteiligte Menschen. Es ist also ganz ähnlich wie in der Pädagogik, wo es immer Kinder trifft, die noch keine Verantwortung für sich selbst tragen können! Dies darf ein funktionierendes Gemeinwesen nicht zulassen. Im Hinblick auf das Gesundheitswesen funktionieren die hierfür eingerichteten Mechanismen auch: »Der Kauf und die Nutzung von Apps, deren klinische Wirksamkeit noch nicht nachgewiesen wurde, stellt nicht nur eine mögliche Geldverschwendung dar, sondern kann auch zu einer Vergrößerung der Angst gerade bei denjenigen führen, die zugleich das höchste Maß an Bedürftigkeit und die geringsten Zugangsmöglichkeiten zu wirksamen Therapien aufweisen«, schreiben die Autoren der Studie,[33, S. 98] die letztlich dazu geführt hat, dass Empfehlungen der Weltgesundheitsbehörde (WHO) zurückgezogen wurden.

Im Hinblick auf das Erziehungswesen provoziert dies durchaus die Frage: Wann und wo geschah dies – das Eingeständnis falscher Entscheidungen seitens der Behörden angesichts neuer wissenschaftlich begründeter Tatsachen – jemals in der Pädagogik?* – die Antwort auf diese Frage macht den Mediziner mit Recht stolz und sollte allen Pädagogen Grund zum Nachdenken sein! Noch einmal: In der Medizin müssen neue Verfahren *vor* ihrer Einführung getestet und für besser als bisherige Verfahren befunden worden sein. Sonst werden sie eben *nicht* eingeführt. In der Pädagogik wird erst eingeführt und dann nachgesehen, ob das Ganze etwas bringt. Oft genug zeigte sich dann, dass es nichts bringt und sogar schadet; wobei die Beispiele von der Mengenlehre in der ersten Klasse über die Einführung des Taschenrechners, des Schreibens nach Gehör oder des G8 (also des 8-jährigen Gymnasiums) bis hin zur Einführung von PCs Laptops, Whiteboards, Tabletts, WLAN und Smartphones reichen.

---

* Warum ist uns unsere Gesundheit so sehr viel wichtiger als uns unsere Kinder sind?

KRANKHEITS-APPS

Neben der Depression (zu der es über 1500 Smartphone-Apps gibt) findet sich eine ganze Reihe von Krankheitsbildern, zu deren Diagnose und/oder Therapie mittlerweile Apps vorliegen. Zum Diabetes beispielsweise wurden noch mehr Apps – mehr als 1700 – entwickelt.[35] Und obgleich dieses Krankheitsbild

- in seiner Pathophysiologie wesentlich besser verstanden ist als die Depression und
- klare, d. h. verlässliche und eindeutig interpretierbare Outcome-Variablen existieren (z. B. der Blutwert HbA1c),

zeigen erste randomisierte, kontrollierte Studien zu Diabetes-Apps keinen Effekt.[20, 58] Da wundert es kaum, dass die Dinge bei dem wesentlich komplexeren Sachverhalt der Depression nicht besser liegen: Smartphone-Apps zur Diagnose und Therapie der Depression versprechen viel und es gibt sie zu Hauf. Sie halten jedoch bislang nicht, was sie versprechen und beinhalten stattdessen Risiken und Nebenwirkungen. Hinzu kommen die bekannten Risiken und Nebenwirkungen des Smartphone-Gebrauchs selbst.

Im Bereich der Nervenheilkunde sind diese Erkenntnisse besonders relevant, liegt doch gerade bei psychisch kranken Menschen eine besonders hohe Vulnerabilität (Verletzlichkeit) vor im Hinblick auf Vertrauensbildung und Vertrauensverlust. Daher ist an dieser Stelle auch zu vermerken, dass Untersuchungen zur Datensicherheit bei Gesundheits-Apps ein erschreckendes Bild abgaben: Die Mehrheit der Produkte gab *private* Daten *unverschlüsselt* auf die Server der Anbieter weiter, oft ohne dies dem Nutzer mitzuteilen oder ihn zumindest auf das Ausmaß und die Tatsache der fehlenden Verschlüsselung hinzuweisen.[17, 21, 23, 24] Eine Studie von 24405 (!) Mobile Health Apps ergab bei mehr als 95 Prozent von ihnen mindestens eine Sicherheitslücke im Hinblick auf den Schutz der Privatheit der Daten.[10]

Schließlich muss noch berücksichtigt werden, dass die Nutzung von Smartphones bekanntermaßen direkte negative Auswirkungen auf den Affekt hat (▶ Tab. 2). Eine kürzlich publizierte Studie aus den USA[60] an 295 Studenten (57,1 Prozent weibl.) im Durchschnittsalter von 20 Jahren beispielsweise ergab nicht nur einen hoch signifikanten Zusammenhang der Smartphone-Nutzung mit Angst (Fomo), sondern auch mit negativem Affekt. Frauen waren insgesamt stärker betroffen als Männer. Dies liegt nicht zuletzt daran, dass Frauen sozialere Wesen sind, mehr soziale Medien nutzen, sich stärker mit anderen vergleichen und damit insgesamt noch anfälliger für die negativen Effekte von Medien wie Facebook sind. Eine Studie aus dem Libanon (nach Kuweit dasjenige arabische Land mit den meisten Smartphones pro Kopf der Bevölkerung) ging dem Zusammenhang zwischen Smartphone-Gebrauch, Depression und Smartphone-Sucht bei 688 Studenten im Alter von 21 Jahren (53 Prozent männlich) nach.[36] Die Datenerhebung fand im Herbst 2014 und Frühjahr 2015 statt, wobei nicht nur das Ausmaß der Smartphone-Nutzung, sondern auch Angst, Depression, Persönlichkeit, Smartphone-Sucht und eine Reihe anderer Variablen erfasst wurden. Das mittlere Alter beim Beginn der Smartphone-Nutzung lag bei 15,09 (± 2,12) Jahren, eine exzessive Nutzung (fünf oder mehr Stunden täglich an Wochentagen) fand sich bei 49 Prozent der Befragten. Bei einem Viertel (26,5 Prozent) der Studenten lagen Ängste vor, bei

Tab. 2: Studien zur Smartphone-Nutzung und Depression (S: Smartphone)

Autor, Jahr	Land	N, untersuchte Personen	Ergebnis
Aker et al. 2017[1]	Türkei	495 Studenten	S-Sucht geht mit Angst, Schlafstörungen und Depression einher
Chen et al. 2017[5]	China	1 441 Studenten (51,7% weibl. mittleres Alter 19,7 Jahre)	S-Sucht bei ca. 30% der Studenten; bei Männern mit Spiele App-Nutzung, Angst und Schlafstörungen assoziiert, bei Frauen hingegen mit der Nutzung sozialer Online-Netzwerke, Angst, Schlafstörungen und Depression
Choi et al. 2015[6]	Südkorea	448 Studenten	S-Sucht korreliert negativ mit depressiven Symptomen bei Gesunden
Demirci et al. 2015[11]	Türkei	319 Studenten (203 weibl. mittleres Alter 20,5 Jahre)	high S-User (n = 127) im Vergleich zu low S-Usern (n = 121): mehr Depressivität, Angst, Schlafstörungen und Smartphone-Sucht
Gao et al. 2017[19]	China	722 Studenten (71,1% weibl. mittleres Alter 20,5 Jahre)	deutlicher Zusammenhang zwischen Smartphone-Nutzung und sowohl Depression als auch Neurotizismus
Kim E et al. 2017[28]	Südkorea	200 Studenten	signifikanter Zusammenhang zwischen S-Sucht und Depression
Kim HJ et al. 2017[27]	Südkorea	608 Studenten	deutlicher Zusammenhang zwischen S-Nutzung und Depression

Matar Bou-mosleh, Jaalouk 2017[37]	Libanon	688 Studenten (47% weibl. mittleres Alter 20,6 Jahre)	höhere S-Nutzung ging mit mehr Angst, Depressivität, Schlafstörungen und Smartphone-Sucht einher; zudem mit Typ-A-Persönlichkeit, jüngerem Lebensalter bei Beginn der S-Nutzung, mehr S-Gebrauch zur Unterhaltung und weniger Kontakten zur Familie
Sohn et al. 2017[44]	Südkorea	416 Schüler	Mobbing und Depressivität steht in deutlichem Zusammenhang mit erhöhter Suizidalität, Smartphone-Sucht auch (2,4-fach erhöhte Suizidalität)
Thomée et al. 2012[53]	Schweden	1 127 (19–25 Jahre) 4 163 (20–25 Jahre)	dauernde Erreichbarkeit durch Handy und Nutzung am Abend führt besonders zu Schlafstörungen und Depression, vor allem bei Frauen
Wolniewicz et al. 2017[61]	USA	295 Studenten (57,1% weibl. mittleres Alter 20 Jahre)	hochsignifikante Korrelation zwischen S-Nutzung und negativem Affekt

einem Fünftel (21,8 Prozent) eine Depression. Eine stärkere Smartphone-Nutzung ging mit mehr Angst, Depressivität, Schlafstörungen und Smartphone-Sucht* einher. Auch zeigte

* Der Zusammenhang von Smartphone-Depression und Smartphone-Sucht ist nicht völlig geklärt: Einerseits findet man bei

sich, dass eine Typ-A-Persönlichkeit (gekennzeichnet durch Aggressivität, Kompetitivität, Wut, Zynismus und geringes Vertrauen) im Gegensatz zu einer Typ-B-Persönlichkeit (charakterisiert durch Lockerheit, Entspanntheit und Geduld) eher mit höherem Smartphone-Gebrauch in Zusammenhang stand. Auch ein jüngeres Lebensalter bei Beginn der Smartphone-Nutzung, mehr Smartphone-Gebrauch zum Zeitvertreib und weniger Kontakte zur Familie (mit Hilfe des Smartphones) gingen mit einer erhöhten Smartphone-Nutzung einher. Ähnliche Ergebnisse hatten Studien aus Schweden,[52] der Türkei,[11] Südkorea[26, 27, 43] und China[19] ergeben.

Die in diesem Buch bereits mehrfach erwähnte US-Psychologin Jean Twenge beschäftigt sich seit geraumer Zeit mit den Besonderheiten der jungen Menschen in ihrem Lande. Durch ihre Analyse nationaler Todes-Statistiken sowie durch die Untersuchung einer Kohorte von mehr als einer halben Million junger Menschen kam sie dem eingangs bereits erwähnten beängstigenden Sachverhalt auf die Spur, dass sich die Selbstmorde bei Mädchen im Alter von 15 bis 19 Jahren in den USA im Verlauf von sieben Jahren (2007 bis 2015) ver-

---

erhöhtem Smartphone-Gebrauch auch erhöhte Werte für Smartphone-Sucht und Smartphone-Depression, und bei der Untersuchung von Patienten mit Smartphone-Sucht findet man auch erhöhte Werte für eine Depression. Andererseits wurde in einer Studie aus Südkorea bei 448 Studenten (also nicht bei Patienten) ein negativer Zusammenhang zwischen dem Vorhandensein einer Sucht und dem Vorhandensein von depressiven Symptomen bei Gesunden beobachtet.[6] Hierbei könnte es sich allerdings um ein Methodenartefakt (bias) handeln. Solche methodenbedingten Tendenzen (biases) sind für Smartphone-Interventionsstudien zur Verhaltenskontrolle häufig beschrieben.[62]

doppelt haben. Auch bei den jugendlichen Männern stiegen die Selbstmorde an, allerdings nicht auf das Doppelte, sondern um ein knappes Drittel (31 Prozent).* Die Studie der Kohorte von 506 820 Jugendlichen der Klassen 9 bis 12 untersuchte den Zusammenhang zwischen der Neigung, sich etwas anzutun (Psychiater sprechen von *Suizidalität* einerseits und dem Ausmaß der Nutzung von Smartphones und sozialen Online-Medien andererseits. Die Anzeichen für Suizidalität wurden durch Erfragen erfasst, wobei die ersten drei Fragen jeweils mit »ja« oder »nein« zu beantworten waren:

1. »Hast Du Dich während der vergangenen 12 Monate so richtig niedergeschlagen und hoffnungslos gefühlt, dass Du für mindestens zwei Wochen jeden oder fast jeden Tag praktisch gar nichts mehr von dem gemacht hast, was Du sonst so immer machst?«
2. »Hast Du während der vergangenen 12 Monate ernsthaft überlegt, zu versuchen Dich umzubringen?«
3. »Hast Du während der vergangenen 12 Monate einen Plan gemacht wie Du einen Selbstmord verüben könntest?«
4. »Wie oft hast Du während der vergangenen 12 Monate tatsächlich versucht, Dir das Leben zu nehmen?«

Hierbei gab es die Antwortmöglichkeiten »gar nicht«, die mit »nein« kodiert wurde, sowie die Antwortmöglichkeiten »einmal«, »zwei- oder dreimal«, »vier- oder fünfmal« sowie »sechsmal oder öfter«, die allesamt mit »ja« kodiert wurden.

So wurde die Anzahl der mit »ja« beantworteten Fragen ermittelt. Aus der psychiatrischen Forschung ist bekannt, dass depressive Symptome (grundlose Traurigkeit, Niedergeschlagenheit, Hoffnungslosigkeit), Gedanken an den eigenen

---

* CDC Twenge Psych Si 2018

Selbstmord, konkrete Vorstellungen der Ausführung (»Pläne«) und erst recht frühere Selbstmordversuche allesamt das Risiko, einen Selbstmord zu begehen, steigern. Liegt auch nur eines dieser Anzeichen für Suizidalität vor, ist die Wahrscheinlichkeit, dass es zu einem tatsächlichen Suizid kommt, erhöht.

Zusätzlich wurden in der Studie auch die Nutzung digitaler Bildschirm-Medien (in Stunden pro Tag) erfasst. Hierdurch wurde es möglich, beides in Beziehung zu setzen, wobei sich ein klarer Zusammenhang zwischen der Nutzung elektronischer Medien und der Suizidalität zeigte (▶ Abb. 2): Jugendliche, die täglich drei und mehr Stunden mit elektronischen Medien zubrachten, bejahten mindestens eine der vier Fragen zur Suizidalität um 34 Prozent häufiger als Jugendliche, die täglich nur zwei oder weniger Stunden mit elektronischen Medien zubrachten. Man braucht kaum eigens zu erwähnen, dass das mit Abstand am häufigsten verwendete elektronische Medium das Smartphone ist, und dass die häufigsten verwendeten Anwendungen bei jungen Menschen soziale Online-Medien sind. Es geht hier also um Smartphones und Facebook bzw. WhatsApp.

In deutlichem Kontrast zu den elektronischen Medien standen andere Aktivitäten, die nichts mit Bildschirmen zu tun haben. Diese wurden ebenfalls untersucht und hatten positive Auswirkungen, d. h. gingen mit einer Verminderung der Suizidalität einher. Dies waren: Sport, das Erledigen der Hausaufgaben, das Lesen von Büchern oder anderen auf Papier gedruckten Materialien, der Besuch von Gottesdiensten (in den USA ist dies unter Jugendlichen deutlich häufiger als hierzulande) und selbstverständlich vor allem auch reale, echte, Sozialkontakte, direkt mit anderen Menschen.

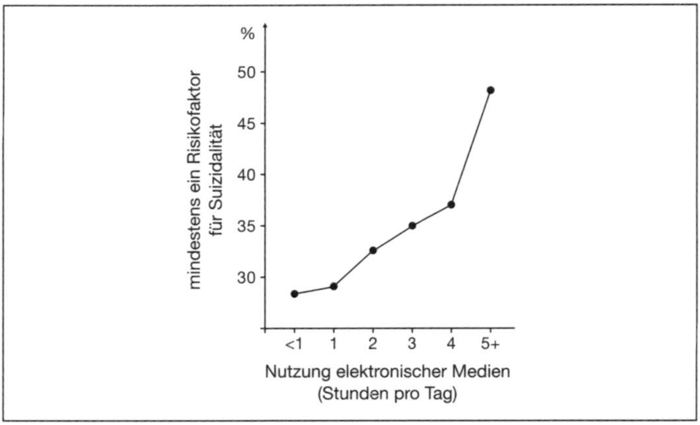

Abb. 2: Zusammenhang zwischen der Zeit mit elektronischen Medien und der Suizidalität (d. h. dem erhöhten Risiko, einen Selbstmord zu begehen) bei 15- bis 18-Jährigen (nach Twenge et al. 2018, S. 12).

Halten wir fest: Im deutlichen Gegensatz zur landläufigen Meinung, Smartphones würden uns Glück bringen, zeigen die Fakten das genaue Gegenteil: Smartphones machen uns unzufrieden, unglücklich und auf Dauer depressiv und führen sogar zu einer erhöhten Wahrscheinlichkeit, sich das Leben zu nehmen. Dies zumindest ist das Ergebnis von ernst zu nehmenden Untersuchen US-amerikanischer Wissenschaftler aus der jüngsten Vergangenheit. Schon lange bekannt ist, dass die Depression zu den häufigsten Krankheiten überhaupt gehört und ihre Häufigkeit gerade bei jungen Menschen deutlich zunimmt.

Diese Tatsachen dürfen nicht vergessen werden, vor allem wenn es um die bislang kläglich gescheiterten Versuche geht, das Smartphone und bestimmte Apps (von denen es mittlerweile Hunderte gibt) als Gegenmittel gegen die Depression einzusetzen. Und wenn der Chef von Facebook unsere Europäischen Datenschutzgesetze aufweichen möchte, um damit durch die vermeintlich noch bessere Nutzung von Facebook Selbstmorde zu vermeiden, dann handelt es sich im Grunde um blanken Zynismus, denn er empfiehlt damit Brandbeschleuniger zum Löschen (um einen schon in Kapitel 6 genannten Vergleich noch einmal zu bemühen). Wir sollten vorsichtig sein und uns nicht darauf einlassen.

8.

EINSAME SINGLES

Ich mag das Wort »Megatrend« nicht, weil ich ganz generell Übertreibungen und Wortneuschöpfungen mit Argwohn betrachte: *Impuls*referate und *Top*themen sind meist langweiliger als Referate und Themen. (Ist Ihnen das schon mal aufgefallen?) Geht es jedoch um die Zunahme des Daseins als Single, so ist das Wort Megatrend durchaus angebracht, denn der Trend zu einem Leben im Singular – als Einzelner – betrifft alle Bereiche des Lebens: Unsere Nahrungsmittel kommen in immer kleineren Packungen, weil nur noch einer für sich kocht und isst. Unsere Haushalte werden kleiner (▸ Abb. 1), weswegen langfristig mehr kleinere Wohnungen (für Singles) gebaut werden. Wer ein Auto kauft, überlegt sich dreimal, ob er eine spritschluckende Familienkutsche wirklich braucht oder nicht lieber einen flotten kleinen Zweisitzer erwirbt (wenn auch diese Überlegungen bislang eher weniger handlungsrelevant zu sein scheinen). Der Trend ist jedoch nicht auf die Nahrungsmittel- und Automobilindustrie oder das Baugewerbe beschränkt, sondern hat längst Einzug bis in unsere Seelen hinein gefunden, weswegen er auch die Seelenheilkunde – ein Teilgebiet der Nervenheilkunde – betrifft. Immobilien, Mobilität, Nahrung, Seelenheil – wenn ein Trend, der all dies betrifft, sich nicht *Megatrend* nennen darf, welcher sollte das dann dürfen?

SINGLES IN DEUTSCHLAND

Hierzu zunächst ein paar Fakten: In Deutschland ist der Trend zu Singularisierung seit Jahren ungebrochen. Im Jahr 2015 lag die Zahl der Haushalte in Deutschland bei knapp 41 Millionen, wovon knapp 17 Millionen Single-Haushalte waren (▸Abb. 1). Zwar leben noch immer etwa 50 Prozent der Menschen in Deutschland in einer klassischen Familie (Eltern mit einem oder mehreren Kindern), der Anteil war jedoch früher höher und nimmt seit Jahrzehnten ab. Die Anzahl der Haushalte in Deutschland nimmt viel stärker zu als die Zahl der Einwohner, sodass die Anzahl der Menschen pro Haushalt abnimmt.

Hinzu kommt: Unsere Gesetzgebung und unsere Sozialpolitik machen es möglich, dass Paare entweder gar nicht mehr heiraten und sich zudem leichter wieder trennen können: Wurde noch 1950 hierzulande nur jede zehnte Ehe geschieden, so ist es heute jede dritte. Auch Paare mit Kindern können sich einfacher trennen, sodass diese nur mit einem Elternteil aufwachsen und so schon in jungen Jahren an das »Single-Dasein« gewöhnt werden. Der Normalfall ist – bei im Mittel 1,5 Kindern pro Frau – ohnehin nur *ein* Kind.

Neben der Abnahme des Stellenwerts von Ehe und Familie während der vergangen Jahrzehnte spielt in unserer Gesell-

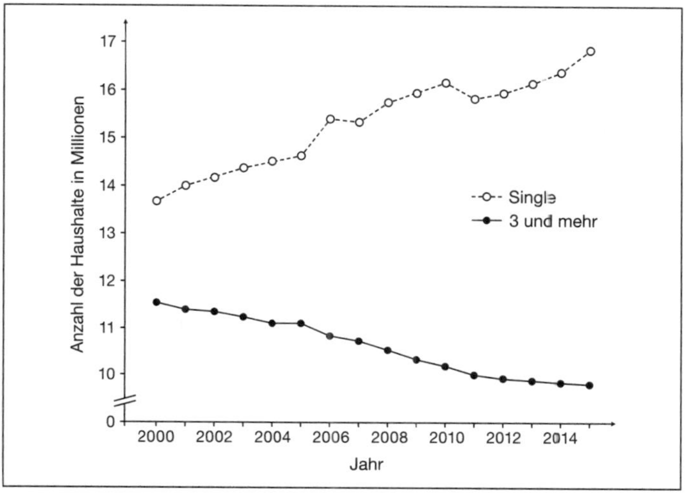

Abb. 1: Die in den Jahren 2000 bis 2015 zunehmende Zahl der 1-Personen-Haushalte und die zugleich abnehmende Zahl der Haushalte mit 3 und mehr Personen – sprich: Familien – demonstriert den Trend zur Singularisierung in Deutschland eindrücklich. Die Zahl der 2-Personen-Haushalte hat in diesem Zeitraum mit 12 720 000 (im Jahr 2000) bis 13 956 000 (2015) leicht zugenommen; die Durchschnittsgröße eines deutschen Haushalts liegt derzeit bei 2,0 Personen (8).

schaft auch das Altern für die Vereinzelung eine bedeutende Rolle: Die Menschen werden immer älter, und weil Männer im Mittel etwa sechs Jahre früher sterben als Frauen (und zudem schon bei der Eheschließung ein bis zwei Jahre älter sind), gibt es sehr viele Witwen. Diese gab es schon nach dem Zweiten Weltkrieg (man sprach von »Kriegswitwen«), der Trend zu einer »Feminisierung des Alters« (wie man dieses Phänomen in der einschlägigen Literatur nennt) ist jedoch im achten Jahrzehnt nach dem Krieg steigend. »Derzeit beträgt der Frauenanteil bei den 60-Jährigen und Älteren über 60%. Mit zunehmendem Alter wächst dieser Anteil noch weiter an«, kann man hierzu im *Handbuch Sozialplanung für Senioren* nachlesen.[14] Zwar ist der 2-Personen-Haushalt (zumeist verheiratet) mit knapp 50 Prozent derzeit noch die häufigste Wohnform im Alter. Aber das Handbuch konstatiert weiter: »Immer mehr Menschen leben im Alter allein. Dies trifft bundesweit auf etwa 40 Prozent der Bevölkerung ab 65 Jahre zu, in Großstädten liegt der Anteil noch höher. Davon sind 85 Prozent Frauen. Ein Grund dafür sind die weiterhin höheren Sterbeziffern bei Männern. Zunehmend bestimmen aber auch älter werdende Singles (Ledige, Geschiedene bzw. getrennt Lebende) den Trend zur Singularisierung des Alters, darunter überdurchschnittlich häufig Männer«. Die (wenigen übrig bleibenden) Männer machen es also den Frauen nach und holen auf, was ihre Vereinzelung und Vereinsamung anbetrifft!

STÄDTE UND SMARTPHONES

Auch zwei andere große Trends befeuern den Trend zur Vereinzelung: der Trend zum Leben in der Stadt (Urbanisierung) und der Trend zu immer mehr Zeit mit elektronischen Medien (Mediatisierung). Vor allem in den Entwicklungsländern bewirkt die zunehmende Urbanisierung einen starken Einbruch der Geburtenraten. So liegt die Geburtenrate in Addis Abeba/Äthiopien oder in vielen vietnamesischen Städten bei 1,4 und damit sogar noch *unter* der durchschnittlichen, bekanntermaßen geringen, Geburtenrate von 1,5 im (hoch entwickelten) Deutschland. In der iranischen Hauptstadt Teheran bekommen die Frauen durchschnittlich noch weniger Kinder – nämlich nur 1,3 je Frau.

Fragt man die Leute danach, warum ältere Menschen Single sind, so unterscheiden sich Männer und Frauen teilweise in ihren Antworten: Während als Hauptgrund von 28,7% der Männer »ich bin zu schüchtern und lerne wenig Menschen kennen« angegeben wird (Frauen sagen dies nur zu 16,1%), ist der häufigste (30,2%) von Frauen genannte Grund »meine Ansprüche an einen Partner sind zu hoch« (Männer: 25,5%). Fast doppelt so viele Frauen (9,7%) halten sich für zu alt (Männer 5,9%), und mehr als doppelt so viele Frauen (12,4%) wie Männer (5,9%) meinen, sie schüchtern andere ein. Im Hinblick auf das Bedürfnis nach Unabhängigkeit (»ich möchte meine Unabhängigkeit noch nicht aufgeben«: Männer 27,7%, Frauen 26,6%), eine enttäuschte Liebe (»ich bin unglücklich verliebt«: Männer 10,7%, Frauen 10,4%) oder die Bedeutung der beruflichen Tätigkeit (»mir ist mein Beruf zur Zeit wichtiger«: Männer 15,4%, Frauen 15,6%) unterscheiden sich beide Geschlechter hingegen kaum.[9] In etwa der Hälfte aller Fälle scheint das Single-Dasein älterer Menschen nach dieser Statistik eher selbst gewählt zu sein.

Wer aus den genannten Fakten ableitet, die Singularisierung sei vor allem ein Problem älterer Menschen, der irrt. Der Trend ist vielmehr gerade bei jungen Menschen am stärksten ausgeprägt. Dies hängt u. a. mit dem zweiten genannten Trend zu einer stark zunehmenden Mediatisierung unseres gesamten Lebens zusammen. Hiervon betroffen sind vor allem die jüngeren Menschen. Die Digitalisierung bringt Menschen nämlich nicht, wie oft behauptet wird, zusammen, sondern bewirkt eine Zunahme von Unzufriedenheit, Depression und Einsamkeit – insbesondere die sozialen Online-Netzwerke, wie schon im vergangenen Kapitel dargestellt.

ONLINE MACHT JUNGE MENSCHEN EINSAM

In einer im *American Journal of Preventive Medicine* Anfang des Jahres 2017 publizierten Studie, an einer für die USA repräsentativen Stichprobe von 1787 Erwachsenen im Alter von 19 bis 32 Jahren, untersuchten die Autoren den Zusammenhang zwischen dem Erleben von Einsamkeit* und der Nutzung von sozialen Online-Medien.[16] Sowohl die verbrachte Zeit als auch die Häufigkeit des Aufrufens von insgesamt elf sozialen Online-Medien – *Facebook, Twitter, Google+, YouTube, LinkedIn, Instagram, Pinterest, Tumblr, Vine, Snapchat* und *Reddit* – wurden gemessen. Erfasst wurde aber auch das Ausmaß an erlebter Einsamkeit mittels vier Fragen. Alle Personen wurden nach ihrer erlebten Einsamkeit in drei Gruppen eingeteilt: »kaum einsam« (42%), »mäßig einsam« (31%) und »sehr einsam« (27%). Über die Gesamtgruppe verbrachten alle im Mittel 61 Minuten am Tag mit sozialen Online-Medien bzw. suchten die Webseiten im Mittel 30 Mal pro Woche auf. Nur 58 Personen (3,2%) nutzen soziale Online-Medien gar nicht. Betrachtete man nur diese beiden gemessenen Größen (erlebte Einsamkeit und Nutzung sozialer Online-Medien), so ergab sich ein klarer Zusammenhang dahingehend, dass diejenigen, die soziale Online-Medien

* Zum Einsatz kam die der aus vier Items bestehenden PROMIS-Skala[21] (*Patient-Reported Outcome Measurement Information System*).

täglich mehr als zwei Stunden nutzten, eine im Vergleich zu denen, die sie weniger als eine halbe Stunde nutzten, auf das Doppelte erhöhte Wahrscheinlichkeit aufwiesen, sich einsam zu erleben. Nicht nur die Nutzungsdauer, sondern auch die Anzahl der Aufrufe der entsprechenden Webseiten zeigte dieses Ergebnis: Diejenigen, die soziale Online-Medien wöchentlich öfter als 58 Mal aufsuchten, hatten eine um mehr als das Dreifache (Faktor 3,4) erhöhte Wahrscheinlichkeit sich einsam zu erleben, als diejenigen, die diese Medien weniger als neun Mal pro Woche aufsuchten. Auch wenn man das Einkommen, die Bildung, das Alter und Geschlecht der Teilnehmer in die Analyse der Daten miteinbezog, zeigte sich dieses Ergebnis klar: Ein deutlicher, statistisch signifikanter Zusammenhang zwischen der Nutzung sozialer Online-Medien und dem Erleben von Einsamkeit.

Man könnte nun behaupten, dass depressive, einsame oder unzufriedene Menschen eben häufiger soziale Online-Medien wie beispielsweise Facebook nutzen, dass also die Richtung des angeführten Zusammenhangs nicht von Facebook zur Unzufriedenheit, Einsamkeit und Depression geht, sondern umgekehrt verläuft. Es ist daher von Bedeutung, dass es hierzu mittlerweile Längsschnittdaten und sogar experimentelle Daten gibt, die an der Richtung des Zusammenhangs keinen Zweifel mehrlassen.

In einer Längsschnittstudie an 82 Personen im Alter von knapp 20 Jahren wurde der Zusammenhang zwischen der Nutzung von Facebook und dem subjektiven Wohlbefinden untersucht.[1] Hierbei wurden die Probanden über einen Zeitraum von zwei Wochen hinweg fünfmal täglich zu jeweils zufällig gewählten Zeiten per SMS kontaktiert, um das subjektive Wohlbefinden im Augenblick sowie die Lebenszufrie-

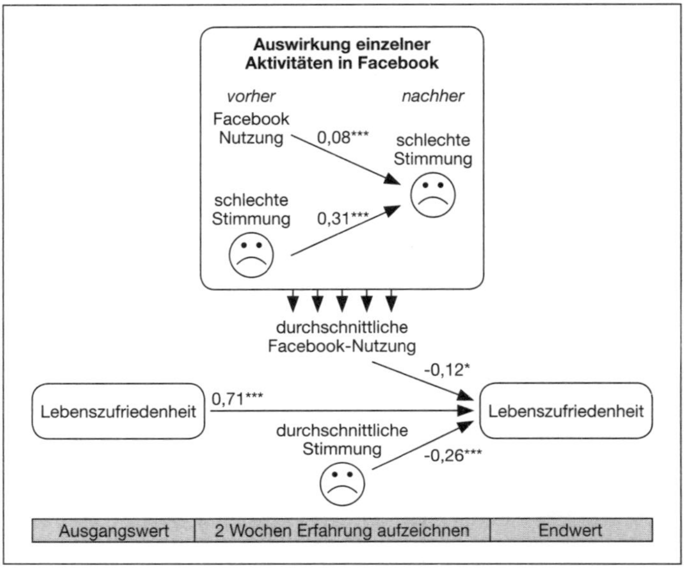

Abb. 2: Die Nutzung von Facebook bewirkt eine schlechtere Stimmung und eine geringere Lebenszufriedenheit (aus 17, nach Daten aus 1).

denheit insgesamt zu ermitteln. Zudem wurde gefragt, wie oft die Probanden seit dem letzten SMS-Kontakt Facebook genutzt hatten. Hierbei zeigte sich ein direkter negativer Einfluss der Facebook-Nutzung auf das subjektive Wohlbefinden in der Zeit danach (▸ Abb. 2). Ein umgekehrter Einfluss (eingeschränktes Wohlbefinden führt zu mehr Facebook-Nutzung) fand sich nicht. Weitere komplexe Analysen von zusätzlich per Fragebogen erhobenen Daten zeigten insgesamt sehr klar, dass der Effekt nicht auf andere Faktoren zurückgeführt werden kann, sondern Facebook- bzw. Internet-Nutzung zu Einbußen des Wohlbefindens führt.

Die Richtung des Zusammenhangs und damit die Kausalität konnte auch durch eine kontrollierte, randomisierte experimentelle Studie an 1095 freiwilligen Probanden aufgeklärt werden: Nach zufälliger Gruppenzuteilung musste die Hälfte der Personen für eine Woche auf die Nutzung von Facebook komplett verzichten.[11] Die Studie wurde in Dänemark durchgeführt; die Teilnehmer waren zu 86 Prozent weiblich und durchschnittlich 34 Jahre alt, hatten im Mittel 350 Facebook-Freunde und nutzen Facebook täglich für eine gute Stunde. Die Teilnehmer in der Verzicht-Gruppe hatten ihre Probleme beim Mitmachen, denn 13 Prozent von ihnen berichten, Facebook dennoch verwendet zu haben, die meisten nur einmal (weil es »dringend« war). Auch in der Kontrollgruppe gab es interessanterweise Probleme, denn deren Facebook-Nutzung ging währen des einwöchigen Experiments von der erwähnten guten Stunde auf 45 Minuten zurück, was eher zu einer Unterschätzung von Effekten führt. Insgesamt zeigte die Studie eine signifikante ($p < 0{,}001$) Zunahme der Lebenszufriedenheit bei denjenigen, die Facebook für eine Woche nicht verwendet hatten. Auch das emotionale Befinden verbesserte sich signifikant ($p < 0{,}001$), wobei die Effekte jeweils größer bei denjenigen waren, die zuvor eher viel Facebook-Nutzung betrieben haben.

Die Ergebnisse werden vom Autor klar und deutlich wie folgt kommentiert: »Jeden Tag werden Millionen von Stunden auf Facebook verbracht. Wir sind jetzt sicher besser verbunden als je zuvor, aber tut diese neue Verbundenheit unserem Wohlbefinden etwas Gutes? Nach der vorliegenden Studie lautet die Antwort nein. Erstens liefert die vorliegende Studie kausale Beweise dafür, dass das Verlassen von Facebook zu einem höheren kognitiven und affektiven Wohlbefinden führt. Zweitens zeigte die Studie, dass der (kausale)

Gewinn des Wohlbefindens im Verhältnis zur Nutzung von Facebook variiert. Der Gewinn erwies sich als am größten für schwere Facebook-Nutzer [...]. Im Klartext: wenn man ein starker Facebook-Nutzer ist, sollte man Facebook weniger nutzen, um sein Wohlbefinden zu steigern. Es mag schwierig sein, sein Facebook-Verhalten zu ändern. Wenn das der Fall ist, sollte man sich überlegen, seinen account zu löschen«.[11, S. 664 f.]

»ICH« ANSTATT »WIR«

Schließlich legen noch Daten zu den Auswirkungen von Sozialkontakten auf die Gehirnentwicklung nahe, dass eine direkte Kausalität besteht: Reale Sozialkontakte führen zu einer stärkeren Entwicklung derjenigen Bereiche des Gehirns, die mit der Verarbeitung sozialer Informationen beschäftigt sind (the »social brain«, wie diese Bereiche oft genannt werden), wie aus tierexperimentellen Daten und mittlerweile sogar aus Daten, die am Menschen gewonnen wurden, hervorgeht.[5] Der Trend zum Singular hat psychologische Konsequenzen, die den Bereich der Nervenheilkunde angehen: Singularisierung geht mit einer Betonung des »Ich« und einem Verlust des »Wir« einher, worauf zunächst Kulturkritiker wie beispielsweise Schriftsteller hingewiesen haben, und was mittlerweile auf unterschiedliche Weise empirisch untermauert wurde. Schon vor 40 Jahren nannte man die damals junge Generation der *Baby-Boomer* auch die *Generation Ich*, »mit ihrer unerwarteten Entwicklung nach dem Zweiten Weltkrieg: Dem von Millionen ganz normaler Leute genossenen Luxus, sich mit sich selbst zu beschäftigen«, wie es der US-Schriftsteller Tom Wolfe im Jahr 1976 beschrieb. Ganz nach dem Motto der erfolgreichen US-Werbefachfrau Shirley Polykoff: »Wenn ich sowieso nur ein Leben habe, möchte ich es zumindest als Blondine leben«.

Die Kinder dieser Eltern-Generation wiederum wurden mehr fotografiert, gefilmt, hofiert und in allem, was sie taten, bestätigt (was auch immer es war) als jede andere Generation zuvor. Paradigmatisch für diese noch nie dagewesene Gehirnwäsche sei die TV-Sendung *Mr. Roger's Neighbourhood* angeführt, mit der die Kinder in den USA seit den 1960er Jahren des vergangenen Jahrhunderts aufwuchsen. Insgesamt 905 zwischen 1963 und 2001 ausgestrahlte halbstündige TV-Sendungen wurden speziell für die Zwei- bis Fünfjährigen produziert. Ihr Inhalt – das Thema der christlichen Taufe »Du bist besonders!« – wurde vom immer lächelnden freundlichen Pfarrer Fred Rogers beim Ende jeder Sendung thematisiert, indem er sich in der Tür stehend an sein kleines Publikum mit den Worten wandte: »Du machst aus jedem Tag einen besonderen Tag. Und Du weißt wie: Indem Du einfach Du selber bist. Es gibt nur einen einzigen Menschen auf der Welt, der wie Du bist, und das bist Du. Und die Leute mögen Dich genau deswegen, weil Du so bist wie Du bist.«* So

* Als Vater von Kindern, mit denen ich von 1989 bis 1994 mehrfach für längere Zeiträume in den USA verbracht habe, kann ich diese Sätze fast noch auswendig, zitiere sie hier jedoch sicherheitshalber aus dem entsprechenden englischsprachigen Wikipedia-Eintrag zu *Mister Rogers' Neighborhood:* »You always make each day a special day. You know how: By just your being you/yourself. There's only one person in the whole world that's like you, and that's you. And people can like you just/exactly the way you are.«

wurde den Kindern der bereits sehr selbstbewussten Generation der *Baby-Boomer* eine noch stärkere (um nicht zu sagen: überzogenere) Selbstzentriertheit eingetrichtert, die zum einen nicht mehr durch andere christliche Werte wie Gemeinschaft, Nächstenliebe und Solidarität ausgeglichen wurde und zum zweiten jeglicher Grundlage im Sinne von Leistungsfähigkeit und -bereitschaft entbehrte. So wundert es nicht, dass auf diesem Hintergrund und verstärkt durch die Omnipräsenz digitaler Informationstechnik eine junge Generation der *Milliennials* entstand, für die wiederum die Bezeichnung *»Generation Me«*[12] oder *»Look At Me«* Generation[3, 4] verwendet wurde und noch immer wird.* Der US-Publizist Christopher Orlet bemerkte hierzu im Jahr 2007 kritisch: »Ich selbst war nicht Teil der Generation der *Mil-*

---

* Zwischen der Generation der *Baby-Boomers* (geb. Mitte der 1940er bis Mitte der 1960er Jahre) und den *Millennials* (geb. Anfang der 1980er Jahre bis Anfang des neuen Jahrtausends) liegt die *Generation X*. Sie ist zahlenmäßig weniger bedeutend, denn ihr Beginn fällt etwa mit dem Pillen-Knick zusammen, also der deutlich sinkenden Zahl der Geburten aufgrund der Entwicklung der hormonellen Kontrazeptiva (»Anti-Baby-Pille«). Man nennt sie auch die »Schlüsselkinder«, weil sie in die Zeit fielen, in der die Frauen begannen, den Lebensunterhalt der Familien mit zu finanzieren, und sie daher nach der Schule nicht selten eine menschenleere Wohnung vorfanden. Eine weitere Bezeichnung dieser Generation, die stärker als jede Generation zuvor auch von Ehescheidung und wirtschaftlichen Problemen betroffen waren, ist nach deren Fernsehgewohnheiten »MTV-*Generation*«. Die Millennials sind verglichen mit der Generation X wieder zahlenmäßig bedeutsamer, weil es in den 1980er und 1990er Jahren zu einem erneuten deutlichen Anstieg der Geburtenrate gekommen war.

liennials, die mit einer Überdosis an Selbstüberschätzung und Technologie zur Eigenwerbung aufwuchs, was in Kombination einen perfekten Sturm des Narzissmus entfesselt hat«.* Ihm zufolge wiesen im Jahr 2007 zwei Drittel der College-Studenten überdurchschnittliche Werte für Selbstverherrlichung auf – 30 Prozent mehr als 25 Jahre zuvor. Die *Millennials* seien zwar zuversichtlicher, selbstbewusster und Hals-über-Kopf in sich selbst verliebt, hätten hierzu jedoch überhaupt keinen Grund, beklagt der Autor und meint damit explizit ihre geringere Bildung, größere Oberflächlichkeit, »jämmerliche Armseligkeit« (wörtlich!) und geringere emotionale Reife. Er gebraucht den Begriff des Narzissmus hier nicht im Sinne der Psychiatrie, sondern gemäß dem allgemeinen Sprachgebrauch im Sinne von überzogener Selbstverliebtheit. Narzissten fehlt es an Rücksichtnahme und emotionaler Wärme, ihre Beziehungen sind kurz und von Unehrlichkeit und Untreue sowie von Kontrolle und Gewalt geprägt. Daher ist für das Thema der Singularisierung die nachweisliche Zunahme des mittels psychologischer Fragebögen erhobenen *Narzissmus* von großer Bedeutung. Eine Metaanalyse von Daten, die an insgesamt 49 818 Studenten aus verschiedenen Universitäten über die Jahre 1982–2008

---

* Im englischen Original lautet die gesamte Text-Passage: »I wasn't part of that millennial generation raised on an overdose of self-esteem and self-promoting technology that have combined to create a perfect storm of narcissism. Nor was I surprised to read that a study led by San Diego State University psychologists finds that about two-thirds of college students have above average scores in self-adulation. That's thirty percent more than when I was in college in 1982. These millennials make Narcissus look like a self-hating Greek«.[4]

hinweg gewonnen wurden, zeigte dies ebenso wie eine zweite Studie an 4152 Studenten der gleichen Universität über die Jahre 1994 bis 2009.[13]

Nicht nur in den USA, sondern auch in anderen Ländern wie beispielsweise Finnland wurde eine Wandlung der Werte von allgemeinen globalen und sozialen Themen hin zu privaten Themen wie Gesundheit, Tod und Einsamkeit festgestellt.[2] Ein solcher kultureller Wandel zeigt sich nicht nur in den Einstellungen, Haltungen und Gewohnheiten von Personen, sondern lässt sich auch an Kulturprodukten – z.B. Büchern, Liedertexten, Fernsehsendungen, Filmen – ablesen. Hierzu wurden in den letzten Jahren Techniken entwickelt, die es erlauben, große Mengen an Texten statistisch auszuwerten.[6, 7] Solche quantitativen Analysen von kulturellen Phänomenen haben dazu geführt, dass Vermutungen und auf eine solide Datenbasis gestellt werden können.

Die Funktion *Ngram* der Suchmaschine *Google* erlaubt solcherart statistische Auswertung von Texten, die ein einzelner Mensch niemals lesen könnte. So wurden fünf Millionen Bücher (mit bekanntem Publikationsort und -datum), davon 13 Prozent Belletristik (fiction) und 87 Prozent Sachbuch (non-fiction) nach der Häufigkeit des Vorkommens einzelner Wörter bzw. bis zu fünf Wörter langer Phrasen durchsucht, so dass Änderungen des Auftretens von Wörtern über die Zeit hinweg objektiv messbar wurden. Mit diesem Verfahren untersuchten US-amerikanische Wissenschaftler die Verwendung von Worten wie »ich« oder »wir« im Zeitraum von 1960 bis 2008, also genau den Zeitraum, in den die Veränderungen der *Baby-Boomer* bis zu den *Milliennials* fallen. Der Gebrauch von »wir« nahm um zehn Prozent ab, der von »ich« um 42 Prozent zu.[22]

In einer größeren Studie mit 40 Wörtern wurden methodische Vorkehrungen getroffen, um systematische Fehler – von der Voreingenommenheit der Wissenschaftler bis zur häufigeren Nennung von Wörtern, die gegenwärtig gebraucht werden – in der Statistik auszuschließen. So wurden Probanden rekrutiert, um individualistische oder gemeinschaftliche Wörter zu generieren, und andere Probanden schätzten diese Wörter im Hinblick auf den Grad ihrer Individualität oder Gemeinschaftlichkeit (was ihre Bedeutung anbetrifft) ein. So wurden jeweils die »Top 20« der individualistischen und gemeinschaftlichen Wörter ermittelt (▸ Tab. 1).

Die Analyse der Häufigkeiten aller 20 individualistischen Wörter ergab, dass diese zwischen 1960 und 2008 zunahmen: Die Korrelation zwischen dem Auftreten und dem Jahr betrug 0,87 ($p < 0{,}001$). Ein schlichter Vergleich der Häufigkeit des Auftretens der 20 individualistischen Wörter im Jahr 1960 (0,096 %) mit dem Jahr 2008 (0,115 %) ergab ebenfalls einen klaren Anstieg, dessen Effektstärke (bei einer Standardabweichung von 0,0063) sich mit $d = 3{,}02$ berechnen lässt. Bei den gemeinschaftlichen Wörtern gab es keine signifikanten Änderungen über die Zeit.

In einer dritten Studie wurden auf gleiche Weise Phrasen von bis zu fünf Wörtern generiert, bewertet, die jeweiligen Top 20 ausgewählt und ebenfalls nach Häufigkeit pro Jahr ausgewertet. Die Top 20 der individualistischen Phrasen lauteten (hier nur im englischen Original): »All about me, captain of my ship, focus on the self, I am special, I am the greatest, I can do it myself, I come first, I get what I want, I have my own style, I love me, I'm the best, looking out for number one, me against the world, me first, my needs, self love, self reliance, self sufficient, there's only one you.«

Tab. 1: Die in der Studie verwendeten »Top 20« individualistischen und gemeinschaftlichen Wörter (aus 12, S. 2).

Individualistische Wörter	Gemeinschaftliche Wörter
unabhängig (independent)	gemeinschaftlich (communal)
individuell (individual)	Gemeinschaft (community)
einzeln (individually)	Wohngemeinschaft (commune)
einzigartig (unique)	Einheit (unity)
Einzigartigkeit (uniqueness)	gemeinschaftlich (communitarian)
Selbst (self)	vereint (united)
Unabhängigkeit (independence)	Zusammenarbeit (teamwork)
sich selbst (oneself)	Gruppe (team)
allein (soloist)	gemeinschaftlich (collective)
Identität (identity)	Dorf (village)
personalisiert (personalized)	Stamm (tribe)
solo (solo)	Kollektivierung (collectivization)
einzeln (solitary)	Gruppe (group)
personalisieren (personalize)	Kollektivismus (collectivism)
Einzelgänger (loner)	jeder (everyone)
herausragend (standout)	Familie (family)
single (single)	teilen (share)
persönlich (personal)	Sozialismus (socialism)
allein (sole)	den Stamm betreffend (tribal)
Singularität (singularity)	Vereinigung (union)

Die 20 entsprechenden gemeinschaftlichen Phrasen waren: »All dies zusammen; Zusammenschluss; Gemeinschaftsgeist; Gemeinwohl; Gemeinschaftsleben; Sorge um die Gruppe; Beitrag zu Ihrer Gemeinschaft; es braucht ein Dorf; Gemeinschaftsgefühl; Teilen von Ressourcen; Kraft durch Einheit; die Gruppe ist sehr wichtig; die Bedürfnisse aller; gemeinsam sind wir stark; vereint stehen wir; wir sind eins; wir können es gemeinsam tun; arbeiten als Team; arbeiten für das Ganze«. Wie bei der Untersuchung der einzelnen Wörter ergab sich erneut eine signifikante Zunahme der individualistischen Phrasen über den Untersuchungszeitraum ($r = 0{,}90$, $p < 0{,}001$; Anstieg von 0,000093% im Jahr 1969 auf 0,00016% im Jahr 2008; Standardabweichung 0,00022; $d = 3{,}05$), wohingegen sich die Verwendung gemeinschaftlicher Phrasen nicht signifikant änderte.

Zusammengenommen interpretieren die Autoren ihre Ergebnisse als klares objektives Signal dafür, dass die amerikanische Kultur seit 1960 stärker von individualistischen Gedanken geprägt wird. Mit den Worten der Autoren: »Diese Studie zeigt, dass der Sprachgebrauch in Büchern den zunehmenden Individualismus in den USA seit 1960 widerspiegelt. Der Sprachgebrauch in Büchern spiegelt das größere kulturelle Ethos wider, und dieses Ethos ist zunehmend durch eine Fokussierung auf das Selbst und die Einzigartigkeit gekennzeichnet.«[12, S. 4]

Nicht nur nach den Worten, sondern vor allem nach den Taten sollte man Menschen beurteilen. Daher ist es von Bedeutung, dass der Narzissmus messbar in *Egoismus* umschlägt, wenn es um das Handeln geht: Während mehr als 90 Prozent der jungen erwachsenen Amerikaner sich positiv zu freiwilligen Hilfeleistungen äußerten, schauten mehr als die Hälfte von ihnen lieber fern oder verbrachten die Zeit mit Besuchen oder dem Lesen, anstatt etwas für einen wohltätigen Zweck zu tun. Zudem ist bekannt, dass die 18- bis 25-Jährigen von allen Altersgruppen am wenigsten für wohltätige Zwecke spenden. Dass man dies nicht einfach mit den zunehmenden wirtschaftlichen Schwierigkeiten junger Menschen in Verbindung bringen kann, zeigt sich daran, dass auch die Gewalt gegenüber anderen Menschen in den letzten zwei Jahrzehnten zugenommen hat.

Die Studenten dieser Generation interessieren sich nicht mehr für ihr Fach, sondern dafür, mit geringst möglicher Anstrengung den Abschluss zu schaffen: »This is a bottom-line society, so students are smart to seek the most direct route to the bottom line,« zitiert Orlet einen Soziologie-Professor, der dann fortfährt: »The old model was a collegial one in which students and professors alike sought knowledge for knowledge's sake. The new model is ›I paid my money, give me my grade and degree.‹«*

Neben einer Zunahme der Selbstverliebtheit (Narzissmus) lässt sich eine Abnahme des Mitgefühls (Empathie) wissenschaftlich belegen. Nachrichten über Unfälle, bei denen niemand hilft, gehören fast schon zum Alltag. Der Respekt vor Polizisten oder Ärzten nimmt ab, deren Bedrohung zu. Im Herbst 2016 stiegen vier Personen über einen Rentner, der bewusstlos vor einem Geldautomaten lag, holten Geld und stiegen nochmals über ihn, ohne zu helfen. Erst der fünfte Geldabholer half, der Mann verstarb jedoch danach in einer Klinik. »Schlägereien gab es schon immer«, sagen Polizisten,

---

* Da dieser Text nur im englischen Original richtig gut wirkt, wurde er im Haupttext so belassen. In deutscher Übersetzung lautet er etwa: »Dies ist eine Gesellschaft, bei der nur das Ergebnis zählt. So wundert es nicht, dass die Studenten schlau genug sind, den direkten Weg zum Ergebnis zu suchen. [...] Während sie früher nach dem alten kollegialen Modell zusammen mit ihren Professoren nach Erkenntnis strebten – um der Erkenntnis willen –, so lautet ihr neues Modell: ›Ich hab mein Geld bezahlt, gebt mir jetzt meine Note und meinen akademischen Grad‹«.

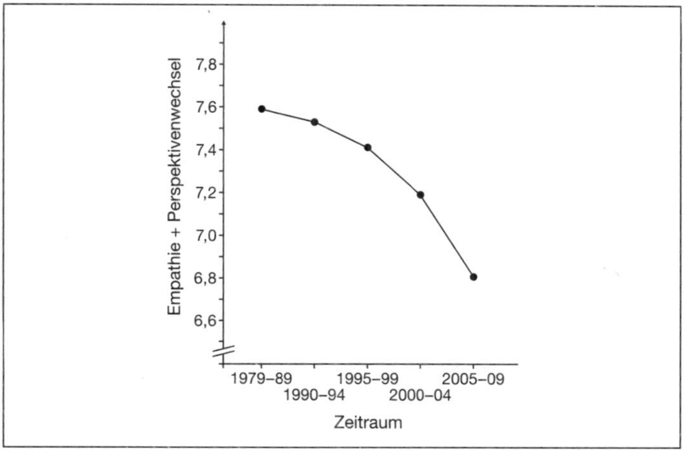

Abb. 3: Summe der Werte für die Fähigkeit zu Empathie und Perspektivenwechsel über drei Jahrzehnte hinweg. Sowohl der Rückgang der Empathie für sich ($p < 0{,}002$) als auch für Perspektivenwechsel für sich ($p < 0{,}03$) waren statistisch bedeutsam (nach Daten aus 18)*.

»aber heute treten die Leute auch dann noch ihrem Gegner ins Gesicht, wenn der schon regungslos am Boden liegt.« Solche anekdotischen Berichte illustrieren lediglich, was mittlerweile durch harte Daten belegt wurde: Die Empathie der Menschen nimmt ab.

Eine Metaanalyse von 72 Studentenbefragungen über drei Jahrzehnte hinweg (1979–2009), in die Daten von insgesamt 13 737 Studenten eingingen, ergab einen deutlichen Rückgang

* Die Autoren diskutieren die Frage nach der genauen Definition von Empathie ausgiebig und verwenden einen multidimensionalen Fragebogen, der sowohl emotionale (mit-Fühlen und mit-Leiden) als auch kognitive Aspekte (sich hineinversetzen) beinhaltet.

der Empathie *(empathic concern)* und der Fähigkeit zur Übernahme der Perspektive des Anderen *(perspective taking)*. Andere Personeneigenschaften wie deren Phantasie oder deren berichtete Probleme mit anderen, die ebenfalls erfragt wurden, waren dagegen über die Jahre konstant. Ab dem Jahr 2000 war der Empathie- und Perspektivenwechselrückgang besonders deutlich ausgeprägt (▸ Abb. 3).

In ihrer Diskussion der Frage, warum die Empathie der Menschen geringer wird, verweisen die Autoren auf parallel verlaufende Trends unter jungen Menschen hin, wie beispielsweise den einer zunehmenden materialistischen Einstellung. In einer Umfrage aus dem Jahr 2006 gaben 81% der 18- bis 25-Jährigen an, dass »reich werden« eines der wichtigsten Ziel ihrer Generation sei, für 64% war es *das* wichtigste Ziel. Nur 30% der Befragten gaben als wichtigstes Ziel »den Hilfsbedürftigen helfen« an (Pew Research Center 2007).

VERLUST VON SOZIALEM KAPITAL

Im angloamerikanischen Sprachraum ist in diesem Zusammenhang oft von *sozialem Kapital* und dessen *Verlust* die Rede. Das Wort »Kapital« führt hier jedoch in die Irre, denn gemeint sind nicht die finanziellen Ressourcen einer Person, sondern deren soziales Netzwerk. Es ist ein »elastischer« Begriff mit einer ganzen Reihe unterschiedlicher Definitionen – je nach Forschungsfeld oder Forschungsdisziplin, in der er verwendet wird.[20] Es geht um Altruismus, Vertrauen, Gemeinschaft, Zusammenhalt und damit letztlich um den »sozialen Kitt«, der eine Gesellschaft zusammenhält und deren Funktionieren überhaupt erst erlaubt. Aus medizinischer Sicht ist bekannt, dass die Höhe des vorhandenen sozialen Kapitals von deren Mitgliedern mit einer besseren Gesundheit, einer geringeren Kriminalitätsrate und einem effizienteren Wirtschaften der Menschen in einem klaren Zusammenhang steht. Daher ist der Befund, dass das soziale Kapital in manchen Gesellschaften (wie beispielsweise den USA) in der jüngeren Vergangenheit abgenommen hat, von nicht zu unterschätzender Bedeutung. So muss man aus der Sicht der Nervenheilkunde und der Allgemeingesundheit die gesellschaftliche Entwicklung zur Singularisierung kritisch betrachten.

Halten wir fest: Das Single-Dasein tut weder dem Einzelnen noch der Gemeinschaft gut. Man kann hoffen, dass das Nachdenken über diesen Trend und die heute zur Verfügung stehenden Möglichkeiten der Messung und Objektivierung dazu führen, das sich etwas ändert. Ähnlich wie die Epidemiologie und die Umweltmedizin schon viel Gutes bewirkt haben, nicht nur für den Einzelnen, sondern auch für die Gesellschaft, könnte damit auch die Nervenheilkunde mit ihren Erkenntnissen zum »sozialen Gehirn« einen Beitrag für unsere Gesellschaft leisten. Menschen sind Gemeinschaftswesen und nur in Gemeinschaft sind sie wirklich glücklich. Elektronische Medien und vor allem Smartphones trennen uns mehr als sie uns zusammen bringen – das sollten wir stärker bedenken.

9.

PHANTOM-VIBRATION

»Haben Sie jemals Vibration in Ihrer Tasche empfunden, aber als Sie Ihr Handy ergriffen, mussten Sie feststellen, dass weder ein Anruf eingegangen war, noch dass irgendetwas anderes passiert war, dass einen Vibrationsalarm hätte auslösen können? Das nennt man Phantom-Vibration und es ist real«, schrieb der US-amerikanische Psychologe Larry Rosen in seinem Buch *iDisorder* im Jahr 2012.[10, S. 54]

AKUSTISCHE UND TAKTILE HALLUZINATIONEN

Hörte man als gesunder Mensch früher gelegentlich den eigenen Namen oder die Haustürklingel,[12] obwohl niemand gerufen oder geklingelt hatte, so hört man heute sein Smartphone klingeln, auch wenn das gar nicht der Fall ist. Früher war das seltener als heute: 36% (von 375 gesunden Befragten)[9] hatten schon einmal ihren Namen gehört und nur 6,7% (von 1519 Gesunden)[15] bzw. 15,4%[8] berichteten über gelegentliche akustische Halluzinationen. Nach einer anderen Studie kamen akustische Halluzinationen bei immerhin 15,4% der gesunden Menschen vor. Über den Tastsinn betreffende Halluzinationen dagegen wurden nur von 2,2% der Gesunden berichtet.[12] Man nennt diese auch »taktile Halluzinationen«. Halluzinationen galten bei Gesunden mit einer Häufigkeit von etwa 10% als eher selten, wenn auch zu denken gibt, dass für jüngere Menschen (16–22 Jahre) ein höherer Wert von 20,8% angegeben wurde.[21]

Heute hören zwei Drittel aller Handy-Nutzer (von 320 Gesunden)[4] ihr Smartphone klingeln, wenn es nicht klingelt und 27,4% bis über 80% spüren den Vibrationsalarm, wenn er nicht aktiv ist bzw. gar kein Smartphone in der Tasche steckt. Von 290 Undergraduate-Studenten spürten volle 89% gelegentlich den Vibrationsalarm ihres Smartphones, obwohl er gar nicht aktiv war.

Man möchte dem Ganzen zunächst wenig Bedeutung beimessen. Das könnte sich jedoch ändern, sind doch Phantom-Vibrationsempfindungen zunächst einmal nichts weiter als ein Symptom übermäßiger Nutzung von Mobiltelefonen mit Vibrationsalarm. Wie häufig das ist, können wir Älteren uns wahrscheinlich kaum vorstellen. Je nach Studie schaut ein Amerikaner täglich 46[3] bis 150[1] mal auf sein Smartphone, was bei 16 Stunden wacher Zeit pro Tag »alle 20 Minuten« bis »alle 6 Minuten« bedeutet. Dies wird auch subjektiv entsprechend erlebt, wie eine Befragung des erwähnten Psychologen Rosen ergab, die er in seinem Buch beschreibt. Er fragte Smartphone- bzw. iPhone-Nutzer verschiedenen Alters, wie oft sie ihr digitales Endgerät »checken«, d.h. prüfen, ob eine Nachricht oder ein Gespräch eingegangen ist. Die vorgegebenen anzukreuzenden Antworten lauteten »nie«, »mehrmals pro Monat«, »mehrmals pro Woche«, »einmal pro Tag«, »alle paar Stunden«, »stündlich«, »alle 15 Minuten« und »dauernd« (»all the time«). Sein Befund ist verstörend und sei wörtlich übersetzt wiedergegeben: »Mehr als die Hälfte der Jugendlichen und jungen Erwachsenen gaben an, dass sie ihre Textnachrichten (SMS) *›dauernd‹* checken, obwohl sie auch *›alle 15 Minuten‹* hätten ankreuzen können!«[10, S. 55] (Übersetzung und Hervorhebungen durch den Autor).

PHANOTME IM GEHIRN

Wie dieses Nutzungsverhalten dann zum Erleben von Phantom-Vibrationen führen kann, muss man sich etwa so vorstellen: Der Körper gewöhnt sich daran, dass von einem bestimmten Ort (an dem das Gerät getragen wird) oft Vibrationen kommen. Diese kündigen Nachrichten an, und obwohl diese meist völlig unwichtig sind (»ich esse gerade Gummibärchen und was machst Du so?«), erleben Menschen – die »sozialsten Tiere« der Welt (die man auch »Informations-Junkies« nennen könnte, so sehr belohnend wirken Neuigkeiten auf uns) – solche Nachrichten als belohnend: »Hey, jemand denkt an *mich* und sendet *mir* 'ne Nachricht – das ist doch was!«, scheinen die meisten Menschen zu denken.

Und genau aus diesem Grund werden die Neuronen in unserem Gehirn, die für Vibrationsempfindungen von genau dieser Körperstelle zuständig sind, immer sensibler im Hinblick auf genau diese Empfindungen. Daher werden sie zunehmend gelegentlich auch dann feuern, wenn sich ihr Grundrauschen durch irgendeinen »Bottom-up-Input« (Stoff reibt an der Haut) bei zugleich bestehender erhöhter Sensibilität und Erwartung (»Top-down-Input« – »da könnte doch was kommen«) erhöht.

Bereits vor zehn Jahren wurden diese Dinge beschrieben.[16] Das Handy wird auf diese Weise zu einer Art Teil des eigenen Körpers, ähnlich wie eine gute Prothese. »Mobiltelefone werden im Gehirn zu einem Teil des Körpers und werden damit zu Körperteilen,« wird der Neuropsychologe Dr. William Barr von der New York University School of Medicine zitiert. Und weil das Handy eben zu einem Körperteil geworden ist, der auch dann gespürt wird, wenn er gar nicht vorhanden ist, ist die Rede von einer Phantom-Empfindung zumindest nicht ganz falsch.

Der Name »Phantom-Vibration« geht auf den Publizisten Robert D. Jones zurück, der in einem (im Dezember 2003 im *New Pittsburgh Courier* veröffentlichten Artikel) die Bezeichnung *Phantom-Vibrations-Syndrom* von einer fiktiven Psychiaterin zur Beschreibung des entsprechenden Erlebens eines Patienten verwenden lässt. Da der Artikel nicht mehr online verfügbar ist, sei hier nochmals aus dem Wikipedia-Eintrag zitiert: »der Titelheld [Dilbert erzählt] seiner Psychiaterin, dass er an Wochenenden das Gefühl habe, sein Pager (Funkmeldeempfänger) würde vibrieren, wenn er aber die Nachricht abrufen möchte, stelle er fest, dass er ihn gar nicht trage. Die Psychiaterin antwortet ihm, dass dies ein klassischer Fall des Phantom-Pager-Syndroms (*phantom pager syndrome*) sei, das bei Mitarbeitern aus dem Technologiesektor häufig auftrete und das nicht zu behandeln wäre.« Schmunzeln lässt der Fortgang der Konversation: Dilbert antwortet darauf, dass er keine Behandlung, sondern die Vibration am richtigen Ort haben will. Über Phantom-Vibration wurde also schon nachgedacht, als es noch gar keine Smartphones gab.

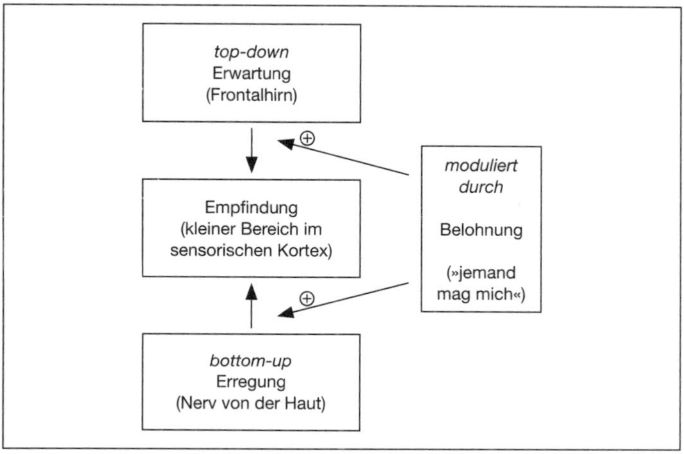

Abb. 1: Wie entsteht das Erleben von Phantom-Vibrationen? Häufig auftretende tatsächliche Vibrationen an einer bestimmten Stelle des Körpers (eben dort, wo das Smartphone am Körper getragen wird) führen zu einer Verstärkung der Übertragung dieser Signale (von genau dieser Stelle der Körperoberfläche) in das Gehirn und langfristig zu einer genaueren Verarbeitung dieser Signale. Zugleich entsteht die Erwartung, dass dieses Erleben geschehen könnte, was durch die positiven Auswirkungen des Erlebens (»irgendjemand denkt an mich«) in besonderem Maß gleichsam »angeheizt« wird. Das Zusammenspiel von Erwartung und Erfahrung steigert die Wahrscheinlichkeit, dass kleine Zufallsschwankungen der neuronalen Aktivität in den Gehirnarealen, die bei tatsächlichen Vibrationsempfindungen aktiv sind, zu einer ähnlichen Aktivierung (und damit auch Empfindung) führen, ohne dass die Körperoberfläche tatsächlich irgendwo vibriert.

Bedeutsam wurde diese Empfindungsstörung jedoch erst, weil es mittlerweile Milliarden von Smartphones gibt und diese sehr häufig verwendet werden. Es verhält sich mit Smartphones und Phantom-Vibration also ähnlich wie mit Limonade und Zahn-Karies: eigentlich ist Limonade nichts Gefährliches. Trinken jedoch Milliarden von Menschen vor allem in jungen Jahren sehr viel dieses stark zuckerhaltigen Getränks, so hat das Folgen für die Gesundheit der Zähne von sehr vielen Menschen.

STUDIEN ZU PHANTOM-VIBRATION

Glücklicherweise gibt es mittlerweile auch zum Erleben von Phantom-Vibration recht gute empirische Untersuchungen. Bis heute ist die Phantom-Vibration am besten bei Menschen untersucht, die im medizinischen Bereich arbeiten. – Kein Wunder: Krankenhäuser sind voller Funkmelder, Handys, Smartphones und anderer piepsender, summender und vor allem *vibrierender* kleiner Geräte, die das Personal über den Zustand von Patienten informieren oder jemandem irgendetwas mitteilen (z. B., dass er oder sie irgendwo dringend gebraucht wird). Von 169 Mitarbeitern eines Krankenhauses gaben in einen Fragebogen zum Erleben von Phantom-Vibration, der 17 Fragen enthielt, insgesamt 115 (entsprechend 68%) an, schon einmal Phantom-Vibrationen erlebt zu haben. Bei den meisten (68 von 112) trat dieses Erleben im Zeitraum von einem Monat bis einem Jahr nach Benutzung des entsprechenden Geräts mit Vibrationsalarm auf. 13% erlebten Phantom-Vibrationen sogar *täglich*.

Im Hinblick auf die Häufigkeit des Auftretens ließen sich vier unabhängige Faktoren isolieren, die das Auftreten begünstigen, d.h. dessen Wahrscheinlichkeit erhöhen. Assistenzärzte erleben Phantom-Vibrationen etwa 50 Prozent häufiger als Oberärzte; in der Brusttasche getragene Geräte haben einen um zwei Drittel stärkeren Effekt als am Gürtel getragene; mit jeden sechs Stunden, die das Gerät täglich am Körper getragen wird, steigt die Wahrscheinlichkeit des Auftretens signifikant um 30 Prozent; und häufigere Anwendung des Vibrationsmodus erhöht ebenfalls die Wahrscheinlichkeit des Auftretens signifikant um etwa 20 Prozent, was nicht weiter wundert, da das Phänomen ja letztlich »gelernt« ist, also auf angeeigneten Erfahrungen und Erwartungen beruht.

Unter denjenigen, die Phantom-Vibrationen erlebten, konnten 43 Personen sie durch Ausschalten des Gerätes oder Ändern des Ortes, an dem es getragen wird, vermindern. Die meisten Befragten versuchten dies jedoch gar nicht, weil sie sich kaum beeinträchtigt fühlten.[11]

In einer im Fachblatt *PLoS ONE* publizierten US-amerikanischen Studie aus dem Jahr 2013[5] wurden 74 Ärzte (28 davon Frauen, mittleres Alter 25 Jahre) am Beginn ihrer klinischen Tätigkeit und während des ersten Jahres mehrfach nach Phantom-Vibrationen gefragt. Gerade bei jungen Ärzten im ersten Jahr der Tätigkeit lässt sich dieses Phänomen gut untersuchen, denn seine Voraussetzungen – *gesteigerte Sensibilität* (Berufsanfänger!) und *häufiges* Erleben von *Vibrieren* und Klingeln des Mobiltelefons im Dienst – sind mehr als erfüllt. Direkt zu Beginn ihrer klinischen Tätigkeit traten Phantom-Vibrationen bei 78,1% auf. Im dritten und sechsten Monat wurden sie von fast allen jungen Ärzten (95,9% bzw. 93,2%) erlebt, und danach gingen diese Erlebnisse wieder auf nahezu den Ausgangswert (80,8%) zurück. Schon zwei Wochen nach Beendigung ihrer Tätigkeit erlebten nur noch die Hälfte (genau 50%) Phantom-Vibrationen.

Mit dem Hören des Klingeltons ihres Telefons ging es den jungen Ärzten ganz ähnlich: Dies trat zu Beginn bei 27,4% von ihnen auf, stieg bis auf 87,7% an, und lag zwei Wochen nach Ende der Tätigkeit noch bei 54,2%.

In der eingangs bereits erwähnten Studie an 290 Studenten von Drouin und Mitarbeitern[2] wurde der Zusammenhang zwischen Persönlichkeitsmerkmalen sowie Nutzungsgewohnheiten einerseits und der Häufigkeit des Erlebens von Phantom Vibrationen andererseits (▶ Abb. 2) untersucht.

Insgesamt zeigte sich, dass der Persönlichkeitsfaktor Gewissenhaftigkeit* das Auftreten von Phantom-Vibration vermindert, die exzessive Nutzung sowie das emotionale Reagieren auf die Vibrationsemfindungen deren Auftreten begünstigt.

Halten wir das gleiche fest, was auch eine Übersichtsarbeit zum Phänomen der Phantom-Vibration[23, S. 237] für wesentlich erachtet: »Die bisherige Forschung hat gezeigt, dass viele Menschen Phantom-Vibrationen erlebt haben, aber nur wenige finden es lästig. Vielleicht ist es aus diesem Grund, dass dies immer noch nicht als ein Bereich mit großer Wirkung für die Forschung betrachtet wird.« Die weite Verbreitung der Smartphones und die Notwendigkeit, sich auch dessen Risiken und Nebenwirkungen anzunehmen,[13, 14] lassen ver-

* Gewissenhafte Studenten mögen manche Leser vielleicht für einen Widerspruch in sich halten. Aber es gibt sie tatsächlich! Nur wenige machen sich übrigens darüber Gedanken, sodass therapeutische Interventionen für unnötig gehalten werden.[2]

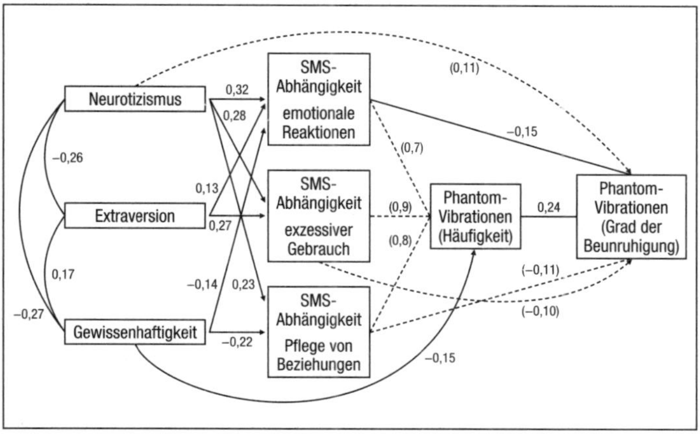

Abb. 2: Pfadanalyse zu Faktoren, die das Auftreten von Phantom-Vibrationen bedingen. Hierbei wird die Stärke von Zusammenhängen durch Zahlen wiedergegeben, die zwischen minus Eins (stärkster negativer Zusammenhang) und plus Eins (stärkster positiver Zusammenhang) liegen können. Zahlen um Null herum bedeuten nur kleine oder gar keine Zusammenhänge. Durchgezogene Linien markieren signifikante Zusammenhänge, deren Stärke und Richtung (positiv oder negativ) angegeben sind, gestrichelte Linien markieren nicht signifikante Zusammenhänge, deren Stärke und Richtung in Klammern angegeben sind (nach 2, S. 1495).

muten, dass auch das Phänomen der Phantom-Vibration in Zukunft genauer unter die Lupe genommen werden wird. So könnte das Symptom – gemäß der ursprünglichen Bedeutung des Wortes (Krankheitszeichen!) – beispielsweise in einigen Jahren als Warnzeichen für schwerere zugrundeliegende Störungen wie Facebook-Depression, Smartphone-Denkstörung oder gar digitale Demenz in den psychiatrischen Diagnoseklassifikationen auftauchen.

10.

POKÉMON GO AWAY: VERARMTE »ERWEITERTE« REALITÄT

Pokémon Go ist ein Spiel für Smartphones, das im Juli 2016 veröffentlicht wurde, nichts kostet und sich innerhalb weniger Wochen weltweit höchster Beliebtheit erfreute. Mit diesem Spiel erreichte das Prinzip der *augmented reality* (erweiterte, verbesserte Realität) erstmals eine weite Verbreitung (► Abb. 1). Sehenswürdigkeiten, Wahrzeichen oder auffällige Objekte der realen Welt werden zur Gestaltung einer Spielwelt benutzt, in der kleine Monsterchen zusätzlich zur realen Welt existieren. Dies wurde durch eine bis dahin nicht eingesetzte Kombination mehrerer Funktionen des Smartphones möglich: Mit Hilfe der Satelliten-Navigation, der Kamera, des Kompasses, des Lagesensors und des Internetzugangs werden automatisch je nach Ort und Ausrichtung der Kamera Daten abgerufen, mit deren Hilfe kleine virtuelle Monsterchen vor dem Hintergrund der realen, auf dem Bildschirm dargestellten Umgebung sichtbar gemacht werden. Name und Inhalt des Spiels gehen zurück auf eine Serie japanischer Videospiele (Erstveröffentlichung 1996), in denen kleine *Po-*

cket Monster (daher der Name Pokémon), also virtuelle böse Geister im Westentaschenformat, gefangen, gesammelt und trainiert werden konnten, um gegen andere Westentaschenmonster zu kämpfen, wodurch der Gewinner in einer virtuellen Hierarchie aufsteigt. Das Spiel Pokémon mit seinen zunächst 151 verschiedenen kleinen Monster (mit Namen, bestimmtem Aussehen und unterschiedlichen »Charakter«-Eigenschaften) wurde weltweit über 200 Millionen Mal verkauft und gehört damit zu den erfolgreichsten Videospielen überhaupt. Hinzu kamen eine Fernsehserie, 18 Kinofilme, ein Sammelkartenspiel und jede Menge anderer Kram (z. B. T-Shirts, Plüsch-Puppen, Aufkleber), der sich zu Geld machen ließ (Merchandising).

DIGITALES JAGEN UND SAMMELN

Auf der Bekanntheit der Monsterchen, deren Zahl mit neuen Auflagen des Spiels auf mehrere Hundert anstieg, baute das neue Spiel Pokémon Go auf. Wie vor 20 Jahren auch können diese »gefangen« werden, was wiederum mit Punkten belohnt wird. *Catch 'Em All* wurde zum Motto der digitalen Jäger und Sammler des 21. Jahrhunderts. Die Spieler können nämlich auch virtuelle »Eier« sammeln und sich die Monster selber »ausbrüten« (indem man sich in der wirklichen Welt fortbewegt). Man kann die Monster »trainieren« und in (ebenfalls virtuellen) Arenen gegeneinander »kämpfen« lassen.

Geld wird mit dem Spiel durch In-App-Käufe verdient: Der Spieler kauft für reales Geld Spielgeld ein, mit dem er

Abb. 1: Auch auf dem Ulmer Münsterplatz wurden die Monster gesichtet.

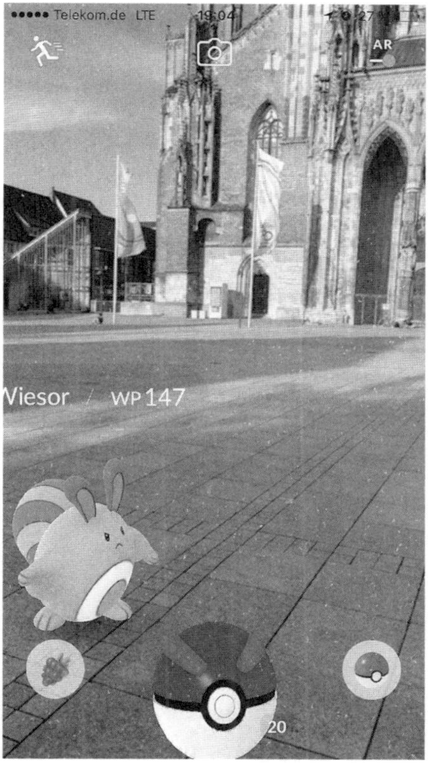

(virtuelle) Gegenstände kaufen kann, die seine Monster stärker machen und damit seine Chancen im Spiel erhöhen, besser als andere Mitspieler zu sein. Innerhalb der ersten Woche nach seinem Erscheinen wurde es zehn Millionen Mal heruntergeladen; im Februar 2017 erreichte es 650 Millionen Downloads und einen Gewinn von über einer Milliarde US-Dollar.[5, 6]

DIE MOTIVATION ZUM SPIEL

Warum machen die Leute das? Und was ist davon zu halten? Diese Fragen sind deswegen bedeutsam, weil es nicht egal ist, womit die Menschen ihre Zeit vertreiben. Man nennt das, was viele Menschen tun, auch Kultur, und jede Kultur wirkt auf die Mitglieder einer Gemeinschaft zurück: Eine gute Esskultur ist für den Einzelnen gesund, eine ordentliche Bewegungskultur auch. Von den positiven Effekten von Musik, guten Büchern oder gutem Theater einmal gar nicht zu reden. Gehen wir den beiden Fragen also anhand dessen, was zu ihnen seit dem Auftreten der neuen Kulturerscheinung Pokémon Go wissenschaftlich publiziert wurde, nach.

Der Frage zur Motivation ging ein chinesisch-amerikanisches Wissenschaftlerteam in einer Untersuchung an 262 Pokémon-Go-Spielern (45 Prozent weiblich) im Alter von 18 bis 58 Jahren (mittleres Alter: 30 Jahre) nach.[37] Durch Befragung mittels standardisierter Items und Faktorenanalyse der Daten ergaben sich sieben Motivationsfaktoren zum Spielen von Pokémon Go (jeweils ein Beispiel in Klammern):

- körperliche Aktivität (um Laufen zu gehen und die körperliche Fitness zu verbessern),
- Spaß (es macht Spaß, diese kleinen süßen Pokémon zu jagen),
- Eskapismus (um meinen Kopf frei zu kriegen)
- Nostalgie (es erinnert mich an das Schauen der Pokémon-Serie, als ich jünger war),
- Freundschaften pflegen (es macht Spaß, dies gemeinsam mit meinen Freunden zu machen),
- Bekanntschaften machen (man lernt neue Leute kennen),

- etwas erreichen (bessere Pokémon als meine Freunde zu haben).

Zudem wurden das soziale Eingebundensein (bridging, bonding), die Lebenszufriedenheit sowie das Ausmaß der Einsamkeit und die Gesundheit aller Teilnehmer mittels standardisierter Fragebögen erfasst. So wurde es möglich, die Auswirkungen unterschiedlicher Motive zum Spielen auf den Zustand der Spieler zu untersuchen. Was herauskam, überrascht kaum: Wer Spaß am Spielen und viele Freunde hat, der hat auch Spaß beim Spielen von Pokémon Go.

Bei genauerer Betrachtung zeigte sich weiterhin, dass das Spiel zwar zum Pflegen bestehender, nicht jedoch zum Erlangen neuer Freundschaften geeignet ist. Sowohl Eskapismus (Realitätsflucht bzw. Realitätsverlust) als auch Nostalgie korrelierten positiv mit Einsamkeit und die Realitätsflucht korrelierte zudem mit geringerem sozialen Eingebundensein und geringerer Lebenszufriedenheit. Dieser Zusammenhang ist aus der Literatur zur Spielsucht bekannt: Wer spielt, um die reale Welt zu vergessen, verwendet Spielen als Vermeidungsstrategie. D.h. er löst seine Probleme nicht, sondern versucht, ihnen zu entfliehen, wodurch sie über die Zeit hinweg größer werden. Dies wiederum resultiert in vermindertem Wohlbefinden, mehr Angst, Stress und letztlich Depression.

144 MILLIARDEN SCHRITTE – WIRKLICH?

Das Hauptargument, das die Befürworter des Spiels Pokémon Go anführen, ist die Notwendigkeit, sich beim Spielen dieses Spiels draußen zu bewegen. Dies wurde von Ärzten begrüßt (neben dem Bewegungsmangel wird auch der Vitamin-D-Mangel bekämpft[20]) und schien zunächst auch tatsächlich der Fall zu sein. Drei Mitarbeiter der Firma Microsoft publizierten im Dezember 2016 eine Studie an 31793 Nutzern des Fitness-Armbands von Microsoft *(Microsoft Band)*, die damit einverstanden waren, dass ihre Daten zu Forschungszwecken mit ihren anderen Online-Aktivitäten verlinkt werden durften.[1] Anhand von Suchanfragen zu »Pokémon Go« bei Microsofts Suchmaschine *Bing* wurden 1420 Spieler dieses Spiels »mit hoher Wahrscheinlichkeit« (S. 2) identifiziert und die Änderung von deren körperlicher Aktivität mit einer zufällig ausgewählten Kontrollgruppe aus 50 000 Nutzern verglichen. Von allen Personen waren auch Alter, Geschlecht, Größe und Gewicht bekannt. Die tägliche Anzahl der Schritte von Pokémon-Go-Spielern stieg tatsächlich um 1473 Schritte pro Tag an und damit um mehr als 25 Prozent des Ausgangswerts (der mit etwa 6000 Schritten deutlich unter dem von der WHO empfohlenen Wert von 10 000 Schritten lag).[34, 36]

»Trotz der kurzen Zeitspanne unserer Studie schätzen wir, dass Pokémon Go insgesamt 144 Milliarden Schritte zur körperlichen Fitness in den USA beigetragen hat«,[1] kommentieren die Autoren ihre Ergebnisse nicht ohne Stolz und halten einen Effekt des Spiels auf die Lebenserwartung der Bevölkerung der USA durchaus für möglich – würde es denn so fortgeführt. Genau dies scheint jedoch nicht der Fall zu sein, wie eine etwa zeitgleich von Wissenschaftlern der Harvard Universität durchgeführte Studie zeigt.[16] Sie führten vom 1. bis 31. August 2016 eine Online-Befragung an 1182 Amerikanern im Alter von 18 bis 35 Jahren durch, die ein iPhone 6 besaßen. Dies hat die Eigenschaft, automatisch beim Herumtragen die Schritte zu zählen, auch wenn sein Besitzer dies nicht eigens

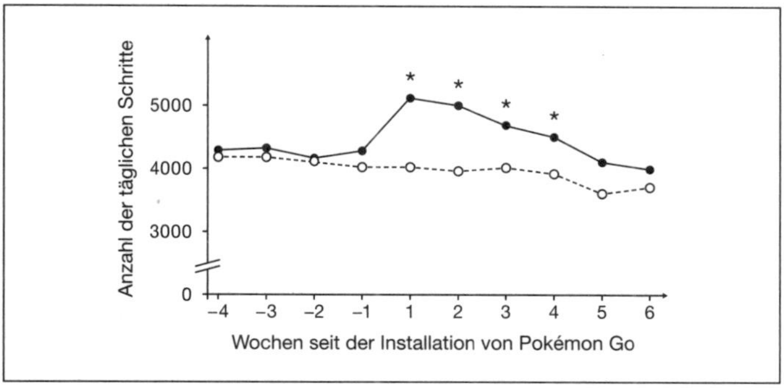

Abb. 2: Durchschnittliche Anzahl der täglichen Schritte bei den Spielern von Pokémon Go in den Wochen vor und nach der Installation des Spiels und bei den Teilnehmern der Kontrollgruppe (nach 16, Abbildung 1).

wünscht. Es geschieht einfach und wurde im Rahmen der Befragung ausgewertet. Die Pokémon-Go-Spieler (n = 560) unter den Teilnehmern unterschieden sich von den Nichtspielern (n = 622), die als Kontrollgruppe dienten, dahingehend, dass sie jünger waren, eine geringere Bildung und ein geringeres Einkommen hatten sowie eher unverheiratet und übergewichtig waren. Im Mittel hatten 90 Prozent der Spieler Pokémon Go innerhalb von zehn Tagen nach dessen Veröffentlichung auf ihr Handy geladen. Die durchschnittliche Anzahl der Schritte in den vier Wochen vor der Installation betrug 4526 (Standardabweichung: 2697) täglich. Im entsprechenden Zeitraum betrug die Anzahl der Schritte in der Kontrollgruppe im Mittel 4126 (Standardabweichung: 2930) täglich. Bei den Spielern kam es in der ersten Woche nach Beginn des Spielens im Mittel zu einer signifikanten Steigerung der täglichen Schritte um 955, die in den Wochen danach wieder auf den nicht signifikanten Wert von 130 Schritten in Woche 6 zurückging (▸ Abb. 2).

Mit Pokémon Go scheint es mithin zu sein wie mit anderen Spielen: Sie werden langweilig. Hinzu kommt ein methodischer Aspekt, der den Effekt des Spiels möglicherweise noch aufgebläht hat: Man kann nicht Pokémon Go spielen *ohne* sein Smartphone dabei zu haben. Allen anderen sportlichen Aktivitäten kann man jedoch auch ohne Smartphone nachgehen und bei vielen muss man es ablegen (z. B. Fußball). Eine Zunahme der körperlichen Aktivität könnte also im Extremfall auch dann gemessen worden sein, wenn ein Jogger zuvor nur (ohne Smartphone) durch Wald und Wiese rannte und nach dem Download das Gleiche tat und zusätzlich kleine Monsterchen mit seinem Smartphone aufspürte. In diesen Fällen hätte sich nur die Messung, nicht jedoch die tatsächliche Aktivität geändert.

WER SPIELT POKÉMON GO?

Eine deutsche Arbeitsgruppe ging im Frühjahr 2017 der Frage nach, um welche Personen es sich bei denjenigen handelt, die zu diesem Zeitpunkt noch immer Pokémon Go spielten.[28] Im Rahmen einer Online-Befragung wurden 81 aktive und 56 ehemalige Pokémon-Go-Spieler sowie 62 Personen, die nicht Pokémon Go spielten, nach ihren Spielerfahrungen, ihrer körperlichen Aktivität, Motivation zum Spiel (bzw. zum Aufhören) und ihrer Persönlichkeit (gemessen mit dem üblichen 5-Faktoren-Modell, *Big Five*) befragt (▸ Abb. 3).

Wie die Ergebnisse zeigten, war die Gruppe der »aktiven«

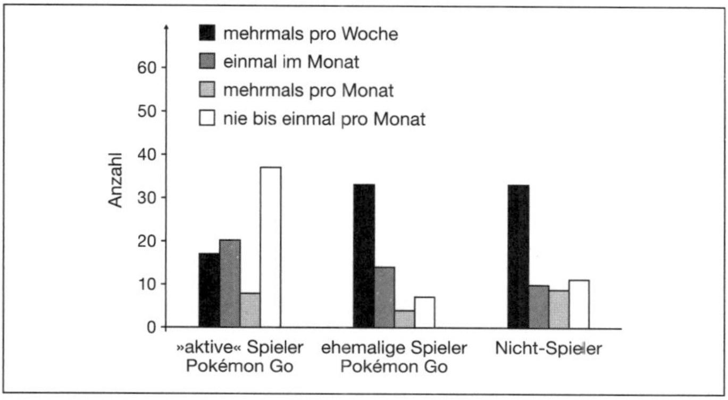

Abb. 3: Selbstbeurteilung der körperlichen Aktivität (30 Minuten Dauer, bei der man ins Schwitzen kommt) von Pokémon-Go-Spielern, ehemaligen Pokémon-Go-Spielern und Nichtspielern. Anzahl der Teilnehmer der Befragung, in den drei Gruppen, die angaben, »mehrmals pro Woche«, »einmal pro Woche«, »mehrmals im Monat« oder »einmal im Monat bis gar nicht« körperlich aktiv zu sein (der Gruppenunterschied ist mit $p < 0{,}001$ signifikant, nach Daten aus 28, 5).

Pokémon-Go-Spieler im Vergleich zu den anderen beiden Gruppen der ehemaligen Spieler und der Nichtspieler deutlich *weniger* aktiv (► Abb. 3). Interessant ist dabei, dass gut die Hälfte der Spieler ein hohes Interesse an körperlicher Aktivität angeben, die ehemaligen Pokémon-Go-Spieler dies hingegen ganz anders sehen: Für sie war die körperliche Aktivität (eher) nicht der Grund zum Spielen (► Abb. 4). Zugleich hatten fast alle der »aktiven« Pokémon-Go-Spieler tatsächlich den Eindruck, sie wären aktiver als vor dem Spielen. Bei den ehemaligen Pokémon-Go-Spielern hingegen hatte nur die Hälfte den Eindruck, während des (früheren) Spielens aktiver als sonst gewesen zu sein (► Abb. 5).

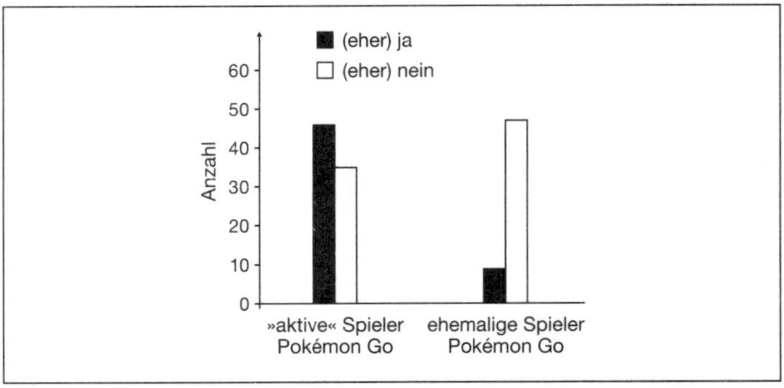

Abb. 4: Selbstbeurteilung von »aktiven« und ehemaligen Pokémon-Go-Spielern bei der Frage, ob das Spielen das Interesse an körperlicher Aktivität beeinflusst. Anzahl der Teilnehmer in den Gruppen der Spieler und ehemaligen Spieler, die mit »Ja«, »eher Ja« bzw. »Nein« oder »eher Nein« antworteten (der Gruppenunterschied ist mit p < 0,001 signifikant, nach Daten aus 28, 6).

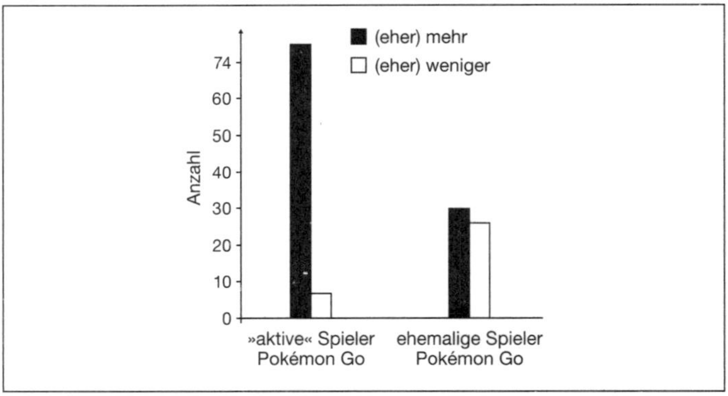

Abb. 5: Selbstbeurteilung von »aktiven« und ehemaligen Pokémon-Go-Spielern bei der Frage, ob sie durch das Spielen körperlich aktiver als sonst (gewesen) seien. Anzahl der Teilnehmer in den Gruppen der Spieler und ehemaligen Spieler, die mit »mehr«, »eher mehr« bzw. »weniger« oder »eher weniger« antworteten (der Gruppenunterschied ist mit p < 0,001 signifikant, nach Daten aus 28, 6).

Diese Ergebnisse lassen sich dahingehend interpretieren, dass sich die Leute offenbar beim Spielen einreden, sie wären aktiv (ohne es zu sein) und dies dann nach einer Weile auch bemerken. Dies veranlasst die Spieler dann innerhalb weniger Wochen, mit Pokémon Go wieder aufzuhören, wie die Studie von Howe und Mitarbeitern belegt hat. Entsprechend war in der Studie von Rasche und Mitarbeitern die Langeweile der am häufigsten von den ehemaligen Spielern genannte Grund für das Aufhören (57 Prozent der ehemaligen Spieler gaben dies an).[28] Weitere Gründe waren Enttäuschung, technische Probleme und das Fehlen von sozialen Interaktionen. Einen Einfluss von Persönlichkeitsfaktoren auf das Spielen konnten die Autoren übrigens nicht nachweisen.

Insgesamt sieht es so aus, als treffe auf Pokémon Go zu, was auch für andere Maßnahmen zur Gesundheitsförderung durch mehr Bewegung (z. B. Apps, Fitness-Traker) gefunden wurde: Nach kurzer anfänglicher Begeisterung geht der Effekt rasch gegen Null zurück. Von einer andauernden günstigen Verhaltensänderung kann also nicht die Rede sein. Und selbst die kurzfristigen Änderungen scheinen – nachdem der anfängliche Hype verflogen ist – gemäß neuerer Studien gar nicht zu existieren.

RISIKEN UND NEBENWIRKUNGEN

Pokémon Go hat keine positiven Wirkungen, jedoch ganz eindeutig Nebenwirkungen. Bereits wenige Tage nach Erscheinen des Spiels berichtete die *Washington Post* über Unfälle mit Knochenbrüchen, die durch die Unachtsamkeit von

Pokémon-Go-Spielern bedingt waren.[35] Auch in der medizinischen Fachliteratur finden sich Berichte über Unfälle, Gewalthandlungen und andere unerwünschte Effekte des Spielens von Pokémon Go.

Zwei Chirurgen aus Texas gehörten zu den ersten, die anhand von zwei Fallberichten auf die Gefahren – die »dunkle Seite der erweiterten Realität« (so der Titel ihrer Arbeit) – hinwiesen.[17] Im ersten Fall verlor der 19-jährige Fahrer eines Kleinlastwagens mit drei Passagieren auf der Ladefläche die Kontrolle über sein Fahrzeug, als er ein Pokémon am Straßenrand gegenüber sah und es während der Fahrt »fangen« wollte. Der Wagen überschlug sich, was zu Verletzungen des Fahrers und der Mitfahrer führte. Im zweiten Fall versuchte eine 58-jährige Frau einem unaufmerksamen, Pokémon Go spielenden Fußgänger auszuweichen, rammte einen Strommast und erlitt einen Beckenbruch. Eine italienische Arbeitsgruppe[38] berichtete jüngst über einen Verkehrsunfall, bei dem ein Fußgänger ohne zu schauen die Fahrbahn (Zebrastreifen) bei Rot überquerte. Der 25-jährige Mann erlitt mehrere Rippenbrüche (und dadurch einen linksseitigen Pneumothorax), brach sich den linken Ober- und den rechten Unterschenkel. Nach Intensivstation und Tagen im Krankenhaus konnte er entlassen werden. Die Autoren kommentieren das Ganze wie folgt: »Dieser Fallbericht bestätigt das hohe Verletzungsrisiko für Fußgänger, die Mobiltelefone benutzen, insbesondere wenn sie Pokémon Go spielen, was eine sehr neue Form der Ablenkung ist. […] Spielen kann zu geringer Wachsamkeit und Nebentätigkeiten zu Ablenkung führen (ein bekanntes Phänomen, das zu Verkehrsunfällen beiträgt), insbesondere bei jungen Menschen«.[38, S. 7]

Unfälle wegen Unachtsamkeit stellen keineswegs die einzige unerwünschte Wirkung von Pokémon Go dar. Eine US-amerikanische Autorengruppe von Ärzten und Psychologen warnt zusätzlich vor weiteren negativen Folgen des Spiels.[29] Die notwendige ständige Internetverbindung kann zusammen mit den In-App-Käufen erhebliche Kosten verursachen. Dies bewirkt unnötigen Streit und Stress in der Familie.

Kinder können von Pädophilen durch sogenannte »lures« (»Verlockungen«; d.h. Hinweisen von Spielern auf mögliche Orte, an denen man Pokémon finden kann) an irgendwelche Orte gelockt werden. Mit den Worten der Autoren: »Die Kombination aus Nähe, gemeinsamem Interesse und der Fähigkeit, Spieler an einen abgelegenen Ort zu locken, bringt Kinder, die Pokémon Go spielen, in eine einzigartig verletzliche Situation, [...] Eltern sollten sich vor den potenziell schwerwiegenden Folgen hüten, die sich aus der Interaktion von Kindern mit Fremden in der Nähe ergeben können.«[29, S. 676]

Auf gleiche Weise können größere Menschenansammlungen entstehen, die von Kriminellen (Taschendieben) ausgenutzt werden. »Höchst beunruhigend ist, dass die standortbasierte Funktion und der interaktive Aspekt des Spiels sogar zu Straftaten führen können. Vor kurzem ermöglichte das Spiel einen Raubüberfall ersten Grades und eine Straftat. Kriminelle nutzten die Köderfunktion, die Nutzer des nahegelegenen Pokémons benachrichtigt und ahnungslose Spieler an einen abgelegenen Ort lockte. Die mit dem Fall befasste Polizeibehörde hat eine Warnung herausgegeben: ›Wenn Sie diese Anwendung (oder andere ähnliche Anwendungen) verwenden oder Kinder haben, die dies tun, bitten wir Sie, Vorsicht walten zu lassen, wenn Sie Fremde über Ihren zukünftigen Aufenthaltsort informieren.‹«[29, S. 676]

Manche Spieler bemerken auf der Jagd nach Pokémon nicht, dass sie sich auf private Grundstücke begeben, was gerade in den USA dazu führen kann, vom Grundstückseigentümer erschossen zu werden. Oder sie bemerken keine Warnschilder und stürzen eine Klippe hinunter. So zumindest erging es zwei jungen Männern in Kalifornien, die Pokémon Go spielten und 15 bzw. knapp 30 Meter tief fielen.[12]

In Krankenhäusern, Schulen, Kindergärten, Altersheimen oder anderen öffentlichen Einrichtungen für Menschen, die speziellen Schutz brauchen, sollten die Westentaschenmonster tabu sein. Dies sind sie leider nicht, wie gerade Ärzte immer wieder vermelden.[21, 26] Auch an Mahnmalen haben Pokémon nichts zu suchen, und es stimmt nachdenklich, dass weder die Spielmacher noch die Spieler dieses letzte bisschen Taktgefühl offenbar völlig vermissen lassen. Sowohl am Holocaust-Mahnmal, dem September-11th-Mahnmal und in medizinischen Notaufnahmen werden Pokémon gesucht und gefunden.

Schließlich sei noch auf eine Arbeit hingewiesen, die auf die Auswirkungen des Spielens von Pokémon Go auf die Übertragung von Infektionskrankheiten durch Stechmücken hinweist.[25] Wenn durch das Spiel sehr viele Menschen sich im Freien aufhalten, nimmt die Wahrscheinlichkeit von Infektionen mit dem *West-Nil*-Virus oder dem *Zika*-Virus zu, so die Argumentation der Autoren. Dies sollte nicht als »allgemeines Argument gegen das Verbringen von Zeit im Freien« verstanden werden, denn die Autoren führen drei Gesichtspunkte an, weswegen das Spielen von Pokémon Go einer besonderen Aufmerksamkeit bedarf: Erstens sind die Spieler besonders unachtsam, und daher auch besonders durch ihre Umgebung (einschließlich der dort vorhandenen

Stechmücken) gefährdet. Zweitens sind die Orte im Freien nicht selten in Parks oder am Wasser gelegen, wo Stechmücken sich besonders gerne aufhalten. Zum Dritten (und diesem Gesichtspunkt scheint mir die größte Bedeutung zuzukommen) fällt das tageszeitliche Maximum des Spielens von Pokémon Go mit dem Maximum des Ausschwärmens der Überträger der genannten Viren zusammen. Der Artikel hat daher den netten Untertitel *Pokémon Go and Exposure to Mosquito-Borne Diseases: How Not to Catch 'Em All.* Halten wir fest: Wäre Pokémon Go eine neue Tablette zur Behandlung von körperlicher Inaktivität, so würden die Gesundheitsbehörden sie nicht zulassen – erstens wegen fehlender bzw. rasch abnehmender Wirkung und zweitens wegen erheblicher Nebenwirkungen.

MEHR NATUR MIT MONSTERCHEN – ODER WENIGER?

Zu den immer wieder (auch in der medizinischen Fachliteratur) angeführten positiven Konsequenzen des Spielens von Pokémon Go gehört ganz besonders die Tatsache, dass man es draußen in der Natur spielt und es daher bei den Spielern zu mehr Naturerleben und Naturverbundenheit führen würde. Dies ist nicht der Fall, wie nicht nur anekdotische Berichte, sondern auch wissenschaftliche Studien zeigen. Das Spiel führt ganz offensichtlich nicht zu einer vermehrten Beschäftigung mit der Natur, sondern lenkt von ihr ab. Ein schönes Beispiel hierfür hat der kanadische Biologe David Smith[30] in einem kleinen Bericht *A walk in the park* beschrieben, dessen anfängliche Begeisterung über Pokémon Go bald in Resignation umschlug: »Ich war beeindruckt, dass eine Smartphone-App so viele Menschen aus ihren klimatisierten Zufluchtsorten in die Natur locken konnte. [...] Bemerkenswerterweise waren alle diese Menschen auf der Jagd nach Biodiversität, die mein Biologenherz mit Freude erfüllte, bis ich mich daran erinnerte, dass sie sich nicht *für echte* Biodiversität interessierten, sondern nur für den imaginären Typ. Als ein Kanadareiher zehn Fuß entfernt von den Spielern am Fluss landete, bemerkte ihn keiner und niemand schaute von seinem Smartphone auf. Aber natürlich geben Reiher keine ›Sternenstaub‹, ›Bonbons‹ oder andere Arten von Pokémon-Punkten. Die Gruppe im hohen Gras trampelte über Blumen und kleine Sträucher und war gleichgültig gegenüber dem Verjagen von Vögeln und Eichhörnchen in ihrem Gefolge. Und das Mädchen im Teich hat versehentlich eine Entenbrut von ihrer Mutter getrennt«[30, S. 1506] (kursiv im Original). Bei ihrer Jagd nach virtuellen Monstern übersahen die Leute den Kanadareiher, der drei Meter entfernt von ihnen auf dem Wasser landete, trampelten über Blumen und Büsche und schenkten auch den Vögeln und Eichhörnchen in der Nähe keinerlei Beachtung. Ein Mädchen geriet zwischen eine Entenmutter und deren Küken. Interesse an der Natur sieht anders aus!

Nach einer im Fachblatt *Science* schon im Jahr 2002 publizierten Studie von Wissenschaftlern an der Universität Cambridge machte man sich damals um die Auswirkungen der Pokémon-Videospiele auf das Wissen von Kindern über die Natur Sorgen. Um zu messen, was Kinder verschiedenen Alters über die Tierwelt wissen, wurden ihnen jeweils zehn von 100 Karten mit Bildern bekannter Tiere oder Pflanzen gezeigt, die von den Kindern benannt werden mussten. Zum

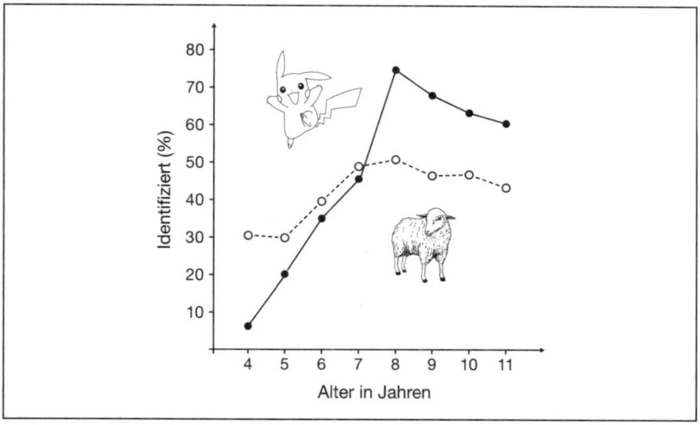

Abb. 6: Abhängigkeit der Anzahl korrekt identifizierter Bilder (in Prozent) von Pokémon-Figuren (schwarze Kreise und durchgezogene Linie; das dargestellte Beispiel zeigt Pikachu, persönliche Mitteilung meiner Söhne) sowie natürliche Tiere und Pflanzen (weiße Kreise und gestrichelte Linie). Mit acht Jahren kannten die Kinder deutlich mehr künstliche Pokémon-Figuren als natürliche Tiere und Pflanzen (aus 41, nach 9).

Vergleich wurden jeweils zehn Bilder von 100 Pokémon-Monstern gezeigt, die ebenfalls zu benennen waren. Die Auswahl und die Reihenfolge der Bilder war zufällig (randomisiert). An der Studie nahmen 109 Kinder im Alter von vier bis elf Jahren teil.[10] Bis zum Alter von sieben Jahren wurden die Kinder gefragt, die älteren Kinder gaben ihre Antworten schriftlich. Bei der Auswertung wurde darauf geachtet, dass die Sache nicht zu schwer wurde: Im Hinblick auf die Tiere und Pflanzen genügte es beispielsweise, wenn ein Käfer als »Käfer« benannt wurde (»Maikäfer« oder »Mistkäfer« war nicht notwendig).

Das Ergebnis der Studie ist in ▸Abbildung 6 dargestellt. Die 4-Jährigen erkannten im Mittel 32% der Tiere und Pflanzen, mit zunehmendem Alter wurde immer mehr erkannt, sodass die 8-Jährigen bei 53% Richtigen lagen. Danach nahm die Leistung allerdings wieder leicht ab. Anders war es bei der Benennung der Westentaschenmonster: Während die 4-Jährigen 7% richtig erkannten, lagen die 8-Jährigen bei 78% Richtigen. Ab diesem Alter waren die Kinder insgesamt bei den Pokémon signifikant besser als bei Tieren und Pflanzen.

Diese Studie zeigt sehr deutlich, dass Kinder im Grundschulalter in der Lage sind, sehr rasch sehr viel über ihre Umwelt zu lernen: Knapp 80% von 150 virtuellen Monstern beim Namen zu kennen, ist eine ordentliche Leistung! Die Frage ist nur: Wollen wir, dass die Gehirne unserer Kinder mit derartigem Müll gefüllt werden? Die Autoren jedenfalls kommentieren ihre Ergebnisse wie folgt: »Naturschützern gelingt es offensichtlich in geringerem Maße als den Schöpfern der Pokémon, das Interesse an ihren Gegenständen zu wecken: In ihren Grundschuljahren lernen die Kinder weit mehr über Pokémon als über die Pflanzen und Tiere der Natur. Beim Eintritt in die weiterführenden Schulen können sie weniger als die Hälfte der häufigen Arten benennen.

Wir wissen aus anderen Untersuchungen, dass der Verlust des Wissens über die Natur zu einer wachsenden Entfremdung von ihr führt. Die Menschen sorgen sich um das, was sie kennen. Bei einem Anstieg der in Städten lebenden Weltbevölkerung um 160 000 Menschen täglich ist es erforderlich, dass Naturschützer die Verbindung der Kinder zur Natur wiederherstellen. Nur so können die Herzen und der Verstand der nächsten Generation gewonnen werden«[9, S. 2367]

Manche sich fortschrittlich gebende Professoren der Pädagogik zerstreuen solche Bedenken mit der Bemerkung, dass es doch egal sei, ob Kinder reale oder virtuelle Wesen kennen lernen. »Hauptsache, sie lernen und haben Spaß dabei«, wird gesagt, oft noch mit dem Zusatz »und die Eltern sollten sich darüber freuen und ihren Kindern doch nicht vorschreiben, womit sie sich beschäftigen und Spaß haben sollten«. Diese Auffassung schadet jedoch den Kindern langfristig erheblich, wie eine Vielzahl von Studien zu den Auswirkungen des Erlebens von Natur auf die Gesundheit, das Befinden, Denken und Sozialverhalten zeigen.[33] Jungen Menschen die Freude an der Natur abzugewöhnen, ja sie ihnen mit erheblichem Aufwand an Hardware und Software auszutreiben, sodass sie den Wald vor lauter Monstern nicht mehr sehen, ist unverantwortlich, denn es schadet deren Gesundheit.

UNFÄLLE UND VERLETZUNGEN

Ganz allgemein wird seit Jahren über die Smartphone-bedingte Unaufmerksamkeit und dadurch bedingte Verletzungen berichtet.[32] Die neue Nutzung des Smartphones im Rahmen des Spiels Pokémon Go macht all dies nicht besser, sondern setzt hier gewissermaßen noch eins drauf. Entsprechend wurde bald nach dem Erscheinen des Spiels Kritik in den Medien geäußert (▸Abb. 7 und 8): Von Pokémon Go als »Symptom einer zunehmenden Infantilisierung« war die Rede in Artikeln wie »Die digitale Spaßkultur macht dumm«.[39] Ein anderer Beitrag[19] – betitelt: *Das Ende der Zivilisation: Pokémon Go und die Versklavung durch Technolo-*

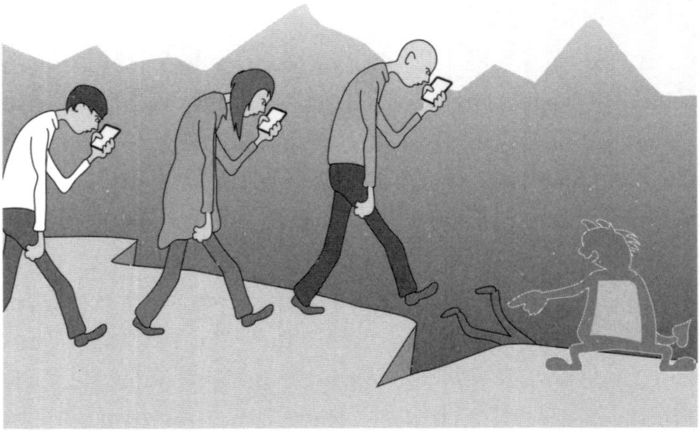

Abb. 7: Der Karikaturist Steve Cutts produzierte eine ganze Reihe beißend satirischer Cartoons zur Kulturkritik an Pokémon Go (https://stevecutts.wordpress.com) (Abb. nachgezeichnet/modifiziert)

gie – spricht von einer »schockierende[n] Kulmination von Sucht, Hedonismus, Ignoranz und fehlender Selbstbeherrschung.« Und weiter: »Mit dem Pokémon-Go-Wahnsinn haben wir zweifellos ein neues Level der Degenerierung erreicht. Menschen laufen durch die Gegend wie Borg-Dronen aus StarTrek, buchstäblich ferngesteuert – von einem Computersystem und den Interessen dahinter. Die Aufgabe im Spiel ist völlig sinnlos. Menschen werden süchtig. Das öffentliche Leben wird beeinträchtigt, echte Kommunikation erstickt. Wieder einmal wurde den Menschen eine hochentwickelte Technologie hingeworfen, die sie fasziniert, die sie aber weder verstehen noch beherrschen«. Auch in den USA wurde durchaus Kritik laut. Das monatlich erscheinende Kulturblatt *The Atlantic* publizierte eine Arbeit des Titels *The*

Abb. 8: Dieses bekannte aber namenlose Bild verdeutlicht die Versklavung des Menschen durch Westentaschenmonster wie vielleicht kein anderes (modifiziert).

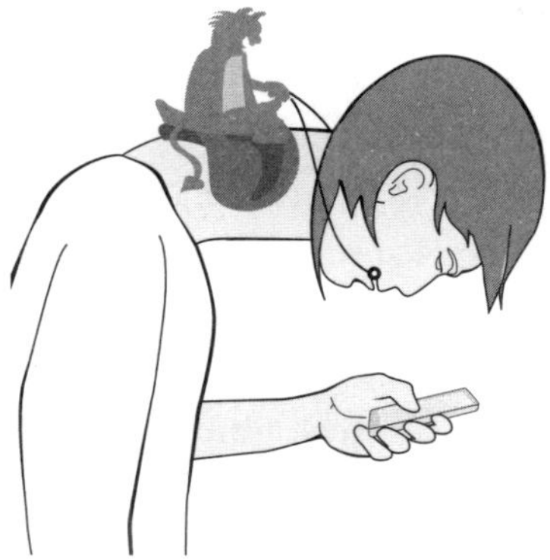

Tragedy of Pokémon Go, in der zu lesen ist: »Die Pokémonisierung der Welt als die ultimative Verwirklichung des verschmolzenen sozialen und technologischen Potenzials des modernen Lebens zu feiern, ist immer noch etwas grundlegend Ekelhaftes«.[11]

Im Gegensatz zu den USA, wo rechtliche Probleme kaum eine Rolle in der Diskussion um Pokémon Go spiel(t)en, wurde hierzulande besonders kritisch gesehen, dass Pokémon Go gegen deutsche Verbraucherschutzrechte verstößt. Das Spielverhalten inklusive der aktuellen Geolokalisierung eines jeden Spielers wird von Pokémon erfasst, und diese Daten werden in den USA weiterverarbeitet, wo bekanntermaßen ein Datenschutzrecht herrscht, das besagt, dass solche Daten demjenigen gehören, der sie sammelt.

Schon beim Erscheinen der Pokémon-Videospiele waren verantwortungsbewusste Eltern, Lehrer und Erzieher entsetzt: In einem Rundbrief des Vereins für die Familie aus dem Jahr 2000 konnte man lesen: »Eltern und Lehrer, Erzieher, Großeltern, Verwandte und überhaupt alle Erwachsenen haben es in der Hand, diesem Gift, dem unsere Kinder da ausgesetzt werden, etwas entgegen zu setzen. Zunächst müssen und können Kinder darüber aufgeklärt werden, [...] welche verheerenden Auswirkungen es auf ihr Gemüt hat. Einige Lehrer haben das bereits mit Erfolg praktiziert: Auch begeisterte Pokémon-Fans hören aufmerksam zu, wenn der Lehrer ihnen sagt, dass es ihm nicht darum geht, ihnen etwas wegzunehmen, ihnen einen Spaß nicht zu gönnen, sondern dass ihm die Kinder so wichtig sind, dass er es nicht zulassen will, dass sie für ihr Leben Schaden nehmen. [...] Darüber hinaus ist es unerlässlich, den Kindern Alternativen einer sinnvollen Freizeitgestaltung zu zeigen und sie dabei auch anzuleiten. Auch die heutigen Kinder sind durchaus für vielerlei Aktivitäten zu begeistern, die ihre Entwicklung fördern, bei denen sie Selbstständigkeit, Toleranz, Rücksichtnahme, Kooperationsfähigkeit und andere zahlreiche, für ihr Leben sinnvolle positive Eigenschaften entwickeln. Auch eingefleischte Gameboy-Spieler entwickeln eine Begeisterung z. B. [...] für das Bauen von Hütten im Wald, fürs Zelten mit Lagerfeuer oder eine Nachtwanderung, [...] für Sportspiele im Verein, ja auch fürs Singen und Musizieren.«

KRITIK DER KRITIK

Interessanterweise war es nicht die Industrie, die auf solche Kritik reagierte – dies tut sie bis heute praktisch gar nicht! Vielmehr versuchten schon damals selbstverliebte verantwortungslose Professoren der Pädagogik, den entsetzten, um die Gesundheit und Bildung ihrer Kinder besorgten Eltern ihren gesunden Menschenverstand auszureden.* Man müsse Pokémon differenziert betrachten, schließlich würden die Kinder lernen, sich zu konzentrieren, so beispielsweise die Argumentation des Züricher Pädagogik-Professors Jürgen Oelkers. Man solle doch von der neuen »Grunderwartung der Kinder, dass sie ›unterhalten‹ und nicht ›erzogen‹ werden wollen« nicht enttäuscht sein, denn die Entwicklung dieser »neue(n) Form der kommerziellen Kindheit sei unumkehrbar.« Ganz allgemein gelte: »Auf technologischen Wandel folgt zunächst immer pädagogische Kulturkritik, die solange andauert, wie die Harmlosigkeit der neuen Technologie nicht erwiesen ist«.[23]

Der Leser mag sich vergegenwärtigen, dass man mit diesem Argument *alles* für harmlos erklären kann. Nach Meinung des Pädagogen sollten sich Eltern also keine Sorgen machen. Sie tun dies aber, nicht zuletzt aufgrund der in den Spielen Pokémon wie auch Pokémon Go enthaltenen zentrale Rolle der Gewalt: Es geht in beiden Spielen ja um nichts als um eine Abfolge von Kämpfen, wobei die Figuren Entwicklungsstufen ihrer Gewalt durchlaufen.

So wundert auch nicht, dass die Spiele an vielen Schulen verboten wurden. Dies wird auf der Webseite *Academic* wie folgt kommentiert. »Hauptgrund für das Verbot ist für viele Lehrer Diebstahl und Gewalt, die in Folge der Sammellei-

* Man erkennt sie bis heute daran, dass sie am Thema vorbeireden. Eine Übersicht US-amerikanischer Psychologen[14] aus dem Jahr 2014 zum Thema, warum Videospiele gut für junge Menschen seien, beschäftigt sich beispielsweise sehr intensiv mit dem Spielen (was Kindern gut tut), um dann zu argumentieren, dass Videospiele ja auch nichts anderes seien …

denschaft auf dem Schulhof Einzug hielten. Darunter waren z. B. schon 1999 Raub und Selbstverstümmelung. Als Ursache hierfür werden unter anderem die hohen Werte der Karten von zum Teil mehr als 30 Euro je Karte angesehen. Ein weiterer Grund ist der Vorwurf des Glücksspieles. Lehrer beklagen, dass die Karten die Schüler in den Pausen vom Essen abhalten und nach den Pausen so fesseln, dass sie den Stundenbeginn verpassen«.

Auch dieser Gesichtspunkt wird von Oelkers bagatellisiert: »Auch die Gewaltängste der Erwachsenen dürften [...] überzogen sein, da bereits der Erfinder Satoshi Tajiri Gewaltlosigkeit insofern eingebaut habe, als die Monster nach einem verlorenen Kampf nicht sterben, sondern einfach vom Bildschirm verschwinden und später per »Heilung« sogar wieder in das Spiel zurückgeführt werden können.« Damit kann man *jede* Gewalt in *jedem* noch so abscheulichen Computerspiel verharmlosen, denn sie sind alle so programmiert, dass nach einem Neustart alles wieder von vorn beginnt. Sie haben damit also »Gewaltlosigkeit eingebaut«.* Das Argument entbehrt nach allem, was wir über den Zusammenhang von Gewalt im Spiel und reale Gewalt wissen,[7] jeglicher Grundlage (▸ Abb. 8).

Halten wir fest: Nicht alles, was technisch machbar ist und wirtschaftlich Gewinn bringt, sollte auf Kinder und Jugendliche losgelassen werden. Alle Macher von Kultur haben vielmehr eine Verantwortung gegenüber denjenigen, die unter Nebenwirkungen an Körper, Geist und Seele leiden und

* Es ist immer wieder erstaunlich, welchen Unsinn manche Professoren der Pädagogik verbreiten und damit dann sogar in gewissen intellektuellen Kreisen Gehör finden können!

selbst noch nicht zu entscheiden vermögen, was gut für sie ist und was nicht. Sei es ungesundes Essen (das in unserer Esskultur einen immer breiteren Raum einnimmt), ungesundes Verhalten (körperliche Inaktivität gerade junger Menschen wird weltweit zum Problem)[13] oder seien es ungesunde mediale Inhalte (die jeder verbreiten darf und dies auch tut, solange es Geld einbringt). Kultur ist ihrem Wesen nach immer auch normativ, denn es geht nicht nur darum, was Menschen erleben und tun, sondern auch darum, was sie erleben und tun sollten. Kultur kann gesund sein, unsere Bildung fördern und unsere Prosozialität steigern. Kulturprodukte, die der Gesundheit, Bildung und dem Sozialverhalten schaden – insbesondere, was die nächste Generation anbetrifft – brauchen wir nicht.

11.

POSTFAKTISCH – DIE INTELLEKTUELLE VERWAHRLOSUNG

Das *Wort des Jahres* 2016 lautete »postfaktisch«. Seit 1971 wählt die Gesellschaft für deutsche Sprache, ein von der deutschen Kultusministerkonferenz und dem Kulturstaatsminister finanzierter Verein zur Pflege, Erforschung und zu PR-Maßnahmen des Deutschen, einmal jährlich ein »Wort des Jahres«.*

Betrachtet man diese Wörter (Beispiele in ▸Tab. 1), so wird deutlich, dass es sich hier jeweils um einen Aspekt des gerade vorherrschenden Zeitgeistes handelt, der zu einem Wort kristallisiert ist. Denn Wörter entstehen und vergehen – etwa so wie Arten[7] – in einem evolutiven Prozess, der

* Seit 1981 wird jährlich auch das Unwort des Jahres gewählt (z. B. 1996: »Rentnerschwemme«, 2001: »Gotteskrieger«, 2007: »Herdprämie«, 2010: »alternativlos«, 2014: »Lügenpresse« und 2016 »Volksverräter«). Seit 2008 wird schließlich noch das Jugendwort des Jahres gewählt (2009: »hartzen«, 2015: »Smombie«) und seit 2010 der Anglizismus des Jahres (2011: »Shitstorm«).

Tab. 1: Deutsche Wörter des Jahres (Auswahl) von 1971 bis 2016

Jahr	Wort des Jahres
1971	aufmüpfig
1977	Szene
1982	Ellenbogengesellschaft
1986	Tschernobyl
1990	neue deutsche Länder
1991	Besserwessi
1992	Politikverdrossenheit
1995	Multimedia
2001	11. September
2002	Teuro
2007	Klimakatastrophe
2008	Finanzkrise
2010	Wutbürger
2011	Stresstest
2015	Flüchtlinge
2016	postfaktisch

kreativen Neuschöpfungen (in der biologischen Evolution: Mutationen) und der Passung dieser Neuschöpfungen auf die Realität, die sich in der Benutzung der Wörter durch viele Menschen ausdrückt (in der Biologie: Selektion).

»Aufmüpfig« waren die Jungen 1971, ein paar Jahre später als »Szene« erst recht. Da sie nie gelernt hatten, sich zu benehmen, wurde zehn Jahre später eine »Ellenbogengesellschaft« daraus. Auch Katastrophen mit nachhaltiger gesellschaftspolitischer Wirkung wurden zu Wörtern des Jahres (1986 Tschernobyl und 2001 der 11. September) – und so wundert es fast, dass es »Stresstest« (der für die Banken) im

Jahr 2011 geschafft hat, hatte doch »Fukushima« in diesem Jahr die weitaus größere Bedeutung – man denke nur an den deutschen Ausstieg aus der Kernkraft, dessen Kosten nach manchen Schätzungen bei mindestens 700 Milliarden liegen werden, und der zu ganz neuen politischen Realitäten (u.a. einem grünen Ministerpräsidenten in Baden-Württemberg) geführt hat.

Die deutsche Wiedervereinigung hat uns nicht nur »Neue Deutsche Länder« im Jahr 1990 gebracht, sondern auch den »Besserwessi« (1991) und die »Politikverdrossenheit« (1992), die Einführung des Euro im Jahr 2002 hätte ihm eigentlich leicht zum Wort des Jahres verhelfen können, aber stattdessen wurde dies die Art und Weise, wie seine Auswirkungen gefühlt und erlebt wurden (»Teuro«). Die jüngere Vergangenheit dürfte allen Lesern noch so geläufig sein, dass sich eine Diskussion der Wörter des Jahres erübrigt. Nun aber haben wir mit »postfaktisch« zum ersten Mal seit der Einführung des Wortes des Jahres ein Adjektiv, das also nicht einen bestimmten Ort, Sachverhalt oder Begriff meint, sondern mit dem man etwas anderes näher qualifizieren kann.

WAS BEDEUTET »POSTFAKTISCH«?

Und da fangen die Probleme an. Denn was meint »postfaktisch«* eigentlich? Wörtlich genommen kommt »post« aus dem Lateinischen und hat die Bedeutung von »nach«, wie in

* Analog zu postfaktisch ist das Englische Wort des Jahres »post-truth«. »The truth has become so devalued that what was once the

der Medizin etwa in »postoperativ« (nach der OP) »postprandial« (nach der Mahlzeit), »postiktal« (nach dem Anfall) oder »postkoital« (nach dem Geschlechtsverkehr). Was aber meint »nach den Fakten«?

Einen Fingerzeig gibt »postmodern«, was bekanntermaßen »nach dem Zeitalter der Moderne« meint. Dieses Zeitalter (etwa 1800–1950, je nachdem wann, was oder welches Sachgebiet – Philosophie, Kunst, Musik oder Architektur – man zur Verankerung heranzieht) war durch die Idee der Vernunft gekennzeichnet, die sich selbst und die Welt erkennt und dadurch den Menschen zur letzten Instanz des Denkens macht – nicht eine Autorität (der König), eine Ideologie (irgendeinen -Ismus) und nicht einmal einen Gott (es gibt ja so viele!). Wer diese Idee einmal wirklich selber gedacht und damit zugleich akzeptiert hat, wird für sie einstehen, schon allein um der Freiheit willen, 1. das zu denken, was ihm oder ihr als richtig erscheint; und 2. dann auch genau das zu tun.

Wer nur genug selber nachdenkt, der wird das Wahre, und damit auch das Gute schon selber erkennen, und die Schönheit wird ihm dabei helfen.* Das wichtigste Programm der

---

gold standard of political debate is a worthless currency«, wird in einer Video-Erklärung der Organisation ein Zeitungskommentator zitiert (Oxford Dictionary 2016).

* Ja, es gibt nicht nur wahre und gute, sondern sogar schöne Gedanken: Zum Beispiel den, dass Wahrheit, moralische Integrität und sinnliches Erleben (Aisthesis) eng zusammenhängen; und wer wollte bestreiten, dass mathematische Zusammenhänge wie beispielsweise die auf den Mathematiker Leonard Euler (1707–1783) zurückgehende Formel $e^{i\pi} = -1$ schön sein können!

Moderne, die Wissenschaft, fand allgemeine Wahrheiten – d.h. schuf Wissen – und damit auch die technischen Möglichkeiten, des Menschen und damit seine menschliche Existenz auf immer gründlichere Weise zu befriedigen und zu sichern. Wenn nun aber die Physik Atomkraftwerke und Atombomben, die Chemie Dünger und Giftgas, die Biologie Antibiotika und biologische Kampfstoffe hervorbringen können, dann verliert der einfache Mann auf der Straße den Glauben daran, dass Wissen automatisch zum Guten führt (vom Schönen einmal gar nicht zu reden!). Das Programm der Aufklärung – das Wahre, Schöne, Gute – ein Irrweg?

AUFKLÄRUNG UND WISSENSCHAFT

Angewandte Wissenschaft sorgte dann noch in der jüngeren Zeit für demografische Verwerfungen (Pillenknick!), Umweltverschmutzung, und Klimawandel. So muss man sich nicht wundern, dass die Frage heute von vielen bejaht und »Fortschritt« nicht mehr begrüßt wird, sondern mit grundlegendem Argwohn zur Kenntnis genommen wird.

In die Zeit der Moderne fällt also nicht nur der gigantische Aufschwung der Wissenschaft mit all ihren technischen Auswirkungen im Sinne einer Verbesserung menschlicher Lebensumstände (sichere Nahrungsquellen, Energie, Wasser, Transport, Medizin, Bildung etc.). Für viele waren die negativen Auswirkungen mindestens ebenso spürbar: mehr Menschen und damit auch mehr Armut; mehr Wissen und damit auch mehr Möglichkeiten von dessen Missbrauch (z.B. bessere Waffen und schrecklichere Kriege; Kolonialismus zur

Ausbeutung der »Unwissenden«; »Wildwestkapitalismus« – wie wir ihn heute nennen). Auf all dies und vieles mehr würden wir nur zu gerne verzichten.

So kann man verstehen, wie die Aufklärung in Misskredit geraten konnte: Die Vernunft, als freigesetztes Denken vieler Menschen, hatte für die meisten Menschen keineswegs nur die Bedeutung von wahr, schön und gut, sondern auch von Armut, Elend und Krieg. Was für die einen gut oder schön war, entpuppte sich für viele andere als schlecht oder hässlich. Ästhetik und Werte waren daher schon Ende des vorletzten Jahrhunderts nicht mehr allgemein gültig. In (politischen) Diskursen streite man sich über gut und schlecht, schön und hässlich, d.h. über Werte – so zumindest wurde von Max Weber und anderen rational rekonstruiert, was in Parlamenten, den Institutionen der demokratischen Entscheidungsfindung, ablief.

Einzig die Fakten waren so, wie sie eben waren. Ob eine Erkenntnis richtig war, wurde weder per Dekret noch per Handzeichen entschieden – das war ja gerade das Besondere an der Wissenschaft: Sie galt immer und überall.*

Erst in der Postmoderne wurde auch diese Sicht der Dinge über Bord geworfen: die Allgemeingültigkeit wurde und wird immer von vielen Intellektuellen als Illusion »enttarnt«, denn »in Wahrheit« gäbe es nur unterschiedliche »Narrative«, an die mehr oder weniger Menschen jeweils mehr oder weniger

* Zwar gab es in ideologisch beherrschten Staaten Versuche eigener Wissenschaften, wie beispielsweise die Lehren des Biologen Trofim Denissowitsch Lyssenko (1898–1976) in Russland. Das klägliche Scheitern solcher Versuche zeigt aber gerade die Allgemeingültigkeit des Projekts Wissenschaft besonders klar.

glauben (vgl. hierzu auch Kapitel 7). Zwar hat wer so etwas sagt, ein Problem – er beansprucht ja mit der Behauptung die Wahrheit, die er in der Behauptung ablehnt. Aber das wird elegant durch die Anführungszeichen gelöst, die besagen sollen, dass man das natürlich auch nur als »Narrativ« sagt.

NOCH EINMAL: WAS IST WAHRHEIT?

Damit wurde – zunächst schleichend und dann immer deutlicher – die Wahrheit relativiert: »Was ist schon wahr?« »Welche Wahrheit meinen Sie« – hörte man seit den 70ern des vergangenen Jahrhunderts in den entsprechenden Kreisen immer lauter und vor allem immer öfter.

Nun gibt es seit der Antike einen Zusammenhang zwischen Fakten und Wahrheit, d.h. zwischen – so würde man heute vielleicht sagen – zwischen Realität und deren Versprachlichung (Fakten sind, Wahrheiten werden gesagt). Betrachten wir hierzu ein Beispiel: »Die Tischplatte ist grün« werden wahrscheinlich die meisten Menschen (lassen wir Menschen mit Farbenblindheit oder Schizophrenie bzw. ohne Deutschkenntnisse oder Kooperationsbereitschaft einmal außer Acht) mit Bezug auf einen Tisch mit grüner Platte bereitwillig konzedieren. Damit ist klar gesagt, dass die Tischplatte nicht rot sein kann, denn grün und rot sind Gegenfarben, womit ausgeschlossen ist, dass es ein grünliches Rot oder ein rötliches Grün nicht vielleicht doch geben könnte – in irgendeiner Hinsicht.

Das ist wichtig, denn ein vermeintlicher Widerspruch kann durchaus auftreten, wenn man etwas in verschiedener

Hinsicht erkennt und sagt: »Das neue Kleid/die Kernenergie/diese Therapie/etc. gefällt mir und gefällt mir nicht« kann man durchaus widerspruchsfrei behaupten, wenn das Kleid eine schöne Farbe und einen schlechten Schnitt hat, man auf die CO_2-Bilanz oder die Abfallbeseitigung abhebt bzw. die Wirkungen oder die Nebenwirkungen anspricht. Aber: »Dass ein und dasselbe ein und demselben nach derselben Hinsicht gleichzeitig zukommt, ist unmöglich«, formuliert schon Aristoteles eine sehr grundlegende Einsicht. Wer sagt »x ist a« und »x ist nicht a«, der sagt nämlich im Grunde gar nichts. Denn jede Aussage – »Menschen sind sterblich«, »Kraft ist Masse mal Beschleunigung«, »ich habe gerade Zahnweh« sagt von irgendetwas, dass es soundso ist, was gleichbedeutend damit ist, dass es nicht nicht-soundso ist. Anders ausgedrückt: Wer auch nur irgendetwas sagt, hat schon unterschrieben, dass er Wahrheit und den Satz vom Widerspruch akzeptiert, weil er sonst gar nicht sprechen könnte. Aristoteles drückt das so aus: Wer einen Widerspruch behauptet, der tut nur so, als würde er sprechen (gibt Laute von sich, wie etwa auch ein Baum im Wind), sagt aber im Grunde gar nichts, »er ist wie eine Pflanze« (vgl. hierzu auch 9).

Übrigens: Wer nichts behauptet, der hat auch nichts Falsches gesagt. Daher gibt es in manchen Diskussionen auch den Ausspruch »Hey, this is not even wrong!« Das Kontinuum

Wahr – Meinung – Bauchgefühl – postfaktisch
… oder auf Englisch
truth – truthiness/truish – post-truth – Trump

geht also nicht von Wahrheit zur Falschheit, sondern von der Wahrheit über die Falschheit zum Nichts-Sagen.

Folgt man Aristoteles, so dokumentieren die vielen widersprüchlichen Aussagen und Tweets des gegenwärtigen amerikanischen Präsidenten vor allem eines: Er muss eine Pflanze sein, denn er sagt ja eigentlich gar nichts, wenn er permanent Widersprüche publiziert. Wie konnte er Präsident werden und wie kann er es sein?

Jeder Psychiater weiß nur zu gut, dass es schon immer psychisch kranke Menschen gab, die Unsinn laut in die Welt posaunt haben. Aber so laut sie auch geschrien haben mochten, wirklich viele haben nicht zugehört. Erst die modernen Massenmedien und vor allem das Internet mit seinen sozialen Online-Netzwerken wie Facebook oder Twitter machen es möglich, dass irgendwer zwar Nichts sagt, aber dennoch Millionen Menschen erreicht.

FAKE NEWS

Fake News sind keineswegs nur mit der Leichtigkeit, mit der Nachrichten über das Internet verbreitet werden können, zu erklären, denn Massenkommunikationsmittel zum Erreichen von Millionen gab es schon mehr als ein halbes Jahrhundert vor dem Internet.* Die Tatsache, dass heute so unglaublich viel Unsinn produziert, geliked und getwittert wird, liegt nicht zuletzt darin, dass die Unwahrheit – Fake News (falsche Nachrichten) – zum Geschäftsmodell großer

* Man denke nur an die Bedeutung des Radios für die Nazi-Propaganda oder die »Inszenierung« von Krieg durch das Fernsehen seit dem Ersten Golfkrieg.

Internetfirmen gehören: Google, Facebook, Twitter & Co. leben von Werbung, diese braucht Aufmerksamkeit, und diese wiederum lässt sich mit Nachrichten, die unerwartet bzw. unwahrscheinlich erscheinen, am leichtesten generieren. »Der Papst ist schwanger« ist aus vielen Gründen unwahrscheinlich, und wer das liest, der will mehr wissen, klickt drauf und schon klingelt irgendwo die Kasse. Falsche Nachrichten – Fake News – werden fabriziert und vor allem verbreitet, weil man damit gut Geld verdienen kann (siehe hierzu auch die Kapitel 12 und 4).[5]

Und weil sich die Welt heute schneller verändert als je zuvor (nicht zuletzt auch durch die Möglichkeiten der Digitalisierung unseres Alltags) wird es für uns alle immer schwieriger, Fake News als solche zu enttarnen:

»Hätte ich vor einem Jahr angekündigt, dass die Briten die EU verlassen, die Türkei sich zum Sultanat wandelt, dass Donald Trump der Nachfolger von Barack Obama wird und dass die AfD zweistellige Wahlergebnisse einfährt – in Sachsen-Anhalt sogar zweitstärkste Partei wird – Sie hätten sich Ihrem Wein zugewandt und über Fake News nachgedacht. Aber so ist es gekommen.«* So begann der Geschäftsführer der Ulmer Südwestpresse, Thomas Brackvogel, seine Rede beim Neujahrsempfang am 21. Januar 2017. Man hört langsam auf, sich über die Kapriolen, die die Welt schlägt, zu wundern!

»Wenn ich etwas im Internet suche und 20 Meinungen finde, wie soll ich dann wissen, was richtig ist?«, sagte mir erst neulich ein durchaus aufgeweckter Gymnasiast im Alter von etwa 16 Jahren. Er habe doch keine Chance, und so ver-

* Ich danke Herrn Brackvogel für die freundliche Überlassung des (meines Wissens unveröffentlichten) Redemanuskripts.

suche er erst gar nicht, die Wahrheit selbst herauszubekommen. Mit diesem Satz werden 200 Jahre Aufklärung – die Grundlage der Errungenschaften unserer Kultur und ihrer Institutionen wie Wissenschaft, Rechtsprechung, Wirtschaft, Wohlstand, Gesundheit und Demokratie – einfach eliminiert, ohne es zu bemerken. Etwas Erschreckenderes hätte der junge Mann mir kaum erzählen können!

AUFKLÄRUNG BEDEUTET: DIE WAHRHEIT SELBST FINDEN

Wenn dies die allgemeine Auffassung der nächsten Generation ist, dann steht es schlecht um die Grundfesten unserer Gesellschaftsordnung. Demokratie setzt Bildung voraus – wie sollte man sich sonst eine eigene Meinung bilden? Muss man den Bürgern heutzutage, angesichts der unbeherrschbaren Meinungs und Bilderflut, unter die Arme greifen, um ihnen bei der Übersicht zu helfen?

Dies scheinen manche Politiker zu denken, wurde doch ernsthaft in der Tagesschau (vom 15. Januar 2017) berichtet, dass die Regierung ein »Abwehrzentrum gegen Desinformationen« plane. Wie man sich dies vorzustellen hat, wurde in dem Beitrag auch gleich mit entsprechendem Bildmaterial angedeutet, das dem Text der Meldung unterlegt war. Mit gutem Recht bezeichnete Michael Kellner vom Bündnis 90/Die Grünen dies als Unsinn und meinte, eine »Bundesaufsichtsbehörde für Wahrheit« sei der falsche Weg.

Eine Behörde für Wahrheit brauchen wir *erstens* nicht nur nicht, wir wollen sie *zweitens* auch nicht und wir werden auch nie eine haben, weil sie *drittens* unmöglich ist.

Zu zweitens: Man spricht ja nicht umsonst in diesem Zusammenhang von staatlicher Zensur, mit der man, wie ein jeder weiß, überall auf der Welt die schlechtesten Erfahrungen gemacht hat.

Zu drittens: Gehirne machen keine Downloads! Menschliche Erkenntnis (von Wahrheit) vollzieht sich vielmehr immer als Annäherung: Man versteht ein kleines Bisschen, dadurch schaut man genauer hin und versteht ein bisschen besser. Dadurch erkennt man Zusammenhänge, die einen wiederum genauer hinschauen lassen, wodurch man noch mehr versteht. Und so weiter. Dieses Vorgehen ist seit über 150 Jahren als *hermeneutischer Zirkel* der Erkenntnis bekannt, geisteswissenschaftlich gut untersucht und von niemandem bislang als falsch wiederlegt. Man kann nicht Sätze mit einem Wahrheitsstempel oder –siegel versehen, wie jeder einsehen wird, der den Satz »es regnet« aufschreibt und den Zettel in die Schublade legte, um dann festzustellen, dass die Wahrheit dieses Satzes sich immer wieder ändert (zum Problem der Wahrheit siehe auch Kapitel 7). Der hermeneutische Zirkel hat keine Abkürzung.

Erschwerend kommt weiterhin hinzu: Gehirne arbeiten nicht mit logischen Bauteilen, sondern assoziativ. Schon Georg Wilhelm Friedrich Hegel erkannte, dass man eine Verneinung nur dann sagen kann, wenn man etwas sagt. Daraus folgt leider: Aussagen wie »Herr X ist nicht pädophil« gehören zum fiesesten, was man über Herrn X sagen kann. Denn einerseits sagt man ja nichts Schlimmes über ihn, rein logisch betrachtet, aber zugleich stellt man eine Assoziation zwischen »Herrn X« und »pädophil« her. Das »Nicht« muss immer zu dieser Assoziation hinzugedacht werden, und nicht nur weil die Menschen prinzipiell denkfaul sind, klappt das nicht immer (denken Sie doch einmal jetzt nicht an einen weißen Bären!). Den Rest können Sie sich denken: »Da war doch neulich was mit Herrn X?« – »Ja, hab ich vergessen, lass mich nachdenken, irgendwas mit Kinderschänder vielleicht?« Steht eine Aussage erst einmal im Raum, bekommt sie eine Art Eigenleben: »Wenn das gesagt wurde (und vielleicht sogar im Fernsehen!), na dann wird schon was dran sein …« – So oder so ähnlich denken Menschen nun einmal.

SUCHMASCHINEN UND FILTERBLASEN

All dies hätten die Menschen wohl noch irgendwie verkraftet ohne sich eine Behörde für Wahrheit auszudenken. Aber es kam noch schlimmer: Ende 2009 haben die Suchmaschinen Google und Yahoo damit begonnen, ihre Suchergebnisse für die Nutzer zu »personalisieren«, eine Maßnahme, deren Auswirkungen erst in jüngster Zeit so richtig deutlich wurden. Denn zunächst erschien es völlig harmlos: Unsere Interessen werden bei jeder Recherche registriert, so dass die Suchmaschine beim späteren Suchen für uns nur das »findet«, was uns interessiert. Man nennt dieses Phänomen Filterblase (filter bubble) und hat sich auch schon recht viel Gedanken darüber gemacht.[2, 10] Wenn also Google, Facebook oder Yahoo der Meinung sind, dass uns bestimmte Sachverhalte nicht interessieren, dann werden sie uns auch nicht angezeigt.

Diese Abgabe der informationstechnischen Selbstbestimmung hat die unschöne Konsequenz, dass Fake News nicht nur gut für den Geldbeutel von deren Verbreitern sind, sondern sogar, wie der Fall Trump verdeutlicht, ihren Erfindern zu politischem Erfolg verhelfen können. Denn wer einen Satz und zugleich dessen Gegenteil behauptet, der hat gute Chancen, dass er es damit jedem recht macht, weil die Filterblase bei der Weitergabe von Nachrichten dafür sorgt, dass jeder nur den Teil der Aussagen mitbekommt, der zu seinem Weltbild passt.

Wenn sich Reichtum und politische Macht genau dann einstellen, wenn man sich aussagentechnisch verhält wie eine Pflanze (nämlich Widersprüche behauptet), dann ist etwas ganz grundlegendes faul am System. Wenn wir zudem noch den jungen Menschen abgewöhnen, selber nachzudenken und ihr Wissen einzusetzen, um Sachverhalte kritisch zu beurteilen (indem wir sie »so früh wie möglich« an Suchmaschinen heranführen, anstatt ihnen vorher Wissen und das Denken beizubringen), dann kann man aus meiner Sicht nur vor der drohenden intellektuellen Verwahrlosung warnen.

Vor Augen geführt bekommen wir sie täglich im Fernsehen: »Ach Sie mit ihrer Wissenschaft …« wurde mir schon oft in Talkshows begegnet – »Haben Sie etwas besseres?«, war dann immer meine Antwort. Nicht alle Bereiche unseres Lebens sind von der intellektuellen Verwahrlosung betroffen: Es gibt postfaktische Politik (nicht nur gerade jetzt in den USA) und auch postfaktische Pädagogik (es gilt alles, auch das Gegenteil) und zuweilen auch postfaktische Ausgänge von psychologischen Beratungssituationen (»dann lassen wir das jetzt mal so stehen«). Postfaktisches Banking (Ihr Bankkonto ist abhängig vom Bauchgefühl des Bankdirektors), postfaktisches Recht (Sie sind nicht der Mörder, könnten es aber gewesen sein und werden dafür bestraft, oder nicht) oder postfaktische Medizin (»Sie sind ein bisschen schwanger«) gibt es hingegen nicht.

Nur wenn es in postmodernen Diskursen um nichts geht, wird nach der zugrundeliegenden Wahrheitstheorie gefragt. »Bin ich schwanger?«, »Habe ich Krebs?«, »War er der Dieb?«, »Sind noch 1000 Euro auf meinem Konto« … In keinem dieser Fälle wird die Gegenfrage »welche Wahrheitstheorie soll ich meiner Antwort zugrunde legen?« irgendwen befriedigen! Die Replik wird daher in diesen Fällen auch nicht so lauten, sondern den konkreten Sachverhalt mit Fakten klären, nicht mit »Postfakten« und auch nicht mit »alternativen Fakten«!

Beginnt also mit solchen »alternativen Fakten« oder »Postfakten« tatsächlich ein neues Kapitel in der Geschichte der Wahrheit, wie die Harvard-Professorin für Geschichte Jill Lepore[4] in ihrer gleichnamigem Arbeit* meint? – Ich glaube nicht. Es wird vielmehr Zeit, dass wir uns auf das, was wir wissen, besinnen. Wer eine Schmerztablette in der Apotheke kauft oder ein Flugzeug besteigt, hat unterschrieben, dass er daran glaubt, das es Fakten gibt, die so sind, wie sie sind, und die man mit gutem Grund annehmen kann, weil sie der vielfachen Überprüfung durch Fachleute für Wahrheit – man nennt sie Wissenschaftler – standgehalten haben. Dies schließt keineswegs aus, dass sich Wissenschaftler auch einmal irren (vgl. z. B. 3), aber wer findet das heraus, wenn nicht andere Wissenschaftler?

---

* »After the fact« (Untertitel: »In the history of truth, a new chapter begins«).

Halten wir fest: Es wird Zeit, dass wir uns dagegen wehren, dass mit Lügen Geld verdient und Macht erobert wird. Nicht umsonst las man in den Monaten nach der Wahl von Donald Trump zum Amerikanischen Präsidenten in Fachblättern wie *Science* und *Nature* einen Aufruf nach dem anderen, bei der Wahrheit zu bleiben und für die Wahrheit, wenn es sein muss, vehement einzutreten. Wir brauchen Aufklärung in doppeltem Sinn: Unwahrheiten müssen als solche entlarvt, d. h. aufgeklärt werden. Und wir brauchen mehr Respekt vor den Grundfesten unserer Kultur und Gesellschaft, i. e., dem Gedanken der Aufklärung, der von jedem einzelnen fordert, sich des eigenen Erlebens und Denkens zu bedienen, um für sich selber das Wahre, Schöne und Gute zu erkennen – nicht zu googeln! Mit »postfaktisch« haben wir jetzt ein Wort für die intellektuelle Verwahrlosung, die droht, wenn wir dies vergessen.

12.

DIGITAL DISRUPTIV: DYSFUNKTIONAL UND DESTRUKTIV!

»Die Welle der Disruption rollt«.* (▸ Abb. 1). Seit einiger Zeit hört man auf Fachtagungen, liest in Zeitungen und erfährt in Diskussionen, dass die digitale Technologie heute vor allem eines sei: *disruptiv* – also wörtlich übersetzt *zerreißend*. Damit ist gemeint, dass eine Neuerung bzw. eine Erfindung den Effekt hat, die Welt nicht nur zu verändern, sondern Teile der bekannten Welt überflüssig zu machen, sodass es diese Teile zerreißt und sie erstaunlich schnell verschwinden: Das Auto ließ die Pferdekutsche verschwinden, die CD die Schallplatte und MP3 samt iPod dann die CD. Als Computer erfunden wurden, nahm man bei IBM an, der Markt für diese Geräte sei sehr klein, weil man weltweit nur ein paar Geräte (Groß-

---

* So bewarb das Euroforum, ein Informationsanbieter im IT-Bereich, seine Veranstaltung »Disruption Day. Das ultimative Überlebenstraining« aus dem Jahr 2016 (http://www.euroforum.de/disruptionday/whitepaper/?referer=QU:RGD&gclid=CJqtm43pi84CFUg8GwoduGwIow, abgerufen am 24.7.2016).

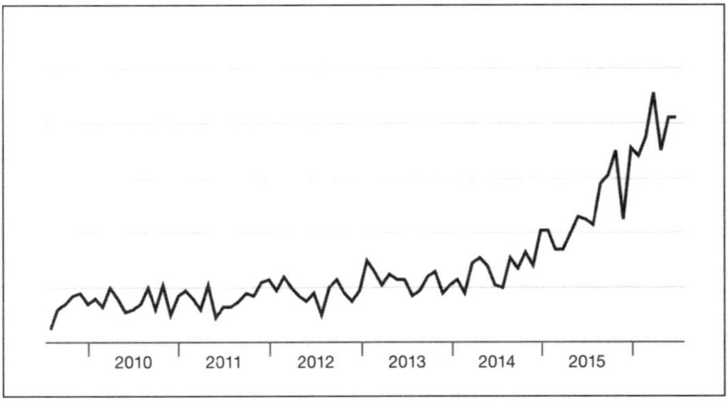

Abb. 1: Interesse am Wort »disruptiv« in den deutschen Medien von August 2009 bis Juli 2016 (nach Google Trends, abgerufen am 2.8.2016).

computer, genannt *Mainframes*) brauche. Jahrzehnte später besitzt jeder einen Personal Computer (PC) und die Großcomputer sind verschwunden. Ein weiteres oft angeführtes Beispiel ist die im Jahr 1892 gegründete Firma Kodak. Sie stellte Foto- und Filmkameras sowie Filme, Fotopapier und weiteres Zubehör her, war weltweit bekannt, riesengroß und sehr erfolgreich. Bereits 1975 wurde dort die erste Digitalkamera gebaut, man hielt sie aber für so schlecht, dass man sich lieber weiter auf die konventionelle Fotografie konzentrierte – mit dem Effekt, dass es heute Kodak nicht mehr gibt.*

---

* Es werden weder Kameras noch Filme produziert. Nur im Bereich des professionellen Drucks wird noch produziert. Eine 2013 gegründete Nachfolgefirma, Kodak Alaris, betreibt die Produktion von Filmen und Fotopapier (als »Nischenprodukte«) auf kleiner Flamme.

REVOLUTION STATT EVOLUTION

In jedem dieser Beispiele wurde nicht ein vorhandenes Produkt bzw. eine vorhandene Technik weiterentwickelt, sondern etwas völlig Neues geschaffen. »Wenn ich die Menschen gefragt hätte, was sie wollen, hätten sie gesagt schnellere Pferde.« Dieses Zitat von Henry Ford* zeigt klar, worum es hier inhaltlich geht: Manche Neuerungen vollziehen sich nicht langsam und im Sinne einer Evolution (von schon Vorhandenem zu etwas Neuem), sondern wie eine Revolution. Das Alte verschwindet vollkommen und wird durch etwas ganz Neues ersetzt. Diese Überlegungen sind hinlänglich bekannt. Neu hingegen ist der Gedanke, dass dies in ganz besonderem Maße für die digitale Technik (die »digitale Revolution«) zutrifft, dass durch sie vieles Alte so gründlich und schnell verschwindet, dass man für diesen Prozess das Wort »zerreißend« (»disruptiv«) verwendet und dass man dies ganz prinzipiell für gut und wünschenswert erklärt. Wie so mancher neue Name bewirkte auch diese Bezeichnung eines Prozesses (»disruptive Innovation«), eines allgemeinen Sachgebiets (»disruptive Technologie«) bzw. einer Sache (»disruptives Produkt«) deren Verdinglichung, was dazu führt, dass man das Wort im Substantiv verwendet (»dieses Seminar geht über Disruption« beschreibt jemand den Inhalt einer Lehrveranstaltung) und vor allem gedankenlos auf alles mögliche überträgt. Man spricht mittlerweile sogar nicht mehr von der Digitalisierung von Schulen, Universitäten oder der Medizin, sondern von »disruptiver Bildung«, »disruptiver Uni-

* http://www.henry-ford.net/deutsch/zitate.html.

versität« und »disruptivem Gesundheitswesen«. Das alles sei ebenso unvermeidbar wie es zugleich auch gut sei.

So zumindest behauptet es der Harvard-Ökonom Clayton M. Christensen in seinem Buch *The Innovators Dilemma* aus dem Jahr 1997 und in mehr als einem halben Dutzend weiterer Bücher.[6] Er argumentiert, dass Manager gerade deswegen, weil sie dazu neigen, sich an den Wünschen der Kunden zu orientieren, zwar einerseits den Erfolg der Firma über Jahrzehnte sichern, andererseits jedoch neue Entwicklungen systematisch verschlafen. Dadurch würden ihre früher »richtigen« Entscheidungen nun falsch (was den Titel des Buchs erklärt).

Der Artikel *Disruptive Technologies: Catching the Wave*, den Christensen zusammen mit seinem Kollegen Joseph L. Bower im Jahr 1995 im *Harvard Business Review* publizierte,[3] verfolgte die gleiche Argumentationslinie und machte die Idee weltweit bekannt. Im Gegensatz zum normalen (inkrementellen, evolutionären) Fortschritt, verändere eine disruptive Technologie nicht einfach eine schon existierende Technik, sondern revolutioniere einen ganzen Markt, schaffe einen neuen, und ließe einen alten untergehen. Dabei sind die neuen disruptiven Produkte anfangs oft nicht so gut wie die alten, beginnen zuweilen als billige Nischenprodukte, setzen sich jedoch dann plötzlich sehr rasch durch.

ZERREISSEN ODER ZERRISSEN WERDEN

Man hat Christensen daher auch zuweilen mit Thomas Kuhn und dessen These von der (inkrementellen, evolutionären) »Normalwissenschaft« im Gegensatz zu Paradigmenwechseln bei wissenschaftlichen Revolutionen verglichen.[9] Gern und oft werden die Firma Apple und deren Produkte (grafische Benutzeroberfläche, iPad, iPhone) als positive Beispiele für disruptive Innovationen angeführt. Man sehe an ihnen deutlich, wie gut und erstrebenswert es sei, wenn das Neue das Alte in der Luft zerreißt. Daher müsse man auf Disruption setzen, nicht zuletzt, um nicht selbst zerrissen zu werden: »Disrupt or be disrupted« lautet daher auch das neue Mantra der Betriebswirtschaftler.

Ein Problem an der gesamten Argumentation von Christensen ist, dass man immer erst *hinterher* weiß, ob etwas Neues zu einer disruptiven Innovation geworden ist oder nicht. Eine sichere Vorhersage hierzu ist nicht möglich. So war beispielsweise das Apple Newton Messagepad (▸ Abb. 2) ein vollkommen neues, geniales Gerät mit einer ganzen Reihe nützlicher Eigenschaften (z. B. Erkennung der Handschrift) und Anwendungen, wurde aber ein Flop! Fünf Jahre nach seiner Einführung wurde die Produktion des Produkts bzw. der Produktpalette von dem neuen (alten) Chef von Apple, Steve Jobs, eingestellt.

Christensens »Fälle« sind zudem willkürlich ausgewählt und zeigen insbesondere, wie Unternehmen *scheitern* können. Sie zeigen *nicht*, wie sich Erfolg mit Notwendigkeit einstellt. Und wenn der Autor behauptet, dass es mit einem Unternehmen auch dann schiefgehen kann, wenn die Manager alles – vermeintlich – richtig machen (beispielsweise sich an den Kundenwünschen orientieren und die Produkte weiterentwickeln), dann drückt er aus, was wir alle längst wissen: Unglück passiert.

So wundert es nicht, dass ein vom Autor bei der Gründung beratener 3,8 Millionen US-Dollar schwerer *Disruptive*

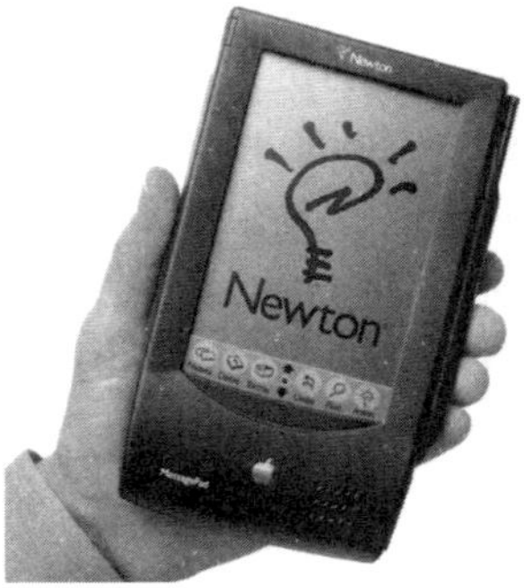

Abb. 2: Der von seiner Herstellerfirma Apple als »personaler digitaler Assistent« bezeichnete Newton war ein Vorläufer von iPhone und iPad. Er war konzipiert als »Kommunikationsmedium für alle«, das man immer dabei haben kann. Die Firma kündigte das Gerät im August 1993 wie folgt an: »Durch die Kombination von ›Newton Intelligence Technologie‹ mit ausgefeilten Kommunikationsmöglichkeiten helfen Ihnen die Newton MessagePads, mit Freunden und Kollegen in Kontakt zu bleiben, Ihr Leben zu organisieren und Ihre Ideen zu verfolgen. Schreiben Sie sich Ihre Notizen auf. Machen Sie eine schnelle Skizze. Formatieren und drucken Sie Briefe. Teilen und synchronisieren Sie Informationen mit Ihrem PC. Senden Sie ein Fax. Rufen Sie Seiten und Nachrichten ab. Nutzen Sie Online-Dienste oder elektronische Post. Auch der Austausch von Visitenkarten mit einem Kollegen über die eingebaute Infrarot-Technologie ist möglich. Und wo immer Sie auch hingehen, der leistungsstarke, unter einem Pfund schwere persönliche digitale Assistent ist auch in Ihrer Tasche oder Aktentasche verstaut.«[16]

Growth Investment Fund nach einem knappen Jahr pleite war. Ebenso wenig verwundert, dass er im Jahr 2007 mit seiner Einschätzung des iPhones (»das wird ein Misserfolg für Apple«) gründlich daneben lag. Dennoch schreibt der Autor im Vorwort der Auflage von 2011, dass »die Theorie der Disruption nach wie vor Voraussagen liefere, die ziemlich genau sind« (Übersetzung durch den Autor).[8] An Selbstbewusstsein mangelt es dem Harvard-Business-Mann ganz offensichtlich nicht, an Selbstkritik dagegen schon. Auf eine Kritik seitens der Geschichts-Professorin Jill Lepore seiner Universität* reagierte er sehr emotional abwertend und zugleich mit wenig Inhalt.[2]

Interessanterweise wurde das Buch trotz

- seiner vollkommen unzureichenden empirischen Basis,
- seiner argumentativen Schwächen und sogar Plattheit und
- seiner offensichtlichen, praktischen Unbrauchbarkeit (was würden Sie vom Hinweis eines Arztes »über die Prognose wird der weitere Verlauf entscheiden« halten?)

über allen grünen Klee dieser Welt gelobt.**

– Warum?

Bei Licht betrachtet, geht es beim Thema Disruptivität um digitale Informationstechnik und deren Folgen auf Gesellschaft, Wirtschaft und den Einzelnen. Diese Folgen wurden

---

* »Es ist eine Theorie der Geschichte, die auf einer tiefen Angst vor dem finanziellen Zusammenbruch, einer apokalyptischen Angst vor der globalen Verwüstung und wackeligen Beweisen beruht«, kritisiert Lepore scharf.[13]

** Die vielen 5-Sterne-Reviews des Buchs – wer möchte, kann das unter Bloomberg, Forbes und Wall Street Journal selbst nachlesen – verdeutlichen meiner Meinung nach vor allem eines: Die Kritiklosigkeit von Managern und Business-»Fachleuten« gegenüber offensichtlich dummen Ideen, deren Sucht nach Neuem (»wenn es neu ist, muss es gut sein«) und damit deren leichte Verführbarkeit. Genaue Analyse und kritisches Denken – Fehlanzeige!

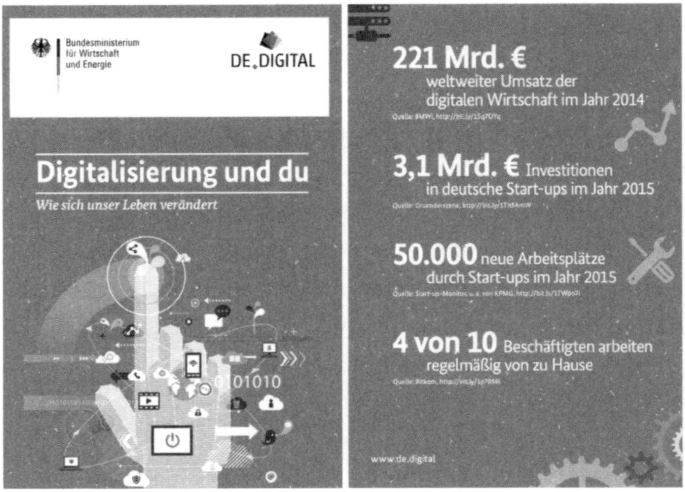

Abb. 3: Die Broschüre Digitalisierung und du (Titelblatt links) wurde im März 2016 vom Bundesministerium für Wirtschaft und Energie (BMWi) publiziert und malt unsere digitale Zukunft in rosigen Farben. So wird für das Jahr 2017 beispielsweise von 50000 neuen Arbeitsplätzen durch die Digitalisierung gesprochen (rechts).

in der Vergangenheit in sehr rosigen Farben gezeichnet: Innovation, Wachstum, Arbeitsplätze, Reichtum, Glück – all das versprach uns die »digitale Revolution« noch vor wenigen Jahren. Die Fakten sehen jedoch anders aus: Auf die erste digitale Börsenblase folgte zwar eine Konsolidierung der Branche, die Goldgräberstimmung jedoch war vorbei. Schaut man sich die wirtschaftlichen Daten der letzten 15 Jahre genauer an, so zeigt sich in den westlichen (digitalisierten) Industrienationen gegenüber den 1980er und 1990er Jahren ein vergleichsweise geringeres Wachstum des Bruttoinlandsprodukts, der Produktivität und vor allem der Löhne sowie langfristig eine Zunahme der Arbeitslosigkeit. Die Zahl der Geschäftsgründungen ist rückläufig, das Durchschnittsalter der Mitarbeiter in den Firmen hingegen steigt an.[18] Diese Fakten werden von Wirtschaft und Politik vollkommen ignoriert. Wenn beispielsweise das Wirtschaftsministerium 2016 in einer Broschüre (▸ Abb. 3) mit neuen Arbeitsplätzen durch zunehmende Digitalisierung warb, so muss es sich auch fragen lassen, auf welchen Daten sein Optimismus ruht und vor allem, wie es denn um die durch dieselbe Digitalisierung wegfallende Arbeitsplätzen bestellt ist.*

NEUE TECHNIK UND GESELLSCHAFTLICHE FOLGEN

Wer sich darüber informieren will, was technologischer Fortschritt für die betroffenen Menschen bedeuten kann, der lese *Die Weber* von Gerhart Hauptmann (▸ Abb. 4). In diesem sozialen Drama aus dem Jahr 1892 geht es um den schlesischen Weberaufstand von 1844, der weder der erste noch der heftigste dieser frühindustriellen Unruhen war, die sich seit dem späten Mittelalter bis ins 19. Jahrhundert hinein in Deutschland ereigneten. Wahrscheinlich hatte er jedoch den größten PR-Effekt, wie man heute sagen würde, insbesondere im Hinblick auf die Märzrevolution von 1848.[19] Wie

* Man bedenke: Als Facebook 2014 seinen Konkurrenten WhatsApp für mehr als 16 Milliarden US-Dollar kaufte, hatte WhatsApp gerade einmal 55 Mitarbeiter! Regierungen in ganz Westeuropa bekämpfen das Start-up Uber, weil der den Taxi-Service schlechter und Hunderttausende von Taxifahrern arbeitslos macht.

Hauptmann eindrucksvoll darstellt, litten die Aufständischen Hunger und waren im Hinblick auf ihre wirtschaftliche Verhandlungsmacht den Abnehmern ihrer am Handwebstuhl erzeugten Produkte im Vergleich zur maschinell erzeugten Ware hoffnungslos unterlegen. Die Besitzer der Maschinen benutzten ihre Monopolstellung gnadenlos aus, was zu einem Verfall der Preise für gewebte Textilien führte. Dieser war so stark ausgeprägt, dass er auch durch Nacht- und Kinderarbeit nicht ausgeglichen werden konnte, was bei den Betroffenen zu Mangel, Verelendung und Hunger führte.

Damit ist diese von Gerhart Hauptmann so eindrücklich geschilderte Entwicklung ein Beispiel für das, was heute als Disruption bezeichnet wird. Doch während uns Hauptmanns Arbeit »zeitlos« an die sozialen Folgen eines gnadenlosen Verdrängungswettbewerbs erinnert und zum Nachdenken ermahnt, ist das perfide an der Semantik von »Disruption«, dass mit diesem Begriff eine ökonomische Entwicklung intellektuell attraktiv und zugleich moralisch neutral formulierbar erscheinen soll, die in Wahrheit an den Grundfesten unserer Gemeinschaft nicht nur rüttelt, sondern sie im Laufschritt zerstört. Im Grunde – so bleibt der Eindruck aus dem Hype um diesen Begriff – soll er salonfähig machen, was nicht salonfähig ist; er soll zeigen, wie es um diejenigen bestellt ist, die »moderne« Entwicklungen nicht wahrnehmen. Zudem wird behauptet, dass man mit einer (wert-)konservativen und auf objektive Abschätzung von Technikfolgen bedachten Haltung das eigene Schicksal schon besiegelt habe: Die »Ewig-Gestrigen« werden vom Fortschritt zerrissen und sind an diesem eigenen Schicksal auch noch selbst schuld(!), denn sie haben »Disruption« nicht verstanden: Verlieren und daran auch noch selber schuld sein – dies ist die Botschaft von Dis-

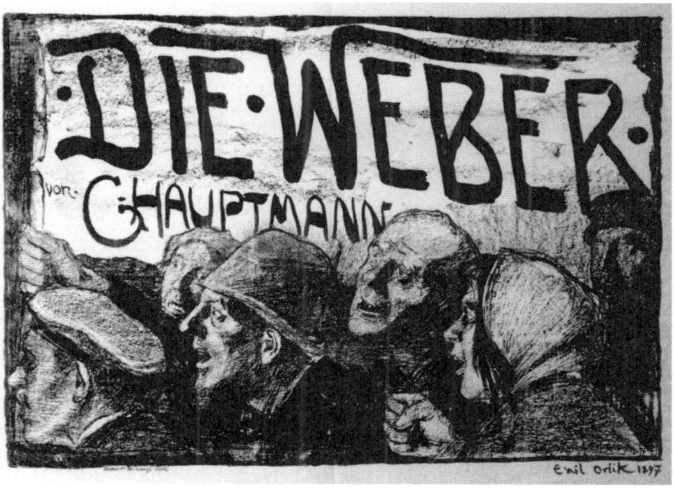

Abb. 4: Plakat von Emil Orlik (1870–1932) aus dem Jahr 1897 zu Hauptmanns Stück. Dessen Hintergrund – der Aufstand der Weber in Schlesien von 1844 – fasst Wolfgang Büttner (1994) in einem ZEIT-Artikel 150 Jahre danach wie folgt zusammen: »Im preußischen Schlesien ist die Not besonders groß. Das Textilgewerbe im Königreich produzierte mehr Web- und Spinnwaren als alle anderen deutschen Länder. Hier stehen fast fünfzig Prozent aller Webstühle, auf denen Leinen, Baum- oder Halbbaumwolle verarbeitet werden. Aus England kommen mehr und mehr billigere, auf modernen Maschinen hergestellte Waren. In Deutschland ist die historisch überholte Heimindustrie noch weit verbreitet. Außerdem hemmen preußische Gesetze im Interesse der Großgrundbesitzer den industriellen Fortschritt. So sinkt der Preis für die Weber beständig, und Verdienstrückgang lässt sich, selbst wenn der Arbeitstag bis nach Mitternacht ausgedehnt wird, nicht mehr wettmachen«. Die Aufführung des Stücks war zunächst (am 3. März 1892) vom Polizeipräsidium in Berlin verboten worden, sodass die erste öffentliche Aufführung erst nach der 1893 erfolgten Aufhebung am 25. September 1894 erfolgte.

ruption, bei der es sich um eine gedankenloses Reduktion komplexer ökonomischer Zusammenhänge und Konsequenzen handelt, deren Niederträchtigkeit kaum zu überbieten ist.

Aus meiner Sicht lässt sich an der Diskussion um die digitale Disruptivität daher vor allem eines ablesen: Der intellektuelle und moralische Verfall eines Teils unserer wirtschaftlichen Elite: Die vermeintliche »Theorie« ist gar keine, denn sie erlaubt keinerlei Voraussagen oder praktische Anwendungen. Und motiviert ist sie offensichtlich durch die verzweifelte ökonomische Lage mancher im Bereich digitaler Informationstechnik tätiger Firmen, die weder vor Lügen noch vor Handlungen zurückschrecken, die vorsätzlich das Vertrauen anderer Personen ausnutzen, um geschäftliche Vorteile zu erlangen: Man tut so, als könne man mit Hilfe des Gedankens (der »Theorie«) der Disruption Firmen in zwei Sorten einteilen: Die einen zerreißen, die anderen werden zerrissen. Die emotionale Begleiterscheinung des Gedankens ist gewünscht und wird bewusst provoziert: Die *Angst* vor dem eigenen raschen und vollkommen unvermittelten Untergang, der wegen fehlender technischer »Weitsicht« auch noch selbst verschuldet ist.

Diese Angst ist mittlerweile das alles Digitale beherrschende Grundgefühl. »Im Silicon Valley hat der Glaube an Disruption mittlerweile einen nahezu religiösen Beigeschmack. Alles, was zerreißt, ist gut; und alles, was dem Zerreißen im Wege steht (wie etwa die Taxiunternehmen in San Francisco oder die lokalen Tageszeitungen) verdient es zu verschwinden«. So charakterisiert es Justin Fox,[9] Chefherausgeber genau derjenigen Zeitschrift – *Harvard Business Review* –, in der auch die erste Arbeit von Christensen etwa 20 Jahre zuvor erschienen war. »Du machst mit, oder Du bist in ein bis zwei Jahren weg« reden uns die Technik-Gurus ein, die stolz auf das Zerreißen sind und die Angst auch gleich ganz offen thematisieren: Wer Angst habe vor disruptiven Entwicklungen und aus diesem Grund zögere, der sei eben selber schuld, wenn es ihn dann bald erwische.

Die Verfechter der neuen Entwicklung überbieten sich geradezu sich mit Negativa, sprechen von Explosion, »Urknall« und »zerstörender« [devastating] Innovation – als wäre »zerreißend« noch zu milde formuliert![13] Der mitverantwortliche Wortschöpfer schreckt nicht einmal davor zurück, in zwei neueren Büchern, die man nicht zu lesen braucht (es sei denn, man sucht Beispiele für intellektuell unredliche und moralisch höchst fragwürdige Argumentation), den Gedanken der Disruptivität auf die schulische sowie die universitäre Bildung zu übertragen.[7, 8] Beide sind das Papier nicht wert, auf dem sie gedruckt sind, werden doch in ihnen die mittlerweile vollkommen überzogenen Behauptungen zum Stellenwert digitaler Medien an Schulen und Universitäten auf sehr vage und wenig praktische Weise wiederholt: Man hat bei der durch viel Wirtschaftsjargon nicht gerade erleichterten Lektüre den Eindruck, dass der Autor und seine Koautoren nicht wissen, wovon sie sprechen. Und noch etwas: Wenn sogar Universitäten neue Studiengänge stolz als »disruptiv« anpreisen,* dann sagt das nichts über den akademischen Wert oder gar die Moralität dieser Gedanken, sondern leider nur etwas über die betreffenden Universitäten.**

---

* Die University of Southern California (USC) beispielsweise bietet einen Studiengang »Disruption« an.[13]

** Wie übrigens die Vorgänge an der USC ein Jahr nach Einführung des Studiengangs überdeutlich vor Augen führten.[17]

Das schon im vorletzten Jahrhundert weithin bekannt gewordene, trivialisierte Verständnis der Evolution des Menschen als »Abstammung vom Affen« und als »Fressen oder gefressen werden« ist mittlerweile als das entlarvt, was es ist: völlig unzureichend, weil zu stark vereinfachend und daher schlichtweg nicht nur falsch, sondern vor allem auch gefährlich! Denn wenn es zur Natur des Menschen gehörte, dass er fressen muss, um nicht gefressen zu werden, dann fände jegliche Form der Aggressivität ihre Rechtfertigung. Nicht umsonst wurde daher im letzten Jahrhundert vielfach und erfolgreich gegen Sozialdarwinismus – dessen schlimmste Auswüchse wir Deutschen nur zu gu kennen – argumentiert. Selbst unter Ökonomen hat sich in den letzten Jahrzehnten die Erkenntnis festgesetzt, dass Fairness und Vertrauen wesentliche und unverzichtbare Ingredienzien eines funktionierenden wirtschaftlichen Miteinanders darstellen.[11]

Bei allen denkenden Menschen sollten daher die Alarmglocken dröhnen, wenn jemand von Disruption redet. Wer mit Angst argumentiert, der reitet derzeit zwar auf einer allgegenwärtigen und damit bequemen Welle. Aber er bemerkt dabei zugleich nicht, wie sehr er einer Täuschung unterliegt. Sagt ihm doch sein Bauchgefühl: Je mehr Angst die Leute haben, desto deutlicher wird, dass ich mit der Disruption Recht habe. Die Angst der Leute scheint ihm also auch noch Recht zu geben!

Hinzu kommt: Es hat gute Tradition, dass Angst zur Manipulation von Menschen verwendet wird: Autokraten herrschen mit Angst. Zu diesen gehören bekanntlich mittlerweile nicht nur manche Regierungschefs, sondern auch die Chefs der größten Firmen der Welt, bei denen es sich um IT-Firmen handelt. Sie tun, was für sie und ihre Firma gut ist. Aus meiner Sicht zeigt sich am Beispiel der digitalen Disruptivität einmal mehr, wie sehr die allgemeine Diskussion von der massiven Lobbyarbeit großer Konzerne beeinflusst ist. Wenn Kritik von dort unerwünscht ist, dann wird sie ganz einfach auch nirgends verlautbart! Sie, lieber Leser, haben daher auch bislang wahrscheinlich noch nirgends gelesen, dass Apple, Google und Microsoft Arbeitsplätze, und damit unser Glück und unsere Gesundheit, vernichten. Wer von Disruption spricht, säht aus niederen Beweggründen (Profit) Angst, um Firmenchefs seine Software, Hardware oder Produktidee zu verkaufen. Seine Argumente sind unzutreffend und veraltet, und er schadet unserem Gemeinwesen für dessen Kultur der Mitmenschlichkeit und des Vertrauens unsere Vorfahren gekämpft haben.

Halten wir fest: Wirtschaftliche Umwälzungen haben schon immer Gewinner und Verlierer hervorgebracht, aber noch nie haben sich die Gewinner so dreist aufgeführt wie die Profiteure von digitaler Informationstechnik mit ihrer Rede von Disruption. Sie verbreiten damit Angst, was sich auf die Fähigkeit zum Nachdenken dysfunktional und auf Vertrauen und Mitmenschlichkeit destruktiv auswirkt. Der Rest ist Hype, d. h. aus Gründen der Publicity inszenierte Täuschung, Rummel, oberflächliche Begeisterung und vorgespielte Euphorie.

13.

DIGITALISIERUNG MIT ANGST

Digitalisierung ist zunächst einmal technischer Fortschritt, und der hat in den vergangenen zwei Jahrhunderten unser Leben und unsere Lebenserwartung deutlich verbessert. Denn wir haben gelernt, den Fortschritt *für uns alle* fruchtbar zu machen. Wir können stolz sein auf Bismarck und unsere Sozialgesetze, denn auch als alter, arbeitsloser oder kranker Mensch werden wir versorgt. Was wir erreicht haben, wird jedem deutlich, der einmal ins Ausland geht. Selbst in den hoch entwickelten USA schrien Abgeordnete »Weltuntergang« (»armageddon«), als es um die Einführung einer allgemeinen Krankenversicherung ging. Für uns Europäer kaum zu fassen.

Neben den sozialen Auswirkungen neuer Technik haben wir auch deren direkte Auswirkungen zu regulieren gelernt: Mit Röntgenstrahlen hat man sich nach deren Erfindung 1895 auf Partys gegenseitig durchleuchtet, heute unterliegt ihr Gebrauch strengen Vorschriften. Mit dem Luft- und Straßenverkehr ist es ähnlich, mit dem medizinischen Fortschritt auch. Damit niemand zu Schaden kommt, ist alles klar geregelt. Und der Fortschritt – ganz gleich ob Kühlschrank, Glühbirne, Auto, Penicillin oder Flugzeug – wurde bejubelt. Heute kommt der Fortschritt im Gewand der Digitalisierung – und er kommt mit Angst. Betrachten wir ein Beispiel.

Ein Mann um die 40 im Anzug mit schicker hellgrauer Aktentasche steht in einem Museum vor dem Skelett eines großen Tieres und betrachtet es. Man sieht ihn nur von hinten, aber das Äußere lässt einen Manager oder Banker vermuten. Daneben steht geschrieben: »Evolution lässt sich nicht aufhalten. Deswegen mache ich mein Unternehmen fit für das digitale Zeitalter«. Unter dem Bild steht: »Wir finanzieren die Digitalisierung des deutschen Mittelstands« sowie der Name einer Bank, zu deren Werbekampagne das Plakat gehört.[1]

Ich habe es am Züricher und am Münchner Flughafen gesehen. Das sehr große, leuchtende Plakat ist an sehr prominenter Stelle – unmittelbar nach der Ankunft (Zürich) bzw. direkt nach der Sicherheitskontrolle vor dem Abflug (München) – platziert, sodass man es gar nicht übersehen kann. Geschäftsleute sind viel unterwegs, oft per Flugzeug – daher macht der Ort des Plakats auch großen Sinn, denn die Nachricht ist ja für genau diese Zielgruppe. Daher sah man dieses Plakat auch als Anzeige in großen Zeitungen, die eher von Menschen gelesen werden, die der Wirtschaft nahe stehen.

Aber was ist mit dem Inhalt? Das Bild wirkt sehr seriös und der Inhalt ebenfalls: Evolution ist ein Grundbegriff der Biologie und bezeichnet einen Prozess, der seit mehr als 500 Millionen Jahren die verschiedensten Lebensformen hervorgebracht hat. Viele davon sind heute nicht mehr da, ausgestorben, ersetzt durch neue Lebensformen, eben durch den Prozess der Evolution. Der Geschäftsmann scheint gerade darüber nachzudenken, denn er steht ja vor einem Ske-

Quittung

Ihre Quittungsnummer:
65873700016436

Paketshop – Nummer:
658737

Wir bestätigen hiermit die Übernahme
von 1 Rücksendung(en) zur
Weiterleitung an Ihr Versandhaus.

ATG: Mondial Relay (ERoS)
ID: H1000760264706401510

Bitte bewahren Sie diese QUITTUNG bis zur Gutschrift
der Rücksendung auf.

Bei Rückfragen wenden Sie sich bitte an Ihr Versandhaus!

Hermes Germany GmbH
Essener Str. 89, 22419 Hamburg
Ust–IDNr.: DE 263 537 541

08.12.2023 20:00:36 **Hermes**

lett, also vor einem Tier, das früher einmal gelebt hat. Ein großes, durchaus Furcht einflößendes Tier, vielleicht ein Saurier? Wollten Sie ihm nachts alleine begegnen? Dieser Gedanke braucht Ihnen keine Angst zu machen, denn das Tier ist ja tot. Obwohl es einmal groß und majestätisch war. Es ist nicht nur tot, sondern vermutlich ausgestorben, wie der Museumskontext, und das erste Wort des Textes nahelegen. Die Evolution läuft unaufhaltsam weiter, und wer das nicht bedenkt, der stirbt, und sei er noch so groß, angsteinflößend und – vermeintlich – unbesiegbar. Die Evolution läuft sehr langsam, weswegen man die Jahrmillionen wissenschaftlich auch in Zeitalter einteilt. Die Saurier starben vor etwa 66 Millionen Jahren aus, am Ende des Kreidezeitalters, das von 145 Millionen Jahren bis 66 Millionen Jahre vor der Gegenwart reichte.

DAS »DIGITALE ZEITALTER« UND DIE ANGST UMS ÜBERLEBEN

Im Text wird gesagt, dass gegenwärtig ein neues, das »digitale Zeitalter«, beginnt, für das man sein Unternehmen »fit« machen möge. Das Ganze wird in Ich-Form ausgedrückt, und weil auf dem Bild neben dem Skelett nur der Geschäftsmann zu sehen ist, handelt es sich ganz offensichtlich um dessen Gedanken: Er denkt, das Skelett betrachtend, an die Evolution und folgert: »Deswegen mache ich mein Unternehmen fit für das digitale Zeitalter«. Das Wort »fit« macht hier nur dann einen Sinn, wenn man seine Bedeutung sozialdarwinistisch als »survival of the fittest« interpretiert. Wer sein Unternehmen aus evolutionärer Sicht für die Zukunft fit machen will, der glaubt offenbar daran, dass die Evolution hin zu immer größerer Fitness führt und dass dabei die »Unfitten« auf der Strecke bleiben und aussterben.

Dieser Gedanke geht geschichtlich nicht auf Charles Darwin zurück, sondern auf den britischen Sozialphilosophen Herbert Spencer (1820–1903), der im Jahr 1864 in seinem Buch *Prinzipien der Biologie* erstmals von »survival of the fittest« sprach. Er begründete damit den Sozialdarwinismus, d.h. eine Ideologie (keine Wissenschaft!) der biologischen Bestimmtheit gesellschaftlicher Verhältnisse, die durch die Gedanken »Kampf ums Dasein« und »Überleben des Stärkeren« geprägt ist.

Damit lautet die Aussage des Plakats wie folgt: »Wenn Du im Konkurrenzkampf der Wirtschaft überleben und nicht aussterben willst, dann musst Du schleunigst digitalisieren«; oder einfach kurz: »Digitalisiere oder stirb!« Der motivationale Hintergrund, aus dem heraus der Mittelständler in digitale Infrastruktur für sein Unternehmen investieren soll, ist damit ausgemacht: Die nackte Angst ums Überleben.

Die mittlerweile jeden Lebensbereich betreffende Digitalisierung unserer Welt wird nicht nur von mittelständischen Arbeitgebern wahrgenommen, sondern von allen Menschen – und macht vielen Angst. Im Hinblick auf unsere Arbeitsplätze besteht diese zu Recht: Eine zu großer Bekanntheit gekommenen Studie von US-amerikanischen Wirtschaftlern, in der 702 unterschiedliche Typen von Arbeitsplätzen untersucht wurden, ergab, dass in den nächsten zehn bis 20 Jahren 47 Prozent aller Arbeitsplätze durch die Digitalisierung gefährdet sind. »Gefährdet« wurde hierbei im Klartext definiert als »mit mehr als 70 Prozent Wahrscheinlichkeit nicht mehr vorhanden«.[5] In einer vom Mannheimer

Zentrum für Europäische Wirtschaftsforschung (ZEW) im Jahr 2015 für das Bundesarbeitsministerium für Arbeit und Soziales angefertigten Stellungnahme hierzu[3] werden diese Erkenntnisse auf Deutschland übertragen. Das Ergebnis: Hierzulande sind 42 Prozent aller Arbeitsplätze in Gefahr. Auch die Internationale Arbeitsorganisation (ILO) der Vereinten Nationen (UN) sieht diese Entwicklung mit Sorge und weist vor allem auf die global steigende, soziale Ungleichheit hin.[8,*] Betrachten wir ein Beispiel: Sollte das Unternehmen Uber die etwa 250 000 Taxifahrer Deutschlands[**] arbeitslos machen, hätten wir nicht nur eine viertel Million Arbeitslose mehr, sondern auch einen schlechteren Service (würden Sie nachts bei irgendjemandem einsteigen?), die Arbeit würde von vielen Menschen billig und ohne Sozialversicherung erledigt und wir hätten einen oder zwei neue Milliardäre. Wollen wir das? Sogar die freiheitsliebenden, marktwirtschaftswirtschaftsfreundlichen Engländer wollen dies nicht, wie das angeordnete Erlöschen der Uber-Lizenz in London am 1. Oktober 2017 zeigt.

Wissenschaftler der Universitäten von Oxford/UK, und Yale/USA, publizierten im Mai 2017 eine Umfrage an 352 Experten für Artificial Intelligence und Machine Learning. Diese sollten Zeitpunkte in der Zukunft benennen, an denen

---

* Interessanterweise wurden die Ergebnisse der Studie in der deutschen Presse massiv heruntergespielt. Die ZEIT spricht mit Bezug auf die Arbeit der Oxforder Wissenschaftler von »der Pi-mal-Daumen-Studie«,[10] die WELT spricht von »digitaler Schwarzmalerei«.[4]

** Die Zahlen entnehme ich den Informationen des deutschen Taxi- und Mietwagenverbandes,[17] wo man lesen kann: »Ca. 250 000 Fahrerlaubnisse zur Fahrgastbeförderung sind im Umlauf.«

Tab. 1: Vorhersagen (Mittelwerte der Expertenmeinungen) für die Zeitpunkte, an denen bestimmte bisher von Menschen ausgeführte Tätigkeiten durch Maschinen ersetzt werden können bzw. tatsächlich ersetzt werden (nach 7).

Zeitpunkt	Tätigkeit
2024	Sprachen übersetzen
2026	einen Aufsatz schreiben
2027	einen Lastwagen fahren
2031	als Einzelhandelskaufmann* frau arbeiten
2046	einen Bestseller schreiben
2053	als Chirurg arbeiten
2062	alle Arbeitsplätze können ersetzt werden
in 120 Jahren	sämtliche Arbeitsplätze aller Menschen sind tatsächlich etwa zu diesem Zeitpunkt automatisiert

ihrer Ansicht nach bestimmte menschliche Tätigkeiten durch Maschinen ersetzt werden. Wie die in ▶ Tabelle 1 zusammenfassend dargestellten Vorhersagen zeigen, können nach Meinung der Experten in etwa 45 Jahren alle menschlichen Tätigkeiten von Maschinen ausgeführt werden und dürften in etwa 120 Jahren auch tatsächlich ausgeführt werden.[7] Dabei votierten Experten aus Asien eher für frühere Zeiten, wohingegen die Experten aus Nordamerika oder Europa eher konservativer waren und spätere Zeiten vorhersagten. Knapp die Hälfte der Experten (48 Prozent) meinte, dass man mehr Forschungsaufwand betreiben sollte, um die gesellschaftlichen Risiken dieser Entwicklung in den Griff zu bekommen.*

* Wer das alles für übertrieben hält, der führe sich eine Meldung vom August 2017 vor Augen, dass Deep Mind (die von Google

DIE TOTALE ÜBERWACHUNG

Digitalisiert wird derzeit nicht nur unsere Arbeitswelt (Stichwort »Industrie 4.0«), sondern auch unsere Lebenswelt (Stichwort »Internet der Dinge«), d.h. unsere Wohnung: In der Küche steht Amazons Lautsprecher/Mikrophon Echo, ein uns permanent abhörender Spion, dessen Fähigkeiten die der Abhöranlagen der STASI weit übersteigen und den wir uns dennoch freiwillig und für unser eigenes gutes Geld kaufen. Alexa heißt die digitale Assistentin, die man nach dem Wetter fragen, ein Taxi oder eine Pizza bestellen lassen kann. Hundertausende sagen täglich »Guten Morgen, Alexa«, sie erhielt auch schon 500 000 Liebeserklärungen und eine viertel Millionen Heiratsanträge. Im Gegensatz zu den Sprachassistentinnen von Apple (Siri) und Microsoft (Cortana) ist Alexa nämlich einen Tick »menschlicher«,* vor allem deshalb, weil sie keinen Knopf zum Ein- oder Ausschalten hat. Sie ist einfach immer eingeschaltet (hört also immer alles mit!) und kann daher auf Zuruf aktiv werden. Das konnten bislang nur Menschen.

Das Wohnzimmer ist dank Großbildfernseher mit angeschlossenem schnellem Netzwerk für Streaming-Dienste, PC

---

entwickelte lernende AI-Software) mittlerweile allein durch das Hören und Betrachten von YouTube-Videos allgemeine Zusammenhänge über die reale Welt erkennen und lernen kann.[12]

* Eine der häufigsten von Menschen zu Alexa gesagten Äußerungen ist »Danke«! »Das bedeutet, dass die Leute sich darum kümmern, zu einem Stück Software freundlich zu sein«, kann man mit der Autorin dieses Reports denjenigen entgegnen, die das Ganze für einen Witz halten (18; Übersetzung durch den Autor).

und Spiele-Konsole längst zum digitalen Unterhaltungszentrum geworden. Der moderne Thermostat »weiß«, ob und wann wir zuhause sind und regelt die Temperatur entsprechend. Kühlschränke und Kaffeemaschinen sind mittlerweile vernetzt – mit der unangenehmen Nebenwirkung, dass sie auch schon Hackerangriffe ausführten.*

Auf der Messe »Kind und Jugend 2017« in Köln war das vernetze Kinderzimmer Hauptthema, »damit Eltern vom Herzschlag bis zum Atemzug jede Regung des Nachwuchses digital überwachen können, wenn man sie nur von der Sinnhaftigkeit überzeugt«, wie in einem Messebericht darüber nachzulesen ist.[6] Eine per Smartphone-App zu steuernde Babywiege, die vollkommene Überwachung des Kindes über Infrarot-Nachtsicht-Video, Sensoren für Temperatur, Feuchtigkeit, Feinstaub und Stickoxide, oder mittels einer Socke mit Bluetooth-Schnittstelle namens Smart Sock 2 zur laufenden Messung von Herzfrequenz und Sauerstoffsättigung des Bluts. Das Motto: »Mehr Daten, weniger Sorgen« deutet schon an, worum es geht: Nicht um die Kinder, sondern um die Vermarktung völlig überflüssiger Produkte. »*Die Unternehmen [müssen] mit den Ängsten und Sorgen oft ohnehin verunsicherter Eltern spielen, um ihre Produkte zu verkaufen.* Auch sozialer Druck spielt eine Rolle. Denn wer will schon im Kindergarten zugeben, nicht alles für die Gesundheit des Babys zu tun, wenn andere Eltern über die smarte Socke

* »Kühlschränke und andere Hausgeräte werden gekapert und können als ferngesteuerte Armee Server im Internet lahmlegen«,[11] liest man in entsprechenden Berichten. Oder: »Es ist nur noch eine Frage der Zeit, bis Ihre Kaffeemaschine die Zahnbürste hackt«[2] und »Wie Kaffeemaschinen die Meinungsfreiheit gefährden«.[16]

sprechen,« wie es im Messebericht heißt (Hervorhebung vom Autor).[6]

Hier wird etwas angesprochen, was man – spätestens seit der letzten Bundestagswahl – hoffentlich künftig ernster nimmt: die Angst der Menschen vor der Digitalisierung, die zwar vordergründig belächelt und beschönigt wird, seit einiger Zeit jedoch massiv und zugleich auf sehr subtile Weise geschürt wird.

SORGEN UM DIE ZUKUNFT

Betrachten wir einen weiteren Fall. In den 1970er Jahren glaubten fast alle Amerikaner, dass es ihren Kindern in Zukunft einmal besser gehen wird als ihnen selbst. Heute ist davon nur noch eine Minderheit überzeugt. Die Angst vor dem wirtschaftlichen und sozialen Abstieg geht um, nicht nur in den USA, sondern auch bei uns. Und genau diese wird durch die Digitalwirtschaft geschürt, um in einem Bereich Kasse zu machen, der uns nicht egal sein sollte: Der Bildung unserer nächsten Generation. Das »Ende der Kreidezeit« – gemeint ist der Ersatz von Tafel und Kreide (mitsamt Büchern, Schreib- und Rechenheften) durch digitale Endgeräte (Laptops, Tablets oder Smartphones) sowie die Anbindung an das Internet – an unseren Schulen wurde als wichtiges Ziel von allen Parteien genannt, die in den neuen Bundestag gewählt wurden. Der Kandidat der SPD, Martin Schulz, warb für sich damit, dass er »Deutschland aus der Kreidezeit holen« wolle, und spielte damit wie das Plakat der Finanzwirtschaft auf das Aussterben derjenigen an, die nicht mitmachen. Christian

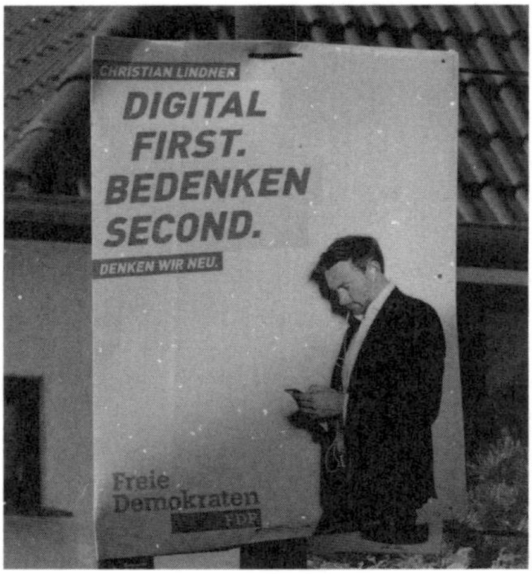

Abb. 1: Wahlplakat der FDP, vom Autor kurz vor der letzten Bundestagswahl fotografiert.

Lindner von der FDP stieß mit dem Plakat »Digital first, Bedenken second« (▸Abb. 1) ins gleiche Horn.

Nicht nur Manager, sondern auch Eltern lesen täglich überall, dass die Digitalisierung unsere Gesellschaft revolutionieren wird, dass die Zukunft digital sei (»ganz gleich, ob Sie das wollen oder nicht«), dass man nicht abgehängt werden darf, und dass daher gerade die Kinder schon ganz früh mit der digitalen Technik in Kontakt kommen müssen. Dass dadurch ihre Gesundheit und ihre Bildung nachweislich Schaden nehmen, wird den Eltern nicht gesagt. Wenn man auf die Risiken und Nebenwirkungen digitaler Informationstechnik vor allem für Kinder und Jugendliche hinweist (▸Tab. 2), wird man persönlich angegriffen oder verunglimpft – widerlegen kann einen niemand, denn die Fakten sind in medizinischen Fachjournalen publiziert und für alle einsehbar. Niemand lernt mit Smartphone, Tablet, PC und Internet schneller oder besser, als ohne.

Tab. 2: Risiken und Nebenwirkungen digitaler Informationstechnik auf Körper und Geist.

Körperlich	Geistig-seelisch
Bewegungsmangel, Übergewicht	Angst, Mobbing
Haltungsschäden	Aufmerksamkeitsstörungen
Diabetes	verminderte geistige Leistungsfähigkeit
Bluthochdruck	verminderte Bildung (Folge: Demenz)
Kurzsichtigkeit	Depressionen
Schlafstörungen	vermindertes Mitgefühl (Empathiemangel)
Risikoverhalten (Verkehrsunfälle; Geschlechtskrankheiten)	verminderte Lebenszufriedenheit
	Sucht

Dennoch sind es gerade die besorgten Eltern, die aus Angst vor dem sozialen Abstieg ihrer Kinder die Schulrektoren landauf und landab nach den Computern in der Schule fragen, auf mehr Computern in Schulen bestehen und die Parteien wählen, die für die Digitalisierung der Kindergärten und Schulen stehen. Auch die deutschen Printmedien machen fröhlich mit und überbieten sich gegenseitig mit Hinweisen dazu, wie weit Deutschland bei der Digitalisierung den europäischen Nachbarn hinterherhinkt – irgendeiner der etwa 1400 Medienpädagogen in Deutschland findet sich immer, um einen entsprechenden Artikel zu schreiben oder zumindest ein Statement im Interview abzugeben: »Wer nicht mitmacht, bleibt zurück und wird von der Entwicklung überrollt«, so lautet die überall von der mit Abstand zahlungskräftigsten Lobby der Welt bezahlte verbreitete Botschaft. Und wenn 16 Länderkultusminister und die Bundeswissenschaftsministerin das auch sagen, dann muss es ja stimmen. Da nützt es wenig, wenn Lehrer sich kritisch äußern oder wenn mehr als hundert Professoren der Mathematik allen Kultusministern einen Brandbrief* schreiben, in dem sie feststellen, dass die Mehrheit von Deutschlands Abiturienten keine Prozent- und Bruchrechnung mehr kann.

Warum schürt die Digitalwirtschaft bei Unternehmern wie Eltern Angst? Warum wirbt sie nicht mit den Eigenschaften der neuen Werkzeuge, die sie verkaufen will?

Fakt ist zunächst einmal, dass Angst so ziemlich der schlechteste Entscheidungshelfer ist, den man sich vorstellen kann. Wer Angst hat, handelt nicht mehr rational, sondern irrational, eben von seinen Ängsten getrieben. Dazu gibt es unzählige Studien aus der Ökonomie, Psychologie und nicht zuletzt aus der Gehirnforschung. Angst verhindert Kreativität, lässt uns in alte Schablonen von Denken und Handeln verfallen und versetzt uns gerade *nicht* in die Lage, Probleme kreativ zu lösen. Kann das gewollt sein?

Man muss dies annehmen, denn »zufällig« sind die vielen Artikel über das Ende der Kreidezeit an den Schulen und die Notwendigkeit von deren Digitalisierung, um nicht den Anschluss zu verpassen, nicht. Es scheint, als hätten die größten Firmen der Welt Probleme mit weiterem Wachstum. Betrachten wir als Beispiel die weltweit teuerste Firma, Apple, und eines ihrer neuesten Produkte, das iPhone 8. Bei dessen Vorstellung wurde neben neuen animierten Smileys (Emojis) auch dessen neues Feature – die automatische Erkennung

* Offener Brief an die Kultusminister vom 17.3.2017

von Gesichtern und Gesichtsausdrücken – demonstriert. Dies gipfelte in einem vom Lächeln des Apple-Vizepräsidenten zum Lächeln animierten Exkrementhaufen. Man kann einem digitalen Aktivisten mit eigenartiger Frisur nur zustimmen, wenn er meint, dass »die schiere Existenz digital animierter Exkremente [...] sicher zur Vorzeigemetapher der Kulturkritik [wird]«.[9]

TECHNIKFOLGENABSCHÄTZUNG

Es geht hier aber weder um Kulturkritik, noch um den – ohnehin erfolglosen – Versuch, den Fortschritt aufzuhalten. Mir ist vielmehr folgender Gedanke wichtig: Wer mit der Angst vor dem digitalen Abgehängt-werden die Digitalisierung völlig unkritisch vorantreibt, wird dieser auf lange Sicht keinen guten Dienst erweisen. Denn bei allen Neuerungen müssen die erwünschen Wirkungen und die Risiken und Nebenwirkungen gegeneinander abgewogen werden. Erst digitalisieren und dann fragen, was das mit uns macht, ist wie ein Arzneimittel auf den Markt bringen und dann fragen, ob es überhaupt gut ist für den Patienten. Um im Bild zu bleiben: Auch die Angst vor Nebenwirkungen ist kein durchgängig guter Ratgeber, denn diese Angst könnte dazu führen, dass der Patient am Ende die Arznei gar nicht einnimmt und daher Schaden erleidet. Aber ebenso gilt: Wirkung ohne Nebenwirkung gibt es nicht, weshalb es wichtig ist, über beide Aspekte, die positiven wie die negativen, aufzuklären.

Ein Skelett als Hinweis auf Tod, Verwesung und Aussterben, oder ein Hintanstellen von Bedenken, sind für eine vernünftige Nutzen-Risiko-Abwägung wenig hilfreich, denn sie befördern lediglich bedenkenloses Handeln – aus Angst. Der deutsche Mittelstand – das oft beschworene Rückgrat unserer Wirtschaft, um das uns alle Welt beneidet – wäre schlecht beraten, Investitionsentscheidungen aus Angst zu treffen.

Halten wir fest: Es wird Zeit, dass wir inne halten, um einmal in Ruhe Technikfolgenabschätzung zu betreiben – und das vollkommen frei von jeglicher Angst! Diese sollte weder für Mittelständler noch für Eltern oder gar für Kultusminister als Ratgeber oder gar Entscheidungshelfer fungieren. Auch nicht bei der Digitalisierung.

Es bliebe noch nachzutragen, dass auf dem eingangs erwähnten Plakat das Skelett eines ganz normalen Elefanten abgebildet ist. Mein Freund, der Paläobiologe Prof. Dr. Friedemann Schrenk, den ich bezüglich des Skeletts um Rat fragte, meinte: »Das Plakat ist eine Beleidigung von Elefanten: denn es impliziert, dass Homo sapiens die Krone der Schöpfung ist, [und] dass das Elefantenskelett aus heutiger Sicht eine »unterentwickelte« Fehlkonstruktion ist. […] Evolution lässt sich nicht aufhalten heißt also, die Elefanten haben sich nicht ›fit gemacht‹. Evolutiv betrachtet waren die Rüsseltiere wesentlich erfolgreicher als die Menschen bislang (mit ca. 160 Arten in 60 Mio. Jahren). Die einzigen, für die das Plakat einen tieferen Sinn ergeben könnte, sind Paläontologen, denn: Von der Vielzahl der Rüsseltiere sind heute nur noch 3 Arten übrig«. Danke, Friedemann!

14.

GESCHÄFTSMODELL WERBUNG UND DIE FOLGEN – RADIKALISIERUNG, SPIONAGE, VERTRAUENS- UND WAHRHEITSVERLUST

Die meisten von uns erleben Werbung so ähnlich wie Stubenfliegen im Sommer: Störend, meist nicht weiter beachtet, aber zuweilen unsere Aufmerksamkeit erregend, weil wir die Störung beseitigen wollen. Das geht jeweils sehr schnell – mit Fliegenklatsche einerseits oder Fernbedienung bzw. Mausklick andererseits. Lästig wird das Ganze, wenn man es im Sommerurlaub an einem stehenden Gewässer mit ganzen Armeen von Insekten und während der restlichen 50 Wochen des Jahres täglich mit mehreren Tausend »Ads« – kleinen Text-, Bild- und Videoschnipseln – zu tun hat. So viele treffen tatsächlich auf unsere Augen und Ohren, wenn auch nur ein kleiner Teil davon (ca. 5–15%) unsere bewusste Aufmerksamkeit erreicht und noch deutlich weniger »hängen bleibt«.

EINE MILLIARDE STUNDEN PRO TAG UND MENSCHHEIT

Selten machen wir uns klar, dass Werbung mit einem globalen Jahresumsatz von mehreren hundert Milliarden US-Dollar zu den größten Wirtschaftszweigen überhaupt gehört. Noch seltener bedenken wir, dass die Umsätze bei Print- und Fernsehwerbung seit Jahren abnehmen (um Prozentsätze im einstelligen Bereich), wohingegen sie bei digitalen Medien jährlich steigen (im zweistelligen Bereich), insbesondere in den Bereichen Unterhaltung (YouTube, Online-Streaming-Dienste) und Social Media (Twitter, Facebook). Soweit die digitale Software.

Hardwareseitig kommt die digitale Werbung heute vor allem über das Smartphone, dem »Schweizer Taschenmesser des Informationszeitalters«: immer dabei, immer verfügbar und dauernd benutzt. Mittlerweile werden über 50 Prozent des Werbeumsatzes mit dem Smartphone generiert und die Werbewirtschaft wächst und wächst. Dies mag Ökonomen gefallen – in der Medizin hingegen wird ungebremstes ausuferndes Wachstum als Krebs bezeichnet.

Mit 1,5 Milliarden Nutzern hat das Internet-Video-Portal YouTube das Fernsehen als Leitmedium längst abgelöst, gibt es doch deutlich weniger als 1,5 Milliarden Haushalte mit Fernsehapparat. Während wir jedoch früher den Fernseher einschalteten, um zu schauen, was *wir* wollten, werden heute etwa drei Viertel aller gesehenen YouTube-Videos von YouTube ausgewählt und vorgeschlagen.

Hierfür verwendet YouTube einen Algorithmus, der von dessen Ingenieuren selbst als »eines der größten und raffiniertesten existierenden industriellen Systeme zur Empfehlung von Inhalten«* bezeichnet wurde.[9] Die Nutzung von YouTube liegt derzeit bei mehr als einer Milliarde Stunden täglich,[19] was letztlich an der nie dagewesenen Kombination von Hardware (Smartphone) und Software (Auswahl durch YouTube) liegt.

Vordergründig sollen dem Verbraucher ähnliche Videos gezeigt werden wie dasjenige, das er sich zunächst selbst ausgesucht hatte. In Wahrheit hat das System jedoch das Ziel, den Nutzer solange wie irgend möglich an die Mattscheibe des Computers, Tablets oder Smartphones zu binden, denn YouTube gehört Google, und Google lebt von Werbeeinnahmen. Je mehr Zeit jemand vor dem Bildschirm verbringt, desto mehr Werbung kann vor oder während der Video-Clips dargeboten werden und desto größer ist der Gewinn von Google. Wie andere großen Internetfirmen (Apple, Facebook, Twitter) lebt auch Google davon, die Aufmerksamkeit und damit die Zeit der Nutzer an zahlende Kunden zu verkaufen – das ist schließlich das Geschäftsmodell aller Werbefirmen.

---

* Ausnahmsweise sei hier die gesamte Zusammenfassung der Arbeit wiedergegeben, aus der das Zitat (vom Autor übersetzt) entnommen ist: »Zusammenfassung: YouTube ist eines der größten und anspruchsvollsten industriellen Empfehlungssysteme überhaupt. In diesem Beitrag beschreiben wir das System auf hohem Niveau und konzentrieren uns auf die dramatischen Leistungssteigerungen, die durch tiefes Lernen erzielt werden. Das Papier ist nach der klassischen zweistufigen Information Retrieval Dichotomie gegliedert: Zuerst wird ein tiefes Kandidatengenerationsmodell detailliert und dann ein separates tiefes Ranking-Modell beschrieben. Wir bieten auch praktische Lektionen und Erkenntnisse aus der Konzeption, Iteration und Pflege eines massiven Empfehlungssystems mit enormer Benutzerfreundlichkeit.«

RADIKALISIERUNG DURCH YOUTUBE

Schon im Jahr 2016 war aufmerksamen YouTube-Nutzern aufgefallen, dass dort nach dem ersten, selbst ausgesuchten Video andere Videos empfohlen wurden (bzw. gleich anschließend einfach abgespielt werden; die Funktion heißt »autoplay«), die radikaler sind als das erste. Man beginnt bei »Joggen« und landet wenige Videos später bei »Ultramarathon«; oder man beginnt mit »vegetarisch« und trifft sehr bald auf »vegan«. Insbesondere bei politischen Inhalten wurde die Tendenz zur Radikalisierung sehr deutlich: Man startete (in den USA) mit Donald Trump und bekam sehr bald Videos von Leugnern des Holocaust oder Vertretern der Höherwertigkeit der weißen Rasse. Begann die YouTube-Video-Session mit Hillary Clinton, landete man bald bei linken Verschwörungstheorien, wie beispielsweise der, dass der US-amerikanische Staat selbst die Anschläge am 11. September 2001 ausgeführt habe.[31]

Damit sehen sich weltweit 1,5 Milliarden Menschen für eine knappe Milliarde Stunden Videos an, deren Inhalte *automatisch* radikaler sind als die Ansichten der Betrachter dieser Videos. Die Ursache dafür ist das Profitstreben der Werbeindustrie. Mittlerweile ist der Bewertungsalgorithmus nicht mehr von Menschen konstruiert, sondern Produkt von clever durchgeführtem *machine-learning:* Zwei neuronale Netzwerke arbeiten zusammen (▸ Abb. 1). Das erste generiert mögliche Kandidaten zur Empfehlung anhand von Eigenschaften der Videos und Ähnlichkeiten (die wiederum zumindest zum Teil aus dem Verhalten der Nutzer generiert werden). Das zweite bewertet die Kandidaten seinerseits auf-

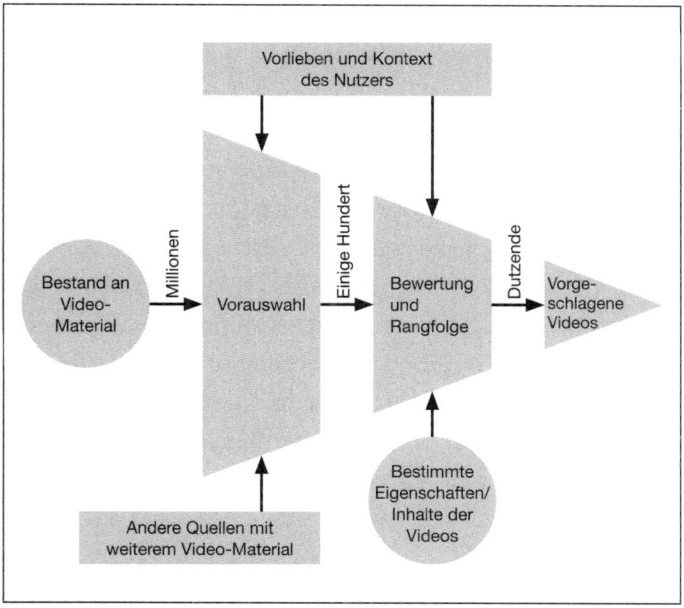

Abb. 1: Prinzip der trichterförmigen Architektur des neuronalen Netzwerks zur Ausführung der Empfehlungen für weitere Videoangebote an einen Nutzer (Abb. 2 aus 9, S. 2). Aus Millionen Videos werden einige Hundert ausgewählt, die dann bewertet in eine Reihenfolge gebracht werden. Nur wenige Videos werden schließlich empfohlen bzw. automatisch gezeigt. Im Text der Arbeit heißt es hierzu: »Unsere Modelle lernen etwa eine Milliarde Parameter und werden anhand von Hunderten von Milliarden Beispielen trainiert« (S. 1; Übersetzung durch den Autor).

grund gelernter Bewertungen durch viele Nutzer und bringt sie damit in eine Rangreihenfolge (ranking). Dieser Ansatz erwies sich als besser geeignet zur Vorhersage der Zeit, die ein YouTuber vor dem Bildschirm verbringt[9] als frühere Modelle, die auf Algorithmen basierten.

Die lernende Maschine tut nichts anderes als die Zeit vor dem Bildschirm zu maximieren. Sie hat weder »böse Absichten« noch »will« sie radikalisieren. Da jedoch radikalere, extremere Inhalte die Leute länger am Bildschirm kleben lassen, wählt die lernende Maschine *automatisch* solche Inhalte aus und empfiehlt sie. Die Radikalisierung ist also nicht gewollt, sondern vielmehr eine nicht intendierte Konsequenz der Zielfunktion (Maximierung der Zeit jedes einzelnen Betrachters vor dem Bildschirm) und der automatisierten Lernprozedur. Seit dem Jahr 2016 ist YouTube mit Hilfe dieser Technik wesentlich erfolgreicher darin, die Leute vor dem Bildschirm zu halten. Seit dem Jahr 2012 verzehnfachte sich die mit YouTube weltweit verbrachte Zeit.

Weil in neuronalen Netzwerken das »Wissen« in Milliarden von Verbindungen (den »Synapsen«) gespeichert ist, weiß niemand, wie sie funktionieren.* Man kann grundsätzlich nur feststellen, dass sie funktionieren, in manchen Fällen sogar schon besser als menschliche Gehirne. Diese sind in ihrer Lernfähigkeit – nicht zuletzt durch ihre Größe (ca. 100 Milliarden Nervenzellen mit einer Million Milliarden Verbindungen) und die Lebenszeit eines Menschen – begrenzt. Maschinen mögen – zurzeit noch – weniger leistungsfähig sein als Gehirne, auf längere Sicht jedoch wird sich dies ändern. Und so werden wir damit leben lernen müssen, dass uns

* Hierzu sei der »YouTube recommendations« Ingenieur Jim McFadden zitiert: »Die Verwendung eines tiefen neuronalen Netzwerks macht die Empfehlungen eher zu einer Blackbox für Ingenieure als bisherige Techniken [...] Wir müssen nicht so viel nachdenken. Wir geben ihm einfach ein paar Rohdaten und lassen es herausfinden.«

Maschinen Empfehlungen geben, die wir nicht nachvollziehen können, aber glauben müssen – etwa wie man im Altertum einem Orakel geglaubt hat, wie bereits 2016 im Fachblatt *Nature* zu lesen war.[2]

Bekannt wurde die Radikalisierung als Funktionsprinzip von YouTube aufgrund einer Untersuchung, die das *Wall Street Journal* bei einem ehemaligen Mitarbeiter von YouTube, Guillaume Caslot, in Auftrag gegeben hatte.[19] Dieser hatte bis 2013 bei YouTube am Empfehlungsalgorithmus gearbeitet und war dann – angeblich wegen zu geringer Arbeitsleistung – entlassen worden. In Wahrheit hatte sich Caslot gegenüber der extrem fragwürdigen Ethik hinter den YouTube-Empfehlungen kritisch gezeigt und wurde deswegen entlassen.[31]

Die Untersuchung von Caslot bestätigte, dass YouTube tatsächlich Nutzern, die ganz normale (»mainstream«) Videos betrachteten, zunehmend radikalere Videos empfiehlt: »Suchtest Du nach Informationen über die Grippeimpfung, wurden Dir Videos mit Verschwörungstheorien von Impfgegnern empfohlen«, beschreibt die *New York Times* in einer zusammenfassenden Titelgeschichte vom 8. März 2018 die Situation. Die Untersuchung zeigte insgesamt: »[…] die Empfehlungen von YouTube führen die Nutzer zu Kanälen, die Verschwörungstheorien, einseitige parteiische Meinungen und irreführende Videos verbreiten, selbst dann, wenn die Nutzer keinerlei Interesse an solchen Inhalten haben. Wenn die Nutzer eine politische Tendenz zeigen im Hinblick darauf, was sie sich zum Ansehen auswählen, empfiehlt ihnen YouTube typischerweise Videos, die diesen Vorurteilen entsprechen – oft mit extremeren Meinungen«[19] (Übersetzung durch den Autor).

Die Schießerei an einer Schule in Parkland, Florida, im Februar 2018, wird beispielsweise von Tausenden YouTube-Videos als »falsche Nachricht mit gestellten Fotos zur Eindämmung der Waffenlobby«,[19] d.h. als Verschwörungstheorie dargestellt. Ebenso die Schießerei an einer Schule in Newtown im Jahre 2012 sowie die während eines Konzerts in Las Vegas im Herbst 2017. Gibt man »Papst« auf YouTube ein, erscheinen sehr bald auf Sensation ausgerichtete, falsche Nachrichten, bald nach der Eingabe »Sonnenfinsternis« zeigt YouTube ein 3000-fach gesehenes Video, das behauptet, die Erde sei eine Scheibe.

Der Motor der Radikalisierung durch YouTube ist letztlich unsere Neugier, wie die *New York Times* unmissverständlich darlegt: »Wir sind Zeugen der mathematisch-technischen Ausbeutung eines natürlichen menschlichen Bedürfnisses: dem Wunsch, *hinter den Vorhang* von etwas zu schauen, einen tieferen Einblick in etwas, das uns angeht, zu gewinnen. Immer wenn wir klicken und klicken, werden wir von einer aufregenden Sensation zur nächsten geführt und entdecken immer mehr Geheimnisse und immer tiefere Wahrheiten. YouTube führt uns hinunter in ein Labyrinth des Extremismus, während Google seine Gewinne aus der Werbung steigert« (Hervorhebung und Übersetzung durch den Autor).[31, S. 15]

Der Autor des Artikels vergleicht diese natürliche menschliche Neugier, die durch die Gegebenheiten des modernen Lebens gegen uns Menschen pervertiert wird, mit anderen menschlichen »Schwächen«, die uns ebenfalls erst in jüngerer Zeit schaden: Salz, Zucker und Fett. Früher waren diese Nahrungsbestandteile selten und wir suchten danach, um gesund und fit zu bleiben. Sind sie jedoch im Überfluss vorhanden und werden sie zudem permanent beworben, führt dies zu Übergewicht, Bluthochdruck und Diabetes und damit zum vorzeitigen Tod einer sehr großen Zahl von Menschen.[27] In gleicher Weise führt uns unsere (eigentlich sehr gesunde) Neugier zu Lügen, Skandalen und Fehlinformation. Mit den Worten des Autors: »Im Endeffekt hat YouTube ein Restaurant erschaffen, das uns immer süßere und fetthaltigere Speisen serviert und unsere Teller sofort nachfüllt, wenn wir mit einer Mahlzeit fertig sind. Mit der Zeit passt sich unser Geschmack an und wir bestellen daher Speisen, die immer mehr Zucker und Fett enthalten, die uns das Restaurant dann auch prompt serviert. Als daraufhin das Gesundheitsministerium und besorgte Bürger das Restaurant damit konfrontieren, antworten dessen Manager, dass sie doch nur das servieren, was die Leute wünschen und bestellen« (Übersetzung durch den Autor).[31, S. 15]

Man kann ihm nur beipflichten wenn er anschließend betont, dass diese Situation aufgrund der vielen Nutzer von YouTube – und vor allem der vielen *jungen* Nutzer – besonders gefährlich ist. Bedenkt man noch, dass das preiswerte *Chromebook* von Google bei den Laptops für Schüler in den USA einen Marktanteil von über 50 Prozent hat und mit vorinstalliertem YouTube-Zugang geliefert wird, wird die Tragweite der automatisch durch YouTube-Nutzung bewirkten Radikalisierung erst so richtig deutlich. Lassen wir den Autor daher ein letztes Mal zu Wort kommen: »Dieser Zustand ist inakzeptabel, aber nicht unvermeidlich. Es gibt keinen Grund dafür, eine Firma so viel Geld verdienen zu lassen, indem sie potenziell dazu verhilft, Milliarden von Menschen zu radikalisieren, und gleichzeitig der Gesellschaft die Kosten hierfür aufdrückt.« Recht hat er!

FACEBOOK, PERSÖNLICHKEIT UND PERSONALISIERUNG

Wäre YouTube (und damit Google) die einzige zu fürchtende, große und superreiche US-amerikanische Firma, dann wäre dieses Kapitel hier zu Ende. Leider ist dem nicht so. Betrachten wir als weiteres Beispiel Facebook, das mit über zwei Milliarden Nutzern größte soziale Online-Medium. Wie YouTube ist Werbung seine Geschäftsgrundlage. Um immer besser personalisierte Werbung an Nutzer zu versenden, sammelt Facebook die Daten seiner Nutzer und analysiert diese auf immer raffiniertere Weise – wie Google auch unter Zuhilfenahme neuester *machine-learning* Verfahren. – Welche Daten?

Früher mussten Werbefirmen die Vorlieben der Nutzer per Fragebogen erfassen, dann mit bestimmten erfragten Variablen (z. B. Alter, Geschlecht, Beruf) verknüpfen, dann noch bestimmte Eigenschaften der Nutzer ebenfalls erfragen, um beispielsweise herauszufinden, dass große Frauen eher Turnschuhe tragen. Das war sehr aufwändig! Heute braucht man nichts weiter zu tun als die Klicks (auf z. B. überall auf dem Bildschirm aufflackernde Anzeigenwerbung) und Likes (in Facebook) oder den Twitter-Account einer Person zu analysieren und schon kennt man deren Alter, Geschlecht, Intelligenz, sexuelle Präferenz, Beziehungsstatus, politische und religiöse Weltanschauung sowie eine ganze Reihe weiterer persönlicher Daten wie Haltungen, Vorlieben, Werte, Einstellungen, Interessen, Ziele und Wünsche. Dass dies geht und wie gut es im Einzelfall funktioniert, wurde bereits 2013 im Fachblatt *PNAS* publiziert (für eine Übersicht, vgl. 26).[13]

Mittlerweile weiß man sogar, *wie gut* sich aus den »Likes«

eines Facebook-Nutzers dessen Persönlichkeitseigenschaften (»Big Five«), politischer Hintergrund, sexuelle Orientierung und vieles mehr ableiten lassen. Mit nur neun Facebook-Likes kann man die Persönlichkeit eines Menschen etwa so gut vorhersagen wie es einer von dessen Arbeitskollegen kann, mit 65 Likes ist man so gut wie ein Freund, mit 125 Likes so gut wie Vater, Mutter, Bruder oder Schwester.[34] Mit den 225 Likes, die Facebook-Nutzer im Durchschnitt abgegeben haben, ist jeder, der diese Daten auswerten kann, so gut wie der Partner! Kurz: Internetfirmen wie Facebook wissen so gut wie der (Ehe-)Partner, wer ein bestimmter Mensch ist, wie er lebt und was ihn umtreibt!

Facebook kann sogar dessen Gedanken, Gefühle und Verhalten beeinflussen. Im Januar 2012 wurden knapp 700 000 Nutzern von Facebook eine Woche lang manipulierte Startseiten mit veränderten Statusmeldungen ihrer Freunde angezeigt. Mitarbeiter von Facebook wollten untersuchen[32] (bei fragwürdiger Ethik der ganzen Studie), ob und wie die Manipulation von Emotionen von Hunderttausenden von Facebook-Nutzern durch die Art, wie Nachrichten dargeboten werden, gelingen kann. Per Zufallsauswahl (Randomisierung) bekam ein Teil der Nutzer vor allem positive Statusmeldungen zu sehen, der andere Teil dagegen überwiegend negative. Ausgewertet wurden dann die Auswirkungen dieser experimentellen Manipulation der Emotionen der Nutzer auf deren Posting-Verhalten.[15] Man fand tatsächlich eine Änderung von deren Emotionen in die jeweils manipulierte Richtung.

FACEBOOK, SPIONAGE UND WAHLBEEINFLUSSUNG

Eine im Fachblatt *Nature* bereits im Jahr 2012 publizierte, kontrollierte, randomisierte Studie an über 61 Millionen Facebook-Nutzern hatte zudem ergeben, dass das Wählerverhalten bei den Kongresswahlen im Jahr 2010 durch entsprechende Verlautbarungen in Facebook – durch sogenannte »Posts« – messbar beeinflusst wurde:[6, S. 295] »Die Ergebnisse zeigen, dass die Nachrichten den Ausdruck der politischen Meinung, die Informationssuche und das Wahlverhalten von Millionen von Leuten direkt beeinflussen. Darüber hinaus beeinflussen die Nachrichten nicht nur die Nutzer, an die sie gerichtet waren, sondern auch die Freunde der Nutzer und wiederum deren Freunde«, schreiben die Autoren in ihrer Zusammenfassung. Sie hatten in einem sehr cleveren Versuchsdesign die Auswirkung der Facebook-Nachricht »ich habe gewählt« untersucht – entweder mit den Bildern einiger Facebook-Freunde oder ohne diese. Eine weitere (Kontroll-)Gruppe bekam gar keine Nachricht (► Abb. 2). Die relative Häufigkeit der Klicks auf »I voted« wurde als Maß für das Bedürfnis der Leute verwendet, sich selbst als Wähler zu identifizieren. Dies waren in der Gruppe »soziale Nachricht« 20,04% und damit 2,08% mehr als in der Gruppe »informationelle Nachricht« mit 17,96% (SEM = 0,05%, $p < 0{,}01$). Dies bedeutet, dass das Betrachten der Gesichter von Freunden einen deutlichen Effekt auf das Verhalten der Wähler hatte. Mit weiteren Verfahren fanden die Autoren, dass sich das Anklicken von »I voted« auch auf die Informationssuche (nach dem Wahllokal; durch Klicken des Schaltfläche »find your polling place …«) und das tat-

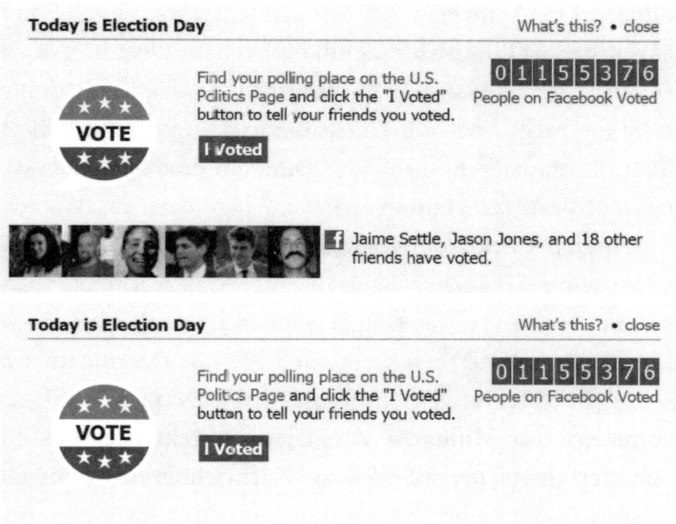

Abb. 2: Beispiele der Facebook-Nachrichten, die an 60055176 Nutzer der Experimentalgruppe »soziale Nachricht« (d.h. Nachricht mit Bildern), an 611044 Nutzer der Experimentalgruppe »(rein) informationelle Nachricht« (d.h. Nachricht ohne Bilder) und an 613096 Nutzer der Kontrollgruppe (keine Nachricht) gesendet wurden.

sächliche Wählen (mit 0,39%; SEM = 0,17%, p = 0,02) auswirkten.*

Nun könnte man einwenden, dass die Stärke des Effekts mit knapp 0,4% nun wirklich nicht berauschend sei und nur

---

* Die Autoren sprechen hier von validiertem Wählen und verweisen auf das ziemlich ausführliche Supplement für genauere Angaben dazu, wie dies im Einzelnen erfasst wurde. »[...]Wir haben auch den Effekt gemessen, den die experimentelle Behandlung auf die validierte Stimmabgabe hatte.«[6, S. 295]

aufgrund der enormen Zahl der untersuchten Teilnehmer (n = 61 279 316) statistisch signifikant wurde. Dem ist jedoch nicht so, denn sogar sehr kleine Effekte können eine große Wirkung haben, wie der Statistiker und Psychologe Robert (Bob) Rosenthal schon vor Jahrzehnten für die Bereiche Psychologie und Medizin hervorhob.

Bei den US-Präsidentschaftswahlen ist das noch eindrücklicher, wie das folgende Beispiel zeigt: Ich kann mich noch gut an die US-Präsidentschaftswahlen im Jahr 2000 erinnern, nicht zuletzt deswegen, weil ich sie zusammen mit Freunden während des Jahreskongresses der *Society of Neuroscience* in New Orleans (*vor* Hurrikan Katrina!) miterlebte. Damals – der Demokrat Clinton hatte seine zweite Amtszeit hinter sich – war der Demokrat Al Gore der Favorit gegenüber dem Republikaner George W. Bush. Gore bekam auch tatsächlich gut eine halbe Million mehr Stimmen als Bush, dessen Stimmen jedoch besser auf die Wahlmänner der einzelnen Bundesstaaten verteilt waren. Letztlich siegte Bush, weil er in Florida, dem für den Ausgang der Wahl entscheidenden Bundesstaat, eine Mehrheit von ganzen 537 Wahlmännerstimmen für sich gewinnen konnte. Knapper wurde in den USA noch nie eine Wahl gewonnen. Bedenkt man zudem, dass es einen dritten Kandidaten gab (den »Grünen« Ralph Nader), dessen 2 882 728 Stimmen mehrheitlich Al Gore zu Gute gekommen wären (hätte Nader auf seine ohnehin aussichtslose Kandidatur verzichtet), dann sieht man

- wie bitter die Niederlage von Al Gore wirklich war (die Mehrheit wollte *seine* Politik, nicht die von Bush),
- wie groß die Auswirkungen eines winzigen Effekts (537 Stimmen waren weniger als 0,01 Prozent der in Florida abgegebenen Stimmen) und

- wie anfällig letztlich jedes demokratische Wahlsystem* für Manipulationen sein kann, solange deren Effekt nicht Null ist!

Rechnet man die von Bond und Mitarbeitern gewonnenen Ergebnisse auf die US-Bevölkerung hoch, dann ergibt sich (wir reden von den Kongresswahlen im Jahr 2010!), dass Facebook-Freunde 60 000 zusätzliche Stimmen direkt und nochmals 280 000 Stimmen indirekt (über die Freunde von Freunden) bewirkten. Diese 340 000 Stimmen entsprechen 0,14 Prozent der gesamten Wahlpopulation.

Einem online veröffentlichten Kommentar des Senior-Autors zufolge, wurden ähnliche Ergebnisse der Beeinflussbarkeit auch für die Präsidentschaftswahlen im Jahr 2012 gefunden: »Ein vorhergehendes groß angelegtes Experiment zeigte, dass eine einzige Nachricht, die in den Sozialen Medien veröffentlicht wurde, das Wahlverhalten in der realen Welt direkt beeinflussen konnte und dass der indirekte Effekt der Nachricht auf Freunde den größten Teil ihrer Gesamtwirkung auf die erhöhte Wahlbeteiligung ausmachte. Hier analysieren wir ein Folgeexperiment, das bei der US-Präsidentschaftswahl 2012 durchgeführt wurde. Die Ergebnisse zeigen, dass das Verbreiten der Nachrichten sowohl direkte als auch indirekte Auswirkungen auf das Wahlverhalten bei dieser Wahl hatte,

---

* Übrigens: Es gibt sehr schöne Arbeiten darüber, dass demokratische Wahlsysteme, ganz gleich welches, nie zu 100 Prozent den Wählerwillen abbilden, sondern immer »praktikable Kompromisse« darstellen. Wie auch immer man es konstruiert, *jedes* Wahlsystem kann im Extremfall genau den Kandidaten als Gewinner hervorbringen, den nur eine Minderheit möchte.

was darauf hindeutet, *dass Soziale Medien ein wirksames Instrument zur Mobilisierung der politischen Beteiligung an Wahlen mit hohem Einsatz sein können.*« (James H. Fowler Professor University of California, San Diego; Hervorhebung durch den Autor).

Diese Erkenntnisse verblieben leider nicht im Bereich der Wissenschaft, sondern wurden ganz »praktisch« umgesetzt, um damit Geld zu verdienen – im Rahmen der letzten Präsidentschaftswahlen in den USA. Seit der genannten Studie von Kramer und Mitarbeitern wusste man ja bereits, dass die Manipulationen von Menschen in großem Stil mit Facebook möglich ist. Die Enthüllungen hierzu haben in der Woche vom 18. bis 25. März 2018 zum Wertverlust von Facebook an der Börse von 75 Milliarden US-Dollar geführt* und lassen sich beim heutigen Stand des Wissens (1. April 2018) in aller Kürze wie folgt zusammenfassen:

Bereits im Juli 2016 berichtete die Zeitschrift *The New Yor-*

---

* Nach einer vom Meinungsforschungsinstitut *Emnid* für das Magazin *Focus* durchgeführten Umfrage[4] hat aus Sorge um den Datenschutz fast jeder zweite Nutzer von sozialen Medien in Deutschland bereits über eine Abmeldung nachgedacht. Männer (53%) tendierten eher zu einer Abmeldung bei Facebook, Instagram oder Twitter als Frauen (44%). Auch in den USA ist die Zukunft von Facebook ungewiss. Der Analyst Brian Wieser von der in Portland, OR, ansässigen Finanz-Beratungsfirma *Pivotal Research Group* schrieb in der Zeitschrift *The Economic Times* am 22. März 2018, dass Facebook möglicherweise zu groß geworden sei, wodurch es zu Missmanagement gekommen sei. »Die Investoren müssen nun überlegen, ob das Unternehmen zu dem Schluss kommt, dass es in einer Weise gewachsen ist, die sich als unhaltbar erwiesen hat.«[6]

ker[8] erstmals über sogenannte russische *Troll-Farmen* bzw. *Troll-Armeen* zur Beeinflussung des US-Präsidentschaftswahlkampfs im Herbst 2016.* Die Recherchen des hierzu seit dem 17. Mai 2017 tätigen Sonderermittlers Robert S. Mueller haben mittlerweile zur Anklage von 13 russischen Staatsbürgern (unter ihnen der Milliardär und Putin-Vertraute Yevgeny Prigozhin) sowie russischer Internetfirmen (u. a. einer *Troll-Farm*, die den Namen *Internet Research Agency* trägt und Prigozhin gehört) geführt.[30] Die Anklagepunkte lauteten Verschwörung gegen die Vereinigten Staaten, Betrug im Überweisungsverkehr, Bankbetrug und Identitätsdiebstahl. Den Angeklagten wird vorgeworfen, über Facebook und andere soziale Online-Medien rechtswidrigen Einfluss auf die Präsidentschaftswahlen im Jahr 2016 genommen zu haben, um dem heutigen Amtsinhaber Donald Trump einen Vorteil gegenüber seiner Konkurrentin Hillary Clinton zu verschaffen.

---

* Die meisten von uns werden sich noch gut an die Zeit vor den US-Wahlen erinnern, während der immer wieder von den jahrzehntelangen Geschäftsbeziehungen von Trump mit Russland die Rede war und in denen Trump und Putin sich gegenseitig lobten, gemeinsame Positionen (u. a. Kritik an der NATO) vertraten und man den Eindruck gewinnen konnte, sie sprachen sich ab. Hierzu Chen: »[…] Angesichts des schieren Volumens und des oft bedrohlichen Tenors der Berichterstattung über die Trump-Putin-Verbindung wäre es dem gelegentlichen Leser verziehen, wenn er mit dem starken Verdacht davonkäme, dass sich die beiden jeden Monat zu Strategiesitzungen über Kaviar in Putins Schwarzmeerdatscha treffen. ›Hier geht etwas sehr Seltsames und Beunruhigendes vor sich, und das sollte nicht ignoriert werden‹ warnt Paul Krugman [Ökonomie-Nobelpreisträger] in der *Times*.«

Tab. 1: Inhalte von gekauften Facebook-Werbeanzeigen (Beispiele aus der Tabelle auf S. 20 der Anklageschrift, überschrieben mit »The political advertisements included the following«)

Approximate Date	Excerpt of Advertisement
April 6, 2016	»You know, a great number of black people support us saying that #HillaryClintonIsNotMyPresident«
April 7, 2016	»I say no to Hillary Clinton / I say no to manipulation«
April 19, 2016	»JOIN our #HillaryClintonForPrison2016«
May 10, 2016	»Donald wants to defeat terrorism ... Hillary wants to sponsor it«
May 24, 2016	»Hillary Clinton Doesn't Deserve the Black Vote«
June 7, 2016	»Trump is our only hope for a better future!«
June 30, 2016	»#NeverHillary #HillaryForPrison #Hillary4Prison #Trump #Trump4President«
July 20, 2016	»Ohio Wants Hillary 4 Prison«
August 10, 2016	»We cannot trust Hillary to take care of our veterans!«
October 19, 2016	»Hillary is a Satan, and her crimes and lies had proved just how evil she is.«

In der im Internet frei zugänglichen Anklageschrift kann man hierzu lesen: »Bis etwa Mai 2014 überlegten die Angeklagten und ihre Mitverschwörer, sich in die US-Präsidentschaftswahlen 2016 einzumischen. Sie begannen, US-Social-Media-Konten und andere Informationsquellen über die US-Präsidentschaftswahlen 2016 zu überwachen. Bis 2016 nutzten sie ihre fiktiven Online-Personen, um sich in die US-Präsidentschaftswahlen 2016 einzumischen. Sie beschäftigten sich mit Operationen, die hauptsächlich darauf abzielten, abfällige Informationen über Hillary Clinton zu kommunizieren, andere Kandidaten wie Ted Cruz und Marco Rubio zu verunglimpfen und Bernie Sanders und den damaligen Kandidaten Donald Trump zu unterstützen.[1, S. 16 f.]

Die in der Anklageschrift genannten russischen Bürger hatten in großem Stil Facebook-Werbeanzeigen zur Denunzierung von Donald Trumps Gegenkandidatin Hillary Clinton gekauft (► Tab. 1). Aus dem Wortlaut der Anklageschrift[1, S. 19] wird deutlich, dass diese Aktivitäten eindeutig illegal waren. Das Unternehmen Facebook hat also durch kriminelle Handlungen Geld verdient:* »Spätestens April 2016 bis November 2016 begannen die Beklagten und ihre Mitverschwörer, während sie ihre russische Identität und ORGANISATION [gemeint ist die russische Firma *Internet Research Agency*] durch fiktive Online-Personen verbargen, Werbung in den amerikanischen Sozialen Medien und anderen Webseiten zu produzieren, zu kaufen und zu veröffentlichen, die sich ausdrücklich für die Wahl des damaligen Kandidaten Trump oder ausdrücklich gegen Clinton aussprachen. Die Beklagten und ihre Mitverschwörer hatten ihre Ausgaben nicht der Bundeswahlkommission gemeldet oder sich als ausländische Agenten beim US-Justizministerium registriert.« Mittlerweile wurden hochrangige Mitarbeiter des Wahlkampfteams von US-Präsident Donald Trump angeklagt und zum Teil verurteilt, was durch ebenfalls öffentlich zugängliche Gerichtsakten belegt ist.

Im Zusammenhang der Ermittlungen wurde bekannt, dass

---

* Daran ändern die Beteuerungen des Facebook-Gründers und -Chefs Mark Zuckerberg, dass er sich künftig mehr um die Wahrheit und die Datensicherheit kümmern werde,[5] gar nichts.

sich das britische Unternehmen *Cambridge Analytica* bereits im Jahr 2014 die Daten von 87 Millionen Facebook-Nutzern verschafft hatte.[22] Der damalige Mitarbeiter Aleksandr Kogan hatte eine Facebook-App programmiert, mit der Nutzer einen Persönlichkeitstest bei sich durchführen können. Dies taten 270 000 Leute und ahnten nicht, dass dabei nicht nur ihre eigenen persönlichen Daten, sondern auch die Daten all ihrer Freunde – insgesamt eben 87 Millionen[5, 35] – erfasst wurden.

Dass Facebook letztlich die gleiche Aufgabe hat wie YouTube mit seinem Empfehlungsalgorithmus, hat der Gründungspräsident der Firma, der Milliardär (und zudem Mitbegründer der Musiktauschbörse *Napster*) Sean Parker, unlängst selbst zugegeben: »Wie bekommen wir so viel wie möglich von Ihrer Zeit und bewussten Aufmerksamkeit?«[25] war dessen zu beantwortende grundlegende Frage. Facebooks Lösung wurde bereits diskutiert: Die Werbung wird auf jeden einzelnen der etwa zwei Milliarden Nutzer persönlich zugeschnitten. Nach einer im Herbst 2017 im Fachblatt *PNAS* publizierten Feldstudie an 3,5 Millionen Facebook-Nutzern ist solche personalisierte, d.h. auf die Persönlichkeitseigenschaften und Interessen einzelner Nutzer zugeschnittene Werbung um etwa 50 Prozent effektiver als übliche (nicht personalisierte oder falsch personalisierte) Werbung.[18] Die Firma *Cambridge Analytica* hatte nun als eine der ersten erkannt, dass man diese Art der Personalisierung nicht nur zur gezielteren und effektiveren Werbung, sondern auch zum Zweck der politischen Einflussnahme verwenden konnte.[21] So wurden die in ▶ Tabelle 1 beispielhaft angeführten »Nachrichten« gezielt von scheinbaren oder tatsächlichen US-Bürgern an »Gleichgesinnte« (identifiziert von

Cambridge Analytica) geleitet, und zwar immer zum gerade ablaufenden Tagesgeschehen des Wahlkampfes passend: *Nudging* in sehr großem Stil also. Was dabei herauskam, ist (Welt-)Geschichte.

Wenn man sich vor Augen führt, dass Fake News während der letzten US-Präsidentenwahlen deutlich häufiger pro-Trump- als pro-Clinton-Inhalte betrafen,[31, S. 15] wird deutlich, wie stark demokratische Prozesse durch digitale Informationstechnik gefährdet sind. Nimmt man hinzu, dass diese falschen Nachrichten von außen (Russland) gesteuert wurden, wird die Brisanz dieses Befundes noch deutlicher. Und es wäre schön, wenn dies alles nur für die Amerikaner gelten würde.

Aber leider spielte sich bei unseren unmittelbaren europäischen Nachbarn mehrfach das Gleiche ab: So beobachtete man bei den letzten Präsidentschaftswahlen in Tschechien (am 27. Januar 2018) ein Kopf-an-Kopf-Rennen des »alten Kandidaten« Miloš Zeman,* einem vermutlich alkoholkranken Populisten, mit dem Herausforderer Jiří Drahoš, einem Professor für physikalische Chemie und zugleich dem Leiter der Tschechischen Nationalen Akademie der Wissenschaften. Mit etwa drei Prozent Vorsprung gewann Zeman. Im Vorfeld hatte es massive Fake News zu Lasten des neuen Kandidaten gegeben. Unglaublich viele negative Gerüchte wurden über ihn gestreut, dem Wahlvolk damit Angst gemacht und möglicherweise die Wahl dadurch zu dessen Ungunsten beeinflusst. Für die letzten Präsidentschaftswahlen in Polen gilt Ähnliches, für den Brexit im Vereinigten Königreich auch.

---

* Miloš Zeman ist seit dem 8. März 2013 der dritte Staatspräsident der Tschechischen Republik, nachdem er zwischen 1998 und 2002 bereits Ministerpräsident war.

TWITTER UND DIE VERBREITUNG VON UNWAHRHEIT

Zu den beschriebenen Mechanismen der automatischen Radikalisierung (YouTube bzw. Google) und der bewussten Einflussnahme auf Wahlen (Spionage einschließlich Hochverrat) gesellt sich eine weitere Eigenschaft sozialer Medien: Die automatische Verstärkung von Lügen, also ein Verlust an Wahrheit in der Gesellschaft. Denn Lügen verbreiten sich viel schneller als die Wahrheit, vor allem online. Dies ist das Ergebnis einer im Fachblatt *Science* von Wissenschaftlern am Massachusetts Institute of Technology (MIT) publizierten Studie. In der Studie wurde die etwa 4,5 Millionen-malige (Weiter-)Verbreitung von etwa 126 000 wahren und falschen Geschichten auf der Kommunikationsplattform *Twitter** in den Jahren 2006 bis 2017 durch etwa drei Millionen Menschen untersucht.[33] Mit weltweit mehr als dreihundert Millionen Nutzern gilt Twitter nach Facebook als eines der bedeutsamsten sozialen Netzwerke, in dem Privatpersonen, Organisationen, Unternehmen und Massenmedien kurze (max. 280 Zeichen) Textnachrichten (*Tweets*) im Internet

---

* Twitter wurde im März 2006 vom US-amerikanischen Softwareentwickler und Unternehmer Jack Dorsay (* 1976) zunächst unter dem Namen *twttr* gegründet. Wörtlich übersetzt bedeutet das Wort »Gezwitscher«. Eine Kurznachricht wird *Tweet* genannt, das Verb »to twitter« (neudeutsch: »twittern«) bedeutet wörtlich »zwitschern«. Das Besondere an der Internetplattform besteht u. a. darin, dass man »Follower« (Nutzer, welche die Nachrichten bestimmter Personen oder Institutionen gleichsam »subscribiert« haben) haben kann, durch die eigene Nachrichten dann weiter verbreitet werden. Man spricht von *re-tweet.*

verbreiten. Die Einteilung der Nachrichten als wahr oder falsch erfolgte mittels sechs unabhängiger Organisationen,* die Fakten-Checks durchführen und deren Klassifikationen zu 95 bis 98 Prozent übereinstimmten. Nach dem Inhalt wurden die Nachrichten zudem nach »Naturkatastrophen«, »Terrorismus«, »Wissenschaft«, »(fiktionale) Anekdoten« bzw. »Großstadtlegenden« und »Wirtschaftsnachrichten« klassifiziert.

Methodisch ging man hierzu wie folgt vor: Wenn jemand ein »Gerücht«** (irgendeine Behauptung über Twitter) verbreitet, dann kommt es vor, dass diese Behauptung durch andere Nutzer von Twitter weiterverbreitet wird, sodass eine Kaskade entsteht. Wird die Behauptung 10-mal weiterverbreitet, dann beträgt die Länge der Kaskade 10, wird sie gar nicht weiter verbreitet, ist die Länge der Kaskade gleich 1. Wird die gleiche Behauptung von zwei Nutzern verbreitet, entstehen zwei Kaskaden. Die Autoren untersuchten nun solche auf Twitter aufzufindenden Kaskaden und bestimmten verschiedene Maße der Diffusion von Gerüchten: Die Tiefe der Kaskaden als Anzahl der Weiterleitungen (»retweets«) durch verschiedene individuelle Nutzer über die Zeit; deren Größe (Anzahl der in die Kaskade involvierten Nutzer über die Zeit), maximale Breite (Anzahl der Nutzer in gleicher Tiefe) sowie deren »Viralität«, wobei es sich um ein komplexes Maß der Diffusion handelt.

Falsche Nachrichten verbreiten sich im Vergleich zu wah-

* Daten der folgenden Fakten-Check-Organisationen wurden hierzu herangezogen: Snopes.com, politifact. com, factcheck.com, truthorfiction.com, hoaxslayer.com und urbanlegends.about.com.

** Die Autoren sprechen von »rumor«.

ren Nachrichten schneller, weiter und tiefer als wahre Nachrichten, oder wie ein anonymes Editorial im *New Scientist* es formulierte, »Fake News [… .] können um die halbe Welt gegangen sein, bevor die Wahrheit ihre Stiefel an hat.«[3] Wahre Nachrichten brauchten im Vergleich zu falschen Nachrichten sechs Mal so lang bis sie 1500 Leute erreichten. Falsche Nachrichten wurden zudem mit 70 Prozent höherer Wahrscheinlichkeit mit anderen Nutzern geteilt als wahre. Die am häufigsten verbreiten falschen Nachrichten (obersten ein Prozent) wurden für gewöhnlich tausend bis hunderttausend Mal weiterverbreitet, wohingegen wahre Nachrichten nur selten mehr als tausend Mal weiterverbreitet wurden.

Woran liegt das? – Auch dieser Frage gingen die Autoren nach. Mittels Textanalyse-Software konnten sie zeigen, dass falsche Nachrichten einen größeren Neuigkeitswert hatten als richtige. Dies wundert nicht, würde doch die (bereits in Kapitel 12 erwähnte) Nachricht »der Papst ist schwanger« uns alle in höchstem Maße überraschen, denn ein Mann kann nicht schwanger werden und vom Papst würde man dies von allen bekannten Männern am wenigsten vermuten. Falsche Nachrichten sind daher nahezu definitionsgemäß in höherem Maße überraschend als wahre Nachrichten. Hinzu kommt der Befund, dass falsche Nachrichten neben der Überraschung auch Ekel hervorrufen, also zwei sehr starke Emotionen.

Wahre Nachrichten dagegen bewirken je nach dem Inhalt eher Trauer, Freude, Vertrauen oder deren Vorwegnahme, wobei es sich (worauf die Autoren nicht eingehen) nur bei den ersten beiden Reaktionen um Emotionen handelt, die anderen beiden hingegen Verhaltensdispositionen beschreiben. Die Autoren konnten weiter durch Software (sie verwendeten zwei unterschiedliche Verfahren) Bots identifizieren, die programmiert sind, bestimmte Nachrichten zu senden bzw. weiterzuleiten, von denen man vermuten könnte, dass sie ebenfalls falsche Nachrichten eher verbreiten. Dem ist jedoch nicht so. Zwar konnte gezeigt werden, dass ihre Anwesenheit die Verbreitung von Wahrheit und Falschheit beschleunigt, nicht jedoch bevorzugt die von Falschheit. Die Wissenschaftler vom MIT kommen daher in dieser bislang größten und methodisch aufwändigsten Studie zur Verbreitung von Gerüchten zu dem Schluss, dass es an uns Menschen liegt, dass sich die Unwahrheit schneller und weiter verbreitet als die Wahrheit. Genauer gesagt liegt es an unseren Emotionen und unserem Hunger nach unerwarteten bzw. überraschenden Nachrichten. Dieser lässt sich mit Unwahrheiten viel leichter stillen als mit langweiligen Wahrheiten: »Der Papst ist schwanger« ist viel interessanter als »der Papst ist nicht schwanger«!

DIE FOLGEN DES GESCHÄFTSMODELLS

Werbung ist das Geschäftsmodell einiger der größten IT-Firmen der Welt (Google/YouTube, Facebook, Twitter), d.h. ein beträchtlicher Teil der Weltbevölkerung bezahlt mit seiner Zeit und Aufmerksamkeit vor dem Bildschirm. Wenn die Gehirne von Milliarden Menschen dadurch systematisch mit falschen und radikalen Inhalten versorgt werden, kann das eines nicht haben: keine Auswirkungen! Wenn dann auch noch kriminelle Energie hinzu kommt und unsere demokratischen Prozesse zur Profitmaximierung nachweislich beeinflusst werden (wie durch Facebook), wird es höchste Zeit, nicht nur nachzudenken, sondern auch zu handeln! Müssen wir die Geschäftsgrundlage der genannten Firmen wirklich mit Steuergeldern (für den Breitbandausbau) weiter öffentlich fördern? Kann eine Gesellschaft auf der Grundlage automatischer und systematischer Spionage, Unwahrheit und Radikalisierung überhaupt nachhaltig existieren?

Wie eine kürzlich von spanischen Autoren publizierte Arbeit[7] erstmals zeigen konnte, ist der Facebook-Skandal noch deutlich größer als hierzulande in der Presse publiziert – wo es ja vor allem um die USA und die wahrscheinlich vor allem dort geklauten 50 Millionen privaten Nutzerdatensätze geht. Auch diesseits des Atlantiks wurden nämlich nachweislich etwa 40 Prozent aller Bürger der Europäischen Union – etwa *200 Millionen!* – von Facebook analysiert, um personalisierte Werbung mittels sehr sensibler Daten zu versenden. Aufgefallen war dies einem der spanischen Autoren, der plötzlich Werbung für ein Hotel, das speziell Homosexuelle anspricht, erhalten hatte. Nun war er jedoch nicht homosexuell und wunderte sich darüber, wieso Facebook ihm diese Werbung geschickt hatte. Wie die ziemlich aufwändig durchgeführten Recherchen der Gruppe ergaben, wurden von 73 Prozent der europäischen Facebook-Nutzer (was etwa 40 Prozent aller EU-Bürger entspricht) *sensible* Daten* im Sinne der EU-

---

* Sensible Daten im Sinne der GDPR sind »Daten, aus denen die rassische und ethnische Herkunft, politische Meinungen, religiöse oder weltanschauliche Überzeugungen oder die Gewerkschaftszugehörigkeit hervorgehen, sowie die Verarbeitung von genetischen Daten, biometrischen Daten zur eindeutigen Identifizierung einer natürlichen Person, Gesundheitsdaten oder Daten zum Sexual-

Datenschutz-Grundverordnung (EU General Data Protection Regulation – GDPR) durch Algorithmen ermittelt und zu Werbezwecken verwendet. Dies widerspricht der Verordnung, die bereits am 24. Mai 2016 in Kraft getreten ist, weswegen Facebook in Spanien mittlerweile zu einer Zahlung von 1,2 Millionen Euro verurteilt wurde. Diese Verordnung ist seit dem 25. Mai 2018 in der gesamten EU gültig. Könnte das bedeuten, dass Facebook von der EU mit bis zu vier Prozent des Jahresumsatzes bestraft werden kann?

Was durch solche Maßnahmen nicht verhindert werden kann, ist ein allgemeiner Vertrauensverlust[16] in unsere Massenmedien als Lieferanten glaubwürdiger Informationen. Da es sich bei Vertrauen um eine weitere Grundfeste unserer Gesellschaft handelt, ist auch dieser Verlust an Vertrauen, nicht anders als der Verlust an Wahrheit, als gesellschaftsgefährdend einzustufen. Wollen, oder besser: dürfen, wir der weltweiten Werbung wirklich all dies opfern?

Halten wir fest: Das Geschäftsmodell großer Internetfirmen wie YouTube, Facebook, Twitter und vieler anderer mehr führt – ohne dass dies irgendjemand will – *systematisch* und *automatisch* weltweit zu mehr Radikalität, Falschheit, Ausspionieren von Privatheit und Manipulation. Nicht das Internet oder das Smartphone für sich genommen sind das Problem, sondern das Geschäftsmodell dahinter: »Alles umsonst«. Wir werden darüber nachdenken, ob wir uns dieses Geschäftsmodell auf Dauer leisten können, wollen bzw. dürfen. Wenn uns die Wahrheit, unsere Freiheit und Privat-

---

leben oder der sexuellen Orientierung einer natürlichen Person.« Deren Verbreitung ist untersagt (Datenschutz-Grundverordnung, Artikel 9, Absatz 1).

sphäre, unsere Zeit und unsere demokratische Gesellschaft wirklich etwas wert sind, dann müssen wir das Geschäftsmodell ändern. »Alles Umsonst« erscheint nur billig. Wir bezahlen heute schon zu viel dafür. Das müssen wir ändern!

15.

WERDEN WIR DÜMMER? – DER FLYNN-EFFEKT IM RÜCKWÄRTSGANG

Wenn man Kindern oder erwachsenen Menschen ganz viele, ganz unterschiedliche Aufgaben zum Lösen gibt, dann fällt auf, dass manche mehr und manche weniger Aufgaben lösen können, wobei es nahezu egal ist, um welche Aufgaben es geht. Schon vor mehr als hundert Jahren wurden hierzu standardisierte Verfahren zur Messung der ganz allgemeinen geistigen Leistungsfähigkeit entwickelt, verbreitet und verwendet, um beispielsweise geistig behinderte Kinder zu identifizieren, um sie in besonderen Bildungseinrichtungen besser fördern zu können.[1, 2] Der Ausdruck »Intelligenz« für diese *allgemeine Aufgabenlösefähigkeit* wurde schon am Ende des vorletzten Jahrhunderts vom französischen Psychologen Alfred Binet eingeführt (▸ Abb 1).

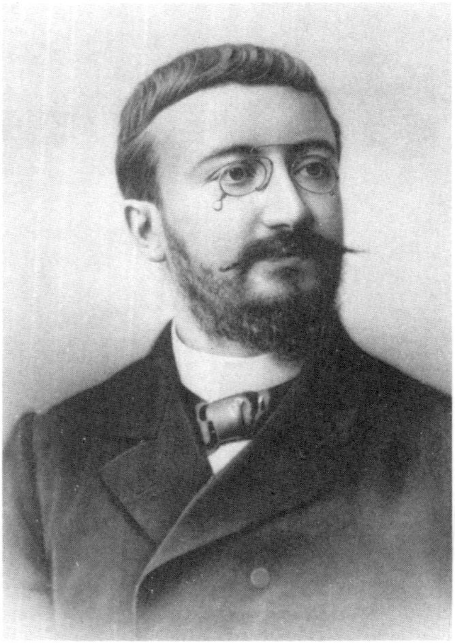

Abb. 1: Alfred Binet (1857–1911) arbeitete von 1883 bis 1889 als Schüler von Jean-Martin Charcot in dessen neurologischem Labor an der Salpêtrière in Paris. 1889 gründete er das erste psychologische Forschungslabor Frankreichs und entwickelte mit seinem Schüler, dem Arzt Théodore Simon (1873–1961), die ersten brauchbaren Intelligenztests für Kinder.

Kinder verschiedenen Alters musste vielfältige Aufgaben unterschiedlicher Schwierigkeit (▸ Abb. 2–5), die ganz unterschiedliche kognitive Funktionen erforderten (Sprachfähigkeit, Wortschatz, Merkfähigkeit, Vorstellungsvermögen, logisches Schließen etc.) lösen. Daraus bestimmte man dann, in welchem Alter Kinder im Mittel welche Aufgaben (Schwierigkeitsgrad) lösen können. Man experimentierte über Jahre mit den Aufgaben herum und testete dann 30 Aufgaben bei 50 Kindern aus fünf Altersgruppen aus. Die einfachsten Aufgaben (mit den Augen dem Licht eines Streichholzes folgen, dem Versuchsleiter die Hand geben) konnten von allen Kin-

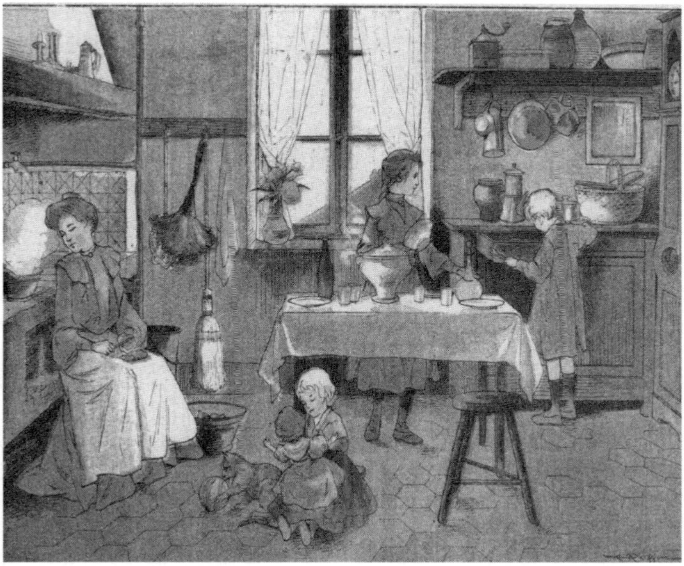

Abb 2: Aufgabe zur Messung der Intelligenz (aus 1, S. 205), bei der einem Bild dargestellte Menschen und Objekte zu benennen sind: »Zeig mir das Fenster …«*

dern ausgeführt werden; das Benennen von Gegenständen (► Abb. 2) oder Körperteilen, Nachsprechen kurzer Sätze oder Nachzeichnen einfacher Zeichnungen (► Abb. 3), Definieren

* Im Original: »Nous montrons cette gravure à l'enfant, et nous lui demandons de nous désigner successivement les objets suivants : la fenêtre, la maman, la grande soeur, la petite fille, le chat, le balai, le panier, le bouquet, le plumeau, le moulin à café. La question est ainsi posée : »Où est la fenêtre? Dis moi où est la fenêtre? Montre-moi la fenêtre? Mets ton doigt sur la fenêtre?«« (Binet & Simon 1904, S. 204).

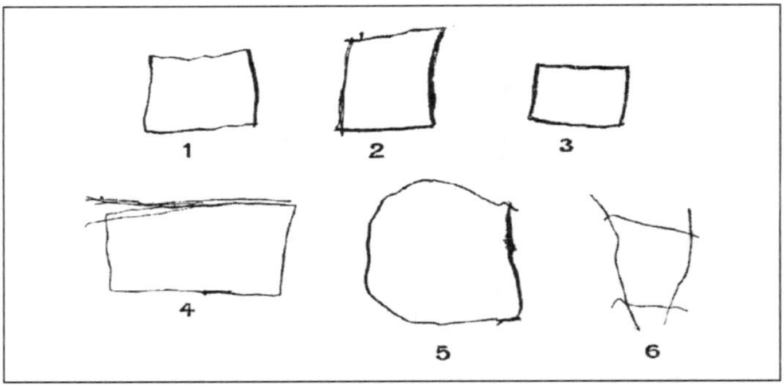

Abb. 3: Aufgabe für ein 5-jähriges Kind (aus Binet & Simon 1907, S. 18), bei der ein vorgegebenes Rechteck im Format 3 × 4 cm nachzuzeichnen ist. Die oberen drei Lösungen halten die Autoren für akzeptabel, die unteren drei nicht.

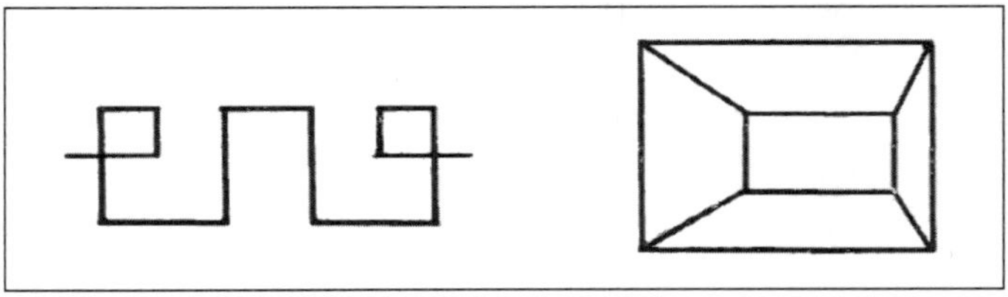

Abb. 4: Zwei Aufgaben zur Messung der Intelligenz (aus 1, S. 216), bei denen Muster nach 6 Sekunden Betrachtung auswendig nachgezeichnet werden sollen.

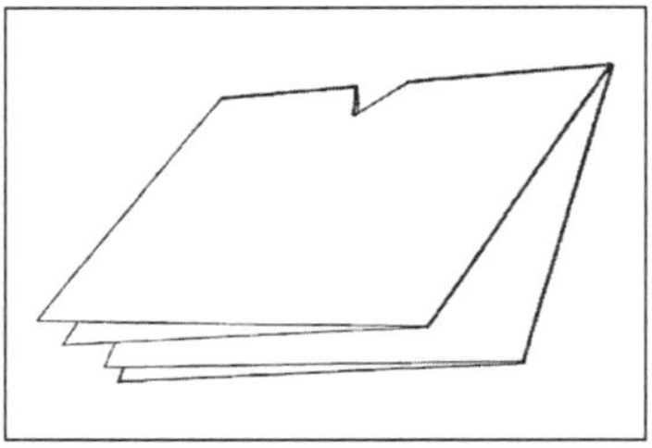

Abb. 5: Aufgabe für ein 13-jähriges Kind (aus Binet & Simon 1907, S. 55), angegeben werden soll, wie ein zweimal gefaltetes Papier, in das mit der Schere wie in der Abbildung ersichtlich ein Dreieck herausgeschnitten wurde, nach dem Auffalten aussieht.

einfacher Wörter (»Haus«, »Gabel«) oder drei Zahlen in umgekehrter Reihenfolge nachsprechen waren etwas schwieriger. Das Bilden von Sätzen aus vorgegebenen Wörtern, das Nachzeichnen aus dem Kopf (▸ Abb. 3), das Angeben von Unterschieden zwischen bestimmten Sachen oder das Nachzeichnen von Mustern aus dem Kopf (▸ Abb. 4) waren noch schwieriger. Nur ältere Kinder konnten komplexe Vorstellungsaufgaben lösen (▸ Abb. 5) und zu den schwierigsten Aufgaben gehörten »Mein Nachbar hat eigenartigen Besuch. Erst kam ein Arzt, dann ein Anwalt und dann ein Pfarrer. Was war geschehen?« und das Nachsprechen von sieben Zahlen in umgekehrter Reihenfolge.

Binet und Simon bestimmten mit diesen Aufgaben das Intelligenzalter von Kindern im Alter von drei bis 13 Jahren. Mittels der gesamten Aufgabenbatterie (fünf bis sieben Tests für jede Altersstufe) konnten sie nach einer solchen Testung Kinder mit höherer Aussicht auf Förderung der für sie passenden Beschulung zuteilen. Heute würde man sagen: Sie versuchten einen höheren Grad der Individualisierung des Unterrichts. Nicht mehr und nicht weniger.

DER INTELLIGENZQUOTIENT (IQ)

Wenige Jahre später entwickelte der deutsche Psychologe William Stern* diese Überlegungen weiter und erfand dabei den IQ[40, S. 28] (▸ Abb. 6): Wenn ein Kind mit sechs Jahren die

* William Stern (1871–1938) war einer der bedeutendsten deutschen Psychologen, Begründer der Differenziellen Psychologie, Mitbe-

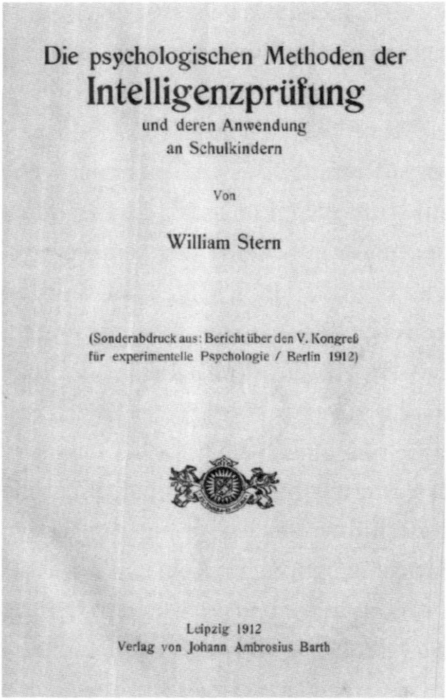

Die psychologischen Methoden der
Intelligenzprüfung
und deren Anwendung
an Schulkindern

Von

William Stern

(Sonderabdruck aus: Bericht über den V. Kongreß
für experimentelle Psychologie / Berlin 1912)

Leipzig 1912
Verlag von Johann Ambrosius Barth

Abb. 6: »Geburt« des Intelligenzquotienten in einem unscheinbaren Sonderdruck aus einem Kongressband. Diese gut 100 Seiten lange Schrift wurde von Stern ausdrücklich angefertigt, weil dies – laut Vorwort – »das jetzt ständig wachsende Interesse des In- und Auslandes […] und zugleich die außerordentlich zersplitterte, z. T. schwer zugängliche Literatur eine erstmalige Gesamtdarstellung« erfordere.[40, S. III]

---

gründer der Universität Hamburg, der Deutschen Gesellschaft für Psychologie (DGPs) und der Zeitschrift für angewandte Psychologie. Stern erhielt im Jahr 1909 zusammen mit Sigmund Freud und Carl Gustav Jung die Ehrendoktorwürde der Clark University, obwohl er der Psychoanalyse zeitlebens kritisch gegenüber eingestellt war. Im Jahr 1905 verwendete er erstmals den Ausdruck »Deutungspfuscher« zur Bezeichnung von Psychologen, »die ihren Beruf dazu nutzen, ihre Privatmeinung und ihre persönlichen Einstellungen und Vorurteile als psychologische, wissenschaftliche Erkenntnis zu verkaufen« (wie im Eintrag der Wikipedia unter »Wissenswertes« vermerkt ist; der Autor konnte die Quelle nicht verifizieren und ist für entsprechende Hinweise dankbar).

Aufgaben lösen kann, die 6-Jährige lösen können, so entspricht sein »Intelligenzalter« auch seinem Lebensalter. Setzt man beide ins Verhältnis, ergibt sich der »Intelligenz-Quotient« (der dann noch zur besseren Handhabung mit 100 multipliziert wird) wie folgt: (Intelligenzalter/Lebensalter) × 100 = 6/6 × 100 = 100. Kann ein 5-jähriges Kind diese Aufgaben (die 6-jährige Kinder lösen können) schon lösen, dann sagt man, sein Intelligenzalter ist sechs Jahre. (Heute würde man sagen: Intelligenzmäßig ist das Kind schon sechs Jahre alt.) Sein Intelligenzquotient (Intelligenzalter/Lebensalter) mal 100 beträgt damit (6/5 = 1,2) 120.

Später verwendete man »Intelligenz« auch zur Bezeichnung der gleichen allgemeinen geistigen Leistungsfähigkeit bei Erwachsenen. Allerdings klappt in dieser Gruppe der »Quotient« (ein 50-Jähriger der die Aufgaben eines 60-Jährigen löst etc.) nicht mehr, weil die Gehirnentwicklung längst abgeschlossen ist. Stattdessen lässt man viele Erwachsene viele Aufgaben unterschiedlichen Schwierigkeitsgrades lösen, und findet, dass die meisten Leute eine mittlere Anzahl von Aufgaben lösen können. Einige Wenige können nur ganz wenige (leichte) Aufgaben lösen, die Mehrheit liegt in der Mitte und wieder nur ganz Wenige lösen fast alle Aufgaben, also auch die schwierigsten und schweren. Die Verteilung sieht ähnlich aus wie eine Glockenkurve, die man aus der Statistik kennt und *Gauss'sche Normalverteilung* heißt (► Abb. 7).

Wählt man nun die sie beschreibenden Parameter bei Erwachsenen so (Mittelwert: 100; Standardabweichung: 15) wie sie bei Kindern empirisch gefunden worden waren (Quotient aus Intelligenz und Lebensalter mal 100), dann kann man bei Erwachsenen so etwas wie einen IQ bestimmen (obwohl das gar kein Quotient mehr ist, sondern »nur« noch ein Punkt

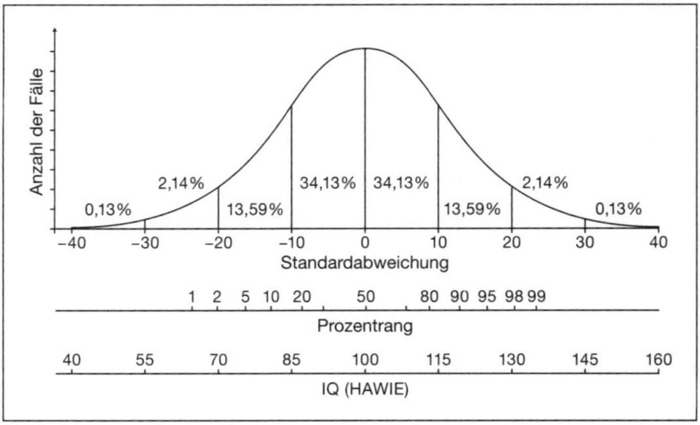

Abb. 7: Trägt man die Intelligenz nach rechts und die Anzahl der Menschen mit entsprechender Intelligenz nach oben auf, ergibt sich die bekannte Glockenkurve, deren Eigenschaften der Mathematiker Carl-Friedrich Gauss erstmalig beschrieben hat, und die daher auch Gauss-Kurve heißt. Messgrößen, die eine solche Verteilung aufweisen, bezeichnet man auch als normalverteilt oder Gauss-verteilt. Weil das bessere oder schlechtere Lösen von ganz unterschiedlichen Aufgaben durch ganz unterschiedliche Menschen einigermaßen* normalverteilt ist, und weil es zu den Eigenschaften der Glockenkurve gehört, dass im Bereich von einer Standardabweichung um den Mittelwert herum 68,27% aller Werte liegen, haben 68,27% der Menschen (gut zwei Drittel) einen IQ zwischen 85 und 115.

---

* Bei genauerer Betrachtung zeigt sich, dass die empirisch bestimmten Werte nicht ganz der Gauss-Verteilung entsprechen: Es gibt empirisch mehr Minderbegabte als der (theoretischen) Gauss-Verteilung entsprechen. Man berücksichtigt dies bei der »Normierung« der Intelligenzwerte, also bei der Umrechnung der Rohwerte (erreichten Punktzahlen in den Untertests) in den IQ.

auf einer Kurve). Bald wurde erkannt, wie praktisch das sein kann, und so fand der IQ in den USA beispielsweise bald Verwendung bei der Zulassung zum College. Wenig später wurde bzw. wird der IQ noch immer weltweit beim Militär bzw. in Personalabteilungen vieler Firmen zur Identifikation von Menschen für Führungsaufgaben verwendet.

Diese Aspekte der Anwendung von Intelligenztests in Schulen und anderswo beschrieb schon vor fast hundert Jahren der Schulrat (in den USA klingt der Name des Jobs erheblich besser: »School District Superintendent«) Samuel Brooks aus Winchester im US-Bundesstaat New Hampshire. Sein Text beginnt jedoch mit einer gewissen Einschränkung: »In den Händen von praktischen Menschen stellen Intelligenztests praktische Werkzeuge dar, um praktische Zwecke zu erreichen«.[5, S. 217] Weniger praktisch veranlagte Menschen sollten sich also fern von diesem Werkzeug halten, was aus meiner Sicht für die meisten Werkzeuge gilt.

Vor allem die Anwendung von Intelligenztests beim Militär führte zu unglaublich großen Datenmengen. In den USA wurde beispielsweise im Jahr 1917 vor deren Eintritt in den Ersten Weltkrieg der IQ von 1726966 Soldaten verwendet, um Führungskräfte auszuwählen. Der gerade erwähnte School District Superintendent kommentierte: »Als wir in den Krieg gegen Deutschland eintraten, standen unsere Militärbehörden vor dem Problem, Tausende von neuen Offizieren auszuwählen und auszubilden, die die Millionen von unreifen Rekruten befehligen sollten, die durch die Mobilmachung bereitgestellt wurden. Die Zeit war knapp bemessen. Psychologen boten ihre Unterstützung an, und nach einer Phase des Ausprobierens wurde beschlossen, ihnen zu erlauben, die neuen Offiziere auszuwählen, indem sie Intelligenztests mit diesen oft vielversprechenden Männern durchzuführen«.[5, S. 221]

Halten wir fest: Wenn man die Intelligenz von Erwachsenen so definiert, dass ihr Mittelwert bei 100 liegt, dann kann die Menschheit als Ganzes eigentlich nicht intelligenter werden. Schon in der ersten Hälfte des letzten Jahrhunderts fiel jedoch auf, dass die Leute immer besser bei IQ-Tests abschnitten. Dies veranlasste die Testtheoretiker zunächst dazu, dass Intelligenztests neu normiert wurden, um den Mittelwert von 100 wieder herzustellen. Das Problem mit solchen Re-Normierungen ist, dass dann alle wieder »dümmer« eingestuft werden, was zu nachweislichen Verwerfungen bei der Diagnose »geistige Behinderung« und bei der Einstellung von »Grenzbegabten« beim Militär geführt hat.[22]

WIR WERDEN IMMER SCHLAUER

Bereits im Jahr 1938 hatte A. Merrill die Daten von 905 Personen, bei denen im Jahr 1916 der Stanford-Binet IQ-Test durchgeführt worden war (mit damaliger Normierung), mit den Daten von 2904 neu durchgeführten IQ-Tests (gleicher Test mit neuer Normierung) verglichen und auf die Probleme durch die neue Normierung hingewiesen: Sie machte die Schwachen schwächer.[30]

Zehn Jahre später zeigte eine Untersuchung von R. Tuddenham an 768 US-Soldaten des Zweiten Weltkriegs, dass deren IQ-Werte bei Zugrundelegung der Normen des Ersten Weltkriegs signifikant höher waren. Er interpretierte seine Daten wie folgt: »Der Schreiber neigt dazu, sie als Ausdruck der

Tab. 1: Zunahme des IQ pro Jahrzehnt (Flynn-Effekt) nach Ländern geordnet (nach Daten der Meta-Analyse von Pietschnig und Voracek[33] aus Tabelle S2 im Online Supplement).

Land	Studien	N (Personen)	Zeitraum	IQ Zunahme Punkte/Jahrzehnt
Argentinien	2	2270	1964–1998	7,2
Australien	8	41432	1936–1995	4,2
Belgien	2	102400	1958–1967	8,1
Brasilien	13	1906	1930–2007	–1,2
Bulgarien	1	1657	1941–1973	2,1
China	2	3231	1984–2011	2,2
Dänemark	1	549148	1959–2004	1,7
Deutschland	13	504284	1956–2008	6,0
Dominikanische Republik	1	725	1947–1983	4,9
Estland	1	1812	1935–2006	1,7
Finnland	1	75144	1988–2009	2,0
Frankreich	6	146377	1938–1993	4,4
Großbritannien	24	164937	1932–2008	1,1
Irland				
Israel	3	492000	1971–1984	5,8
Japan	3	4466	1951–1975	10,2
Kanada	2	9583	1946–1976	4,4
Kenia	1	655	1984–1998	17,9
Neuseeland	3	32042	1936–1978	2,4
Niederlande	9	133460	1952–2005	3,6
Norwegen	1	210000	1954–2002	2,3
Österreich	4	10602	1962–2000	2,4
Saudi-Arabien	4	4628	1977–2013	3,5
Schweden	5	1084903	1912–1937 1961–2004	2,5

Schweiz	1	124	1954–1981	8,0
Spanien	9	43 239	1963–2000	4,6
Südkorea	1	89	1986–1999	5,6
Südafrika	4	3 239	1963–1987	1,6
Sudan	2	4 292	1964–2007	2,8
Türkei	1	476	1977–2010	1,6
USA	136	54, 243	1909–2006	3,4

Überlegenheit der Testergebnisse der untersuchten Population gegenüber der vorhergehenden Generation zu interpretieren, und dass ein großer Teil dieser Verbesserung die Konsequenz einer besseren (Aus-)Bildung von mehr Menschen ist.[45, S. 54] In der Folge betrachtete man immer öfter große Datensätze von Intelligenzmessungen (z. B. vom Militär) mit verschiedenen Kohorten über die Zeit hinweg. Eine der neuesten und größten Metaanalysen hierzu (271 unabhängige Datensätze, fast vier Millionen Testergebnisse aus 31 Ländern) zeigte eine deutliche Zunahme des IQ zwischen den Jahren 1909 und 2013.[32] Wie aus ▸ Tabelle 1 ersichtlich, betrug das Ausmaß dieser Zunahme in den meisten Ländern zwischen knapp einem und zwei bis drei IQ-Punkten pro Jahrzehnt (mit einem »Ausreißer« nach unten von 1,2 IQ-Punkten Abnahme pro Jahrzehnt in Brasilien).

Die Aussagekraft der Daten ist aufgrund der erheblich unterschiedlichen Datenmengen (N) sehr unterschiedlich: Die Daten von über einer Million Schweden bzw. über einer halben Million Dänen muss man ernster nehmen als die von 89 Südkoreanern oder 124 Schweizern! Das Phänomen des über die Jahrzehnte steigenden IQ wurde von Herrnstein und Murray in ihrem vieldiskutierten Buch über Intelligenz als »Flynn-Effekt« bezeichnet (S. 307), da es vom neuseeländischen Wissenschaftler James Flynn als erstem ausführlich beschrieben worden war – zunächst für die USA[14] und drei Jahre später für weitere 14 Länder einschließlich Deutschland.[15,*]

DER FLYNN-EFFEKT

Flynn diskutiert diesen Effekt sehr vorsichtig und unterscheidet drei Möglichkeiten im Hinblick auf seine Bedeutung.

»Nicht real«: Es könnte sich um ein statistisches Artefakt handeln, d. h. der IQ und die damit gemessene Intelligenz der Menschen steigt nicht wirklich – beispielsweise weil über die Zeit hinweg andere Personengruppen gemessen wurden. So könnten durch die zunehmende Anwendung von IQ-Tests über die Zeit hinweg Menschen mit geistiger Behinderung in zunehmendem Ausmaß in spezielle Einrichtungen verbracht und damit »aussortiert« worden sein, sodass immer weniger von ihnen in Schulen oder beim Militär getestet wurden.

»Semi-real«: Es könnte sich um ein Artefakt der Messung

* Dazu Herr Flynn (2013, S. 851) selbst: »Ich habe selbst niemals einen IQ-Test durchgeführt«. In der Tat war er Jurist von Beruf. Aus seiner Sicht hätte dem Briten Richard Lynn die Ehre der Namensgebung dieses Effekts zu Teil werden sollen, da dieser bereits 1982 im Fachblatt *Nature* eine Zunahme des IQ für Japan gezeigt hatte. Dies erörternd räumt Robert Williams 2013 in seiner Übersicht zum Flynn-Effekt eingangs ein, dass dieser eigentlich Lynn-Flynn Effekt heißen müsste oder wenigstens »FLynn« Effekt (mit einem großen zweiten »L« für »Lynn«).

handeln. Die Menschen werden immer besser in der Bearbeitung von Tests oder (wie später vorgeschlagen wurde) im Erraten der richtigen Antworten (»improved guessing«). In diesem Fall würde nur der gemessene IQ steigen, die Intelligenz jedoch »in Wahrheit« nicht.

»Real«: In diesem Fall hätte man ein Problem. Es folgte nämlich beispielsweise, dass ein Mensch, der vor 100 Jahren einem IQ von 100 hatte (also »durchschnittlich intelligent« war), heute nur noch einen IQ von 70 haben und damit als am Rande der Behinderung eingestuft werden würde. Umgekehrt hätte ein Mensch, der heute einen IQ von 100 hat, vor hundert Jahren einen IQ von 130 gehabt und hätte damit als hochbegabt gegolten. Kann das wirklich sein? Herr Flynn selbst jedenfalls hielt dies eher für unwahrscheinlich.

Trotz dieser recht skeptischen Interpretation seines Namensgebers wurde die Steigerung des IQ von vielen Wissenschaftlern ernst genommen. Selbst wenn es so ist, dass ein Teil des Effekts darauf zurückgeht, dass man heute nicht mehr alle Menschen eines Jahrgangs testet und dass Wiederholungsmessungen des IQ gezeigt haben, dass man den Test teilweise »lernen« kann, reichen diese Erklärungen für das ganze Ausmaß des Effekts nicht aus. Wenn aber die Intelligenz der Menschen wirklich zunimmt, stellt sich die Frage, woran das liegt.

Genetische Ursachen wurden diskutiert, scheiden jedoch aus, weil sie die Geschwindigkeit des Effekts nicht erklären können. So bleiben Umwelteinflüsse, und in der Tat hat man gute Gründe für ihre Annahme. In ▸Abbildung 8 ist beispielsweise die Entwicklung der Körpergröße und des gemessenen IQ in Norwegen von 1954 bis 2002 (entspricht den Geburtskohorten von etwa 1935 bis 1984) dargestellt. Eine der Ursachen der Entwicklung beider gemessener Größen be-

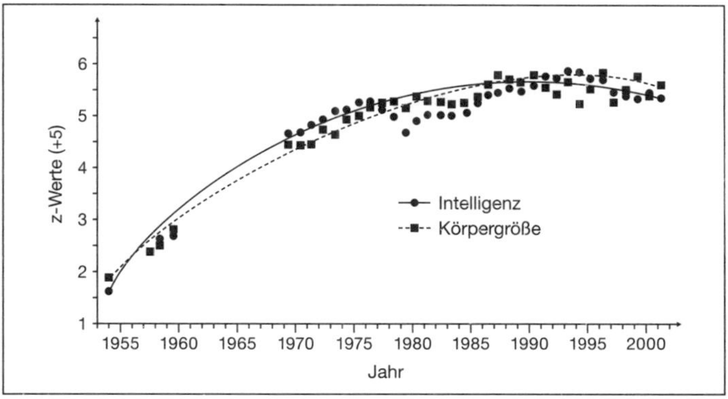

Abb. 8: Entwicklung von Körpergröße und Intelligenz am Beispiel von Norwegen in den Jahren 1954 bis 2002 (nach 42, S. 357). Die Ursachen hierfür reichen von einer besseren Ernährung (erklärt beide Kurven) bis zu einer besseren Ausbildung (erklärt die Kurve der Intelligenz). Es muss sich jedoch in jedem Fall um eine Änderung von Umweltfaktoren handeln.

steht wahrscheinlich in einer besseren Ernährung und Gesundheitsvorsorge großer Teile der Bevölkerung über den Beobachtungszeitraum hinweg. In Schweden lagen die Dinge anders, denn dort wurde kein Zusammenhang zwischen der Entwicklung von Körpergröße und IQ über die Zeit hinweg beobachtet.[38] Auch der sozioökonomische Status der Menschen in Norwegen hat sich über diesen Zeitraum verbessert und dürfte daher eine Rolle spielen. Für diese Annahmen spricht auch die Tatsache, dass beispielsweise in Japan ebenfalls starke Zunahmen von IQ und Körpergröße gemessen wurden. Der wirtschaftliche Aufschwung des Landes nach dem Zweiten Weltkrieg und eine verbesserte Ernährung haben hieran sicherlich einen nicht geringen Anteil.

Neben verbesserten ökonomischen Rahmenbedingungen des Lebens spielen auch Verbesserungen im Bildungsbereich bei der Zunahme des gemessenen IQ eine Rolle. Eine ebenfalls in Norwegen durchgeführte quasi-experimentelle Untersuchung zu den Auswirkungen einer in den 1960er Jahren implementierten Schulreform im Sinne einer Erhöhung der allgemeinen Schulpflicht um zwei Jahre (von sieben auf neun Jahre) zeigte eine deutliche Steigerung des IQ durch die Reform.[4] Gemessen wurde jeweils der IQ mit 19 Jahren (als Teil der Untersuchung junger Männer durch das Militär). Die Reform betraf Schüler im Alter von 14 bis 16 Jahren, die nun *alle* (im Gegensatz zur Zeit vor der Reform) zur Schule gehen mussten. Die Reform wurde je nach Gemeinde nicht im gleichen Jahr, sondern über einen Zeitraum von mehreren Jahren implementiert. Dies erschwerte einerseits die Auswertung (weil für etwa 20 Prozent der Schüler der genaue Zeitpunkt der Reform nicht mehr feststellbar war), erhöhte jedoch die Robustheit der Daten (weil die Verteilung der Reform über mehrere Jahre die Auswirkungen mancher Idiosynkrasien einzelner Jahre verringerte). Der Effekt der Reform auf den IQ wurde mit 0,6 Punkten ermittelt. Weil der Flynn-Effekt in der entsprechenden Kohorte mit 1,6 IQ-Punkten gemessen worden war, folgern die Autoren, dass mehr als ein Drittel des Flynn-Effekts im betreffenden Zeitraum der 1960er Jahre auf das Konto der Schulreform geht.

Eine kürzlich publizierte Metaanalyse[37] untersuchte Studien zu drei unterschiedlichen quasi-experimentellen Ansätzen (einer davon der gerade beschriebene) an insgesamt über 600 000 Schülern zu den Auswirkungen von Schule auf den IQ. Sie ergab, dass ein zusätzliches Schuljahr den IQ um ein bis fünf IQ-Punkte erhöhen kann. Dass dies überhaupt möglich sein könne, war noch in den 1980er Jahren heftig umstritten: Der IQ war damals (nicht zuletzt aus ideologischen Gründen) für im Wesentlichen genetisch bedingt und damit durch Bildungsmaßnahmen kaum beeinflussbar betrachtet worden. Die Zusammenhänge zwischen IQ und Bildung erklärte man ausschließlich durch einen Selektionseffekt (wer schlauer ist, geht länger zur Schule!). Dass dieser Selektionseffekt zwar besteht, aber nicht ausschließlich den Zusammenhang zwischen IQ und Bildung erklärt, ist mittlerweile durch eine größere Zahl von Studien sehr gut belegt. Mit den Worten der Autoren: »Bildung scheint die beständigste, robusteste und dauerhafteste Methode zu sein, die es gibt, um die Intelligenz zu erhöhen.«[37, S. 1] (▸ Tab. 1). Entsprechend beurteilt auch Flynn die Steigerung des IQ mittlerweile weniger als Artefakt, sondern als durchaus plausible, *reale* Änderung geistiger Leistungsfähigkeit.[17] »[...] mehr und bessere Beschulung, kognitiv stärker herausfordernde Arbeitsplätze und eine bessere Gesundheit [...] verursachten große Steigerungen des IQ über mehrere Generationen hinweg«.

Halten wir fest:

- Intelligenz wird seit über hundert Jahren gemessen und bezeichnet die Fähigkeit von Menschen, Aufgaben bzw. Probleme zu lösen.
- Sie zeigt sich schon im Kindesalter, ist in ihrer Entwicklung während Kindheit und Jugend (Lebensphase, in der sich das Gehirn entwickelt) jedoch auch abhängig von der Qualität und Quantität von Bildungsprozessen.
- Fast solange, wie Intelligenz in Form des IQ gemessen wird, zeigt sich fast überall ein Anstieg des IQ über die Jahrzehnte hinweg.

DER FLYNN-EFFEKT IM RÜCKWÄRTSGANG

Dies war der Stand der Dinge bis etwa zur Jahrtausendwende. Seitdem erschien eine Reihe von Arbeiten, in denen über eine in jüngster Zeit stattfindende Abnahme des IQ über die Jahre hinweg berichtet wird. Zu den ersten* diesbezüglichen Daten gehörten die in ▸ Abbildung 8 bereits dargestellten, an norwegischen Rekruten gewonnenen IQ-Werte.[42] Auch Daten aus Dänemark der beiden Psychologen Thomas Teasdale und David Owen, die in der Arbeit *Der Flynn-Effekt im Rückwärtsgang* im Jahr 2005 publiziert wurden, beschreiben den gleichen Sachverhalt. In einer Stellungnahme wird Teasdale mit den Worten zitiert:[8] »Mit Beginn der neunziger Jahre hörte die Steigerung der IQ-Werte auf. Seit 1999 beobachten wir einen Rückgang.« Seit etwa Mitte der 1990er Jahre erwiesen sich die Werte, zunächst in den genannten skandinavischen Ländern und später in weiteren Ländern Europas als rückläufig; die Studien zeigten weiterhin, dass der Trend anhält (▸ Tab. 2).

Wie kommt es zum negativen Flynn-Effekt? Die wohl am häufigsten hierfür diskutierte Ursache ist ein genetischer Effekt: Schon lange ist bekannt, dass der Bildungsstand eines Menschen negativ mit der Anzahl der Kinder korreliert, was insbesondere bei Frauen gilt, jedoch in schwächerem Ausmaß auch bei Männern gefunden wurde.[6, 7, 36] Wenn nun Menschen umso weniger Kinder bekommen, je gebildeter sie

* Im Nachhinein findet man schon frühere Erwähnungen des Phänomens (z. B. 13), denen jedoch vergleichsweise wenig Beachtung geschenkt wurde.

sind, sollte der IQ in hochentwickelten Ländern langfristig fallen, und genau darauf wurde der negative Flynn-Effekt zurück geführt.[10, 28] Er wurde bislang nur in hochentwickelten Ländern gefunden, wohingegen der (positive) Flynn-Effekt in den noch weniger entwickelten Ländern nach wie vor zu finden ist. Nach einer Befragung von 75 Experten im Bereich »Flynn-Effekt« und »negativer Flynn-Effekt« aus dem Jahr 2017 wurde dieser genetische Mechanismus mit am häufigsten als Ursache genannt.[35]

Aus dem gleichen Jahr stammt eine große isländische Studie, die diese Überlegung zunächst zu bestätigen scheint. Island ist bekanntermaßen das Eldorado der Humangenetik. Dort ist man dabei, die gesamte Bevölkerung – etwa 317 000 Menschen – genetisch zu untersuchen, um diese Daten dann mit biologischen, psychologischen und sozialen Variablen (z. B. zur Bildung oder Gesundheit) in Verbindung zu bringen.

Eine im Fachblatt *Nature* publizierte genomweite Assoziationsstudie (GWAS) konnte 74 signifikante Genloci identifizieren, die mit der Anzahl der Jahre, die ein Mensch in Bildungseinrichtungen verbrachte, in Zusammenhang stand.[31] Zwar ist die Bildung eines Menschen (gemessen als Anzahl der Jahre in Ausbildung) nur zu etwa 20 Prozent genetisch beeinflusst, wohingegen 80 Prozent der Varianz auf das Konto von sozialen oder anderen Umweltfaktoren gehen, aber man kann diese Zahl relativ leicht und objektiv bestimmen. Aus diesen Genloci ließ sich ein Score berechnen, der mit einer erhöhten Bildung einhergeht. Im Jahr 2017 wurde nun dieser Score bei 129 808 Personen, die zwischen 1910 und 1990 geboren worden waren, bestimmt und seine Auswirkung auf die Reproduktion (»reproduction history«) von

Tab. 2: Der Flynn-Effekt im Rückwärtsgang: Fallende Messwerte des IQ, absolut und in IQ-Punkten, nach Ländern geordnet (n. a.: nicht anwendbar, da sehr viele Einzelsamples zusammengefasst wurden; BPP: Børge Priens Prøve, ein Paper&Pencil IQ-Test für Gruppen bis 30; Raven SPM: Raven Standard Progressive Matrices; Peruskoe: bedeutet aus dem Finnischen ins Englische übersetzt »basic test«, ein in Finnland entwickelter Intelligenztest; WAIS III & IV: Wechsler adult intelligence scale, Versionen 3 und 4; GATB: general aptitude test battery; General Ability: der Test kombinierte mehrere Verfahren; 3DC: three dimensional cubes test, ein Test zum räumlichen Denkvermögen)

Autor, Jahr	Land	Altersgruppe (Jahre)	Testverfahren	N	Zeitraum	IQ-Abfall Punkte/ Jahrzehnt
Teasdale, Owen 2005, 2008	Dänemark	18–19	BPP	ca. 25 000/ Jahr	1998–2004	2,7
KoÞrgesaar 2013	Estland	18–19	Raven SPM	552; 411; 304	2001; 2005; 2012	8,4
Dutton, Lynn 2013	Finnland	18–19	Peruskoe	ca. 25 000/ Jahr	1997–2009	2,0
Dutton, Lynn 2015	Frankreich	Erwachsene	WAIS III & IV	2 × 79	1999; 2008/9	3,8
Shayer, Ginsburg 2007	Großbritannien	11–12	Piaget (Volumen, Gewicht)	10 023 (über 5 Kohorten verteilt)	1975; 2000; 2001; 2002; 2003	4,3

Shayer, Ginsburg 2009	Groß-britannien	13–14	Piaget (Pendel und Gleich-gewicht)	793	1976; 2006; 2007	2,5
Woodley, Meisen-berg 2013	Nieder-lande	Erwach-sene	GATB	n. a.	1975/ 2005	1,35
Sundet et al. 2004	Norwe-gen	18–19	General Ability	ca. 25 000/ Jahr	1996–2002	3,8
Brats-berg, Ro-geberg, 2018	Norwe-gen	18–19	General Ability	ca. 23 000 bis 32 000 / Jahr	1975–1991	3,4
Pietsch-nig, Gitt-ler 2015	Öster-reich	n. a.	3DC	13 172	1977–2014	4,8

Tab. 3: Einfluss des mit längerer Ausbildung assoziierten polygenetischen Scores auf die Anzahl der Kinder und das Alter bei der ersten Geburt sowie das Durchschnittsalter bei allen Geburten bei Frauen und Männern (aus 23, Table 1).

	Frauen			**Männer**		
	n	Effekt	p	n	Effekt	p
Anzahl der Kinder	58 560	–0,084	1,0 × 10–43	50 560	–0,054	2,2 × 10–15
Alter bei Geburt des Ersten Kindes	55 208	0,59	5,3 × 10–155	45 669	0,44	6,2 × 10–57
Mittleres Alter bei der Gehurt der Kinder	55 208	0,46	1,0 × 10–117	45 669	0,37	6,5 × 10–50

109 120 Isländern aus dieser Personengruppe ermittelt.[23] Dabei fand man tatsächlich eine Assoziation dieses Scores mit einer verminderten Anzahl von Kindern und mit einem höheren Lebensalter bei der Geburt des ersten Kindes – mit einer Irrtumswahrscheinlichkeit von $p < 10^{-100}$ (!). Der Effekt war bei Frauen größer als bei Männern (▶ Tab. 3).

Hätte man nicht einfach auch mit einem Heer von Psychologen bei hunderttausend Isländern den IQ messen und die Zahl der Kinder sowie das Alter von Mutter und Vater bei deren Geburt erfragen können? Weil der polygenetische Score nur 3,7 Prozent der Varianz der Anzahl der Bildungsjahre erklärt und diese ja auch nur zu 50 Prozent (Größenordnung!) mit der Intelligenz korreliert, müsste man mit dieser ziemlich einfachen Methodik sogar wesentlich bessere Ergebnisse erwarten!* Aber: Weil man aber die Genetik sowieso gemacht hatte, alle Personen in entsprechenden Registern bestens erfasst sind und die Daten digital vorliegen, war es so herum ganz offensichtlich mit weniger Aufwand verbunden. – Könnte man meinen! Bei einem Teil der Studienteilnehmer – die zwischen 1910 und 1975 geborenen Frauen (n = 25 794) und Männer (n = 19 903) – hat man jedoch auch den Phänotyp (die Anzahl der Ausbildungsjahre) direkt ermittelt (in Is-

* »Bei der Untersuchung von 46 079 Isländern mit Bildungsabschlussdaten wurde festgestellt, dass POLYEDU 3,74 % der Merkmalsvarianz ($p < 10^{-300}$) erklärt. Im Gegensatz dazu erklärt die stärkste Einzelvariante nur 0,10 % der Varianz, was darauf hindeutet, dass der Bildungserfolg ein komplexes Merkmal ist, das von vielen Varianten im Genom beeinflusst wird und die gesteigerte Leistungsfähigkeit der Verwendung des polygenen Scores für unsere Analysen unterstreicht«, schreiben die Autoren im Originaltext (Kong et al. 2017; S. e727).

land muss es für alles Register geben!) und konnte so nicht nur die Auswirkungen der für Bildung relevanten Gene (Genotyp) sondern auch der Bildungsjahre selbst (Phänotyp) mit der Reproduktion in Verbindung bringen. Hierbei zeigte sich dass die Effekte des Phänotyps tatsächlich größer sind, jedoch – bei gemeinsamer statistischer Betrachtung – zum großen Teil unabhängig voneinander: Die Auswirkung des genetischen Score für die Bildungsjahre auf die Anzahl der Kinder reduziert sich bei Frauen von −0,097 auf −0,053. Selbst wenn man nur Frauen mit zehn Jahren Bildung (n = 11 055) untersucht, ist der Einfluss des polygenetischen Scores auf die Anzahl der Kinder noch −0,079. »Dieses Ergebnis zeigt, dass der polygenetische Score eine direkte Auswirkung auf die Reproduktion hat, der unabhängig vom tatsächlich erreichten Bildungsgrad ist«.[23, S. e728]

Dies zeigt sich in besonderer Weise bei Männern, deren Bildungsjahre positiv – wenn auch nur sehr gering (Effekt: 0,0063, p = 0,07) – mit ihrer Kinderzahl korrelierten. Bei gleichzeitiger statistischer Betrachtung des polygenetischen Scores für mehr Bildung und der Bildungsjahre (wenn man also die Auswirkungen von Genotyp und Phänotyp aufeinander mitberücksichtigt), verdoppelt sich der Effekt der Bildungsjahre knapp auf 0,011 und wird mit $p=2{,}5 \times 10^{-7}$ signifikant.

Das in unserem Zusammenhang wichtigste Ergebnis der Studie enttäuscht trotz aberwitzig winziger Irrtumswahrscheinlichkeiten: Bei 1577 Isländern wurde auch der IQ bestimmt. Weitere Berechnungen ergaben, dass die Auswirkung des polygenetischen Scores auf die Kinderzahl über die Beobachtungszeit (1910 bis 1990) abgenommen hat und eine Extrapolation der Daten auf den IQ ergab eine Abnahme von

0,3 IQ-Punkten pro Jahrzehnt. »Wenn dieser Trend über Jahrhunderte anhielte, wäre dies ein bedeutsames Ergebnis«, schreiben die Autoren.* Den negativen Flynn-Effekt erklären können diese Daten jedoch definitiv nicht, dafür ist der in ihnen nachzuweisende Effekt etwa eine Größenordnung zu klein.

SCHLECHTE SCHULEN UND DIGITALE MEDIEN MACHEN UNS DÜMMER

Wenn genetische Faktoren für den Rückgang des IQ nicht verantwortlich sein können, bleiben nur Umweltfaktoren zur Erklärung übrig. Zu diesem Ergebnis kommen auch zwei in ► Tabelle 2 aufgeführten Studien, die daher abschließend erwähnt seien: Shayer und Ginsberg verwendeten einen Test,

* »Es wurde auch die Möglichkeit angesprochen, dass ein solches Phänomen vorübergehend oder vorläufig sein könnte. In der Tat könnte es ein zyklisches Element dieses Phänomens geben, denn es ist nur vernünftig anzunehmen, dass Allele, die mit einem höheren Bildungsgrad verbunden sind, irgendwann in der Evolutionsgeschichte des Homo sapiens positiv ausgewählt worden sein müssen. Die Hauptbotschaft dabei ist, dass die menschliche Rasse genetisch weit davon entfernt ist, in Bezug auf eine ihrer wichtigsten Eigenschaften zu stagnieren. Es ist bemerkenswert, über Veränderungen bei POLYEDU zu berichten, die über mehrere Jahrzehnte hinweg messbar sind. In der evolutionären Entwicklung ist das ein Wimpernschlag. Wenn dieser Trend jedoch über viele Jahrhunderte andauert, könnten die Auswirkungen tief greifend sein«, kommentieren die Autoren[23, S. 730] am Ende ihrer Arbeit.

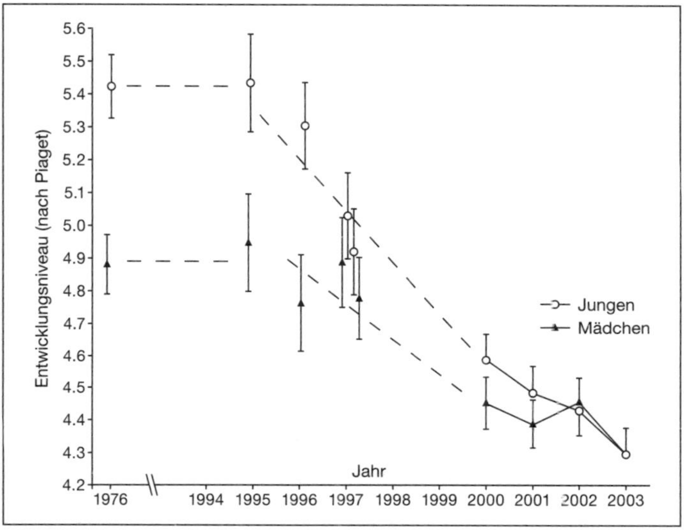

Abb. 9: Ergebnisse des immer gleichen Tests zur Entwicklung des Denkens von konkret nach abstrakt. Der (schon lange bekannte) und für diesen Test beschriebene leichte Vorteil der Jungen gegenüber den Mädchen verschwand mit der deutlichen Abnahme der Testleistungen bei beiden Geschlechtern gleich mit.

der auf Piagets-Konzepte der Entwicklung vom konkreten zum abstrakten Denken zurückgeht und dies mit den physikalischen Begriffen wie Volumenkonstanz, spezifischem Gewicht in Verbindung bringt. Die Fähigkeiten von 11- bis 12-jährigen Kindern in diesem Test haben seit den 1970er Jahren deutlich abgenommen (► Abb. 9).

Shayer und Ginsberg[51, S. 37] kommentieren: »Über die Gründe für den Rückgang, über den in diesem Artikel berichtet wird, kann man nur spekulieren. Die passive Belastung durch viele Stunden Fernsehen pro Woche hat seit den 1960er Jahren zugenommen. Computerspiele und virtuelle Realitäten haben vielleicht das verdrängt, was früher für Jungen die stundenlange Beschäftigung oder das Spielen draußen mit Freunden mit Dingen, Werkzeugen und Mechanismen verschiedener Art gewesen ist.« Bernt Bratsberg und Ole Rogeberg vom Ragnar Frisch Center for Economic Research in Oslo untersuchten nochmals die vom Militär durchgeführten IQ-Tests von 736 808 19-jährigen Landsmännern der Geburtskohorten der Jahre 1962–1991.[3] Zusammen mit Daten aus den Einwohnerregistern zu den Familien wurden zudem familiäre Beziehungen in Erfahrung gebracht, also wer in der Familie der Erstgeboren, der Zweitgeborene etc. ist. Sie konnten mit ihren Daten klar zeigen, dass der IQ bis zur Geburtskohorte des Jahres 1975 zu- und danach wieder abgenommen hat (►Abb. 10). Auch Bratsberg und Rogeberg[3, S. 4–5] schließen einen genetischen Zusammenhang weitgehend aus und bemerken abschließend: »[…] unsere Ergebnisse stimmen mit einer Reihe von Hypothesen des IQ-Rückgangs überein: Veränderungen in der Bildungsexposition oder -qualität, Veränderungen in der Medienexposition, Verschlechterung der Ernährung oder Gesundheit und soziale Probleme durch verstärkte Einwanderung«. Die Auswirkungen von schlechter Ernährung kann man (vielleicht) in den entwickelten Ländern als eher vernachlässigbar einstufen und bei der Immigration spielen sehr viele unterschiedliche Effekte eine Rolle. Es bleiben somit die Qualität der Schulen und der Medienkonsum als mögliche Ursachen der gefundenen Abnahme des IQ seit Beginn der Jahrtausendwende.

Nach der neuesten und bislang umfangreichsten Metaanalyse zum negative Flynn-Effekt anhand von 40 Datensätzen aus 13 Ländern (gesamt N: 302 234 Teilnehmer) mit 66 Varia-

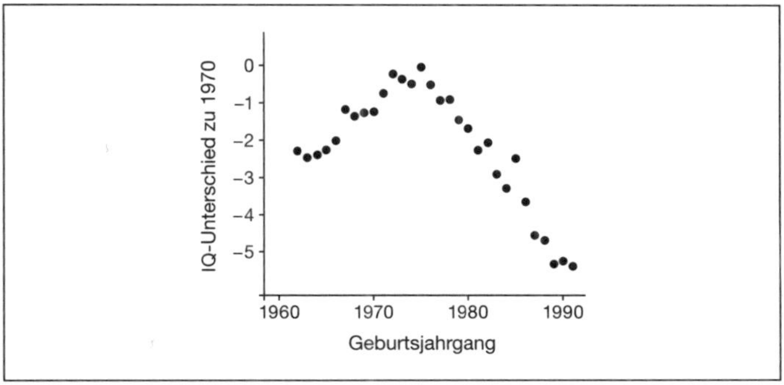

Abb. 10: Der Flynn-Effekt in Norwegen, bis 1975 vorwärts und danach rückwärts. Aufgetragen sind die Unterschiede zum für den Geburtsjahrgang 1975 (etwa Mitte der 1990er Jahre) gemessen IQ-Mittelwert für die Geburtsjahrgänge 1962 bis 1991 (nach 3, Abb 2 c; um familiäre Effekte statistisch korrigierter Gesamteffekt).

blen beträgt diese Abnahme 1,5 IQ-Punkte pro Jahrzehnt.[50] Aus meiner Sicht sollten wir uns darüber Gedanken machen.

Halten wir fest: Nachdem die Menschen in den entwickelten Ländern im vergangenen Jahrhundert in jedem Jahrzehnt etwas intelligenter geworden sind, befindet sich dieser Effekt seit der Jahrtausendwende im Rückwärtsgang: In mindestens 13 entwickelten Ländern nimmt der zehntausendfach gemessene IQ wieder ab. Der Effekt ist mittlerweile zu deutlich, um ihn als Messfehler oder anderes statistisches Artefakt abzutun. Bedenkt man, dass ein IQ-Punkt sich auf den Lebenszeitverdienst eines Menschen mit etwa 18 000 Euro niederschlägt, lassen sich die wirtschaftlichen Auswirkungen zumindest überschlagen: Bei 45 Jahren Lebensarbeitszeit bringt ein IQ-Punkt 400 Euro im Jahr. Nehmen wir an, dass der negative Flynn-Effekt etwa eine Milliarde Menschen betrifft (entspricht etwa der Bevölkerung von Europa, den USA und Japan), dann entspräche dies einem ökonomischen Schaden von 400 Milliarden Euro pro Jahr. Hierbei sind die negativen Auswirkungen geringerer Bildung auf die Gesundheit (und die damit verbundenen Kosten) noch *nicht* mit einbezogen. Wir sollten uns wirklich Gedanken machen!

LITERATUR

1. SMARTPHONES, GESUNDHEIT, BILDUNG UND GESELLSCHAFT

1. Rideout V. Common Sense Media. The Common Sense Census: Media Use by Tweens and Teens. San Francisco, CA: Common Sense Media 2015.
2. Lauricella AR, Cingel DP, Beaudoin-Ryan L, Robb MB, Saphir M, Wartella EA. 2017 The Common Sense census: Plugged-in parents of tweens and teens. Common Sense Media, San Francisco, CA (http://cmhd.northwestern.edu/wp-content/uploads/2017/04/common-sense-parent-census_whitepaper_new-for-web.pdf; abgerufen am 28.6.2018).
3. Hancox RJ, Milne BJ, Poulton R. Association between child and adolescent television viewing and adult health: a longitudinal birth cohort study. Lancet 2004, 364: 257–262.
4. Hancox RJ, Milne BJ, Poulton R. Association of television viewing during childhood with poor educational achievement. Arch Pediatr Adolesc Med 2005; 159: 614–618.
5. Johnson JG, Cohen P, Smailes EM, Kasen S., Brook JS. Television Viewing and Aggressive Behavior During Adolescence and Adulthood. Science 2002, 295: 2468–2471.
6. Anderson CA, Bushman BJ. The effects of media violence on society. Science 2002, 295: 2377–2378.
7. Spitzer M. Vorsicht Bildschirm. Klett 2005.

8. Rideout VJ, Foehr UG, Roberts DF. Generation M^2: media in the lives of 8- to 18-year-olds. Henry J. Kaiser Family Foundation; Menlo Park, CA: 2010.
9. Brown JD, Bobkowski PS. Older and newer media: patterns of use and effects on adolescents' health and well-being. J Res Adolesc. 2011; 21: 95–113.
10. Spitzer M. Digitale Demenz. Droemer 2012.
11. Spitzer M. Cyberkrank! Droemer 2015.
12. Frank E, Pong J, Asher Y, Soares CN Smart phone technologies and ecological momentary data: is this the way forward on depression management and research? Curr Opin Psychiatry 2018, 31: 3–6.
13. Lu T. Almost half of smartphone users spend more than 5 hours a day on their mobile device. Counterpoint Research 2017 (https://www.counterpointresearch.com/almost-half-of-smartphone-users-spend-more-than-5-hours-a-day-on-their-mobile-device/; abgerufen am 6.1.2018).
14. Lanchester J. Über Facebook. Du bist das Produkt. DLF24 (http://podcastmp3.dradio.de/podcast/2018/04/01/du_bist_das_produkt_ueber_facebook_teil_12_dlf_20180401_0930_278da4af.mp3; abgerufen am 8.4.2018).
15. Benoit D. iPhones and Children Are a Toxic Pair, Say Two Big Apple Investors. Wall Street Journal, 7. Januar 2018 (https://www.wsj.com/articles/iphones-and-children-are-a-toxic-pair-say-two-big-apple-investors-1515358834; abgerufen am 9.1.2018).
16. Schuler M. Entwicklerkonferenz WWDC. Apples Politik der kleinen Schritte. Stand: 05.06.2018 02:55 Uhr. Tagesschau.de (https://www.tagesschau.de/wirtschaft/apple-entwicklerkonferenz-103.html; abgerufen am 6.7.2018).
17. Roberto CA, Swinburn B, Hawkes C, Huang TTK, Costa SA, Ashe M, Zwicker L, Cawley JH, Brownell KD. Patchy progress on obesity prevention: emerging examples, entrenched barriers, and new thinking. Lancet 2015, 385: 2400–2409.
18. Booker CL, Skew AJ, Kelly YJ, Sacker A. Media use, sports participation, and well-being in adolescence: Cross-sectional findings

from the UK Household Longitudinal Study. Am J Public Health. 2015; 105: 173–179.

19. Spengler S, Mess F, Schmocker E, Woll A. Longitudinal associations of health-related behavior patterns in adolescence with change of weight status and self-rated health over a period of 6 years: results of the MoMo longitudinal study. BMC Pediatr. 2014; 14: 242.
20. Streb J, Kammer T, Spitzer M, Hille K. Extremely reduced motion in front of screens: Investigating real-world physical activity of adolescents by accelerometry and electronic diary. PLoS ONE 2015; 10: e0 126 722.
21. Wilkie HJ, Standage M, Gillison FB, Cumming SP, Katzmarzyk PT. Multiple lifestyle behaviours and overweight and obesity among children aged 9–11 years: results from the UK site of the International Study of Childhood Obesity, Lifestyle and the Environment. BMJ Open 2016;6(2): e010 677 (doi: 10.1136/bmjopen-2015–010677).
22. Arora T, Hussain S, Hubert Lam KB, Lily Yao G, Neil Thomas G, Taheri S. Exploring the complex pathways among specific types of technology, self-reported sleep duration and body mass index in UK adolescents. Int J Obes (Lond). 2013; 37: 1254–1260.
23. Stracciolini A, Stein CJ, Kinney S, McCrystal T, Pepin MJ, Meehan WP. Associations Between Sedentary Behaviors, Sleep Patterns, and BMI in Young Dancers Attending a Summer Intensive Dance Training Program. J Dance Med Sci. 2017; 21: 102–108.
24. Robinson TN, Banda JA, Hale L, Lu AS, Fleming-Milici F, Calvert SL, PhD, Wartella E. Screen media exposure and obesity in children and adolescents. Pediatrics 2017; 140; S97 (doi: 10.1542/peds.2016-1758 K).
25. Thomée S, Lissner L, Hagberg M, Grimby-Ekman A. Leisure time computer use and overweight development in young adults – prospective study. BMC *Public Health* 2015; 15: 839.
26. Siegfried W, Eder A, Schoosleitner C, Knollmann M, Lohmann A, Rehbein F, Mößle T »Internet Gaming Disorder«, »school absen-

teeism« and »Obesity« co-occur frequently. Is there an ISO-Syndrome? Praktische Pädiatrie 2015; 21: 100–108.

27. Kim S-E, Kim J-W, Jee Y-S. Relationship between smartphone addiction and physical activity in Chinese international students in Korea. Journal of Behavioral Addictions 2015; 4: 200–205.
28. Lamberg EM, Muratori LM. Cell phones change the way we walk. Gait Posture. 2012; 35: 688–690.
29. Anonymus. Why go outside when you have an iPhone. America's national parks struggle to attract young visitors. The Economist August 17th 2013 (https://www.economist.com/news/united-states/21583689-americas-national-parks-struggle-attract-young-visitors-why-go-outside-when-you-have; abgerufen am 19.8.2013).
30. Tandon P, Thompson S, Moran L, Lengua L. Body mass index mediates the effects of low income on preschool children's executive control, with implications for behavior and academics. Childhood Obesity 2015; 11 (doi: 10.1089/chi.2014.0071).
31. Park M, Falconer C, Viner R, Kinra S. The impact of childhood obesity on morbidity and mortality in adulthood: a systematic review. Obes Rev 2012; 13: 985–1000.
32. Faught EL, Gleddie D, Storey KE, Davison CM, Veugelers PJ. Healthy lifestyle behaviours are positively and independently associated with academic achievement: An analysis of self-reported data from a nationally representative sample of Canadian early adolescents. PLoS ONE 2017; 12: e0181938.
33. Cohen AK, Rai M, Rehkopf DH, Abrams B. Educational attainment and obesity: A systematic review. Obes Rev. 2013; 14: 989–1005.
34. Tremmel M, Gerdtham U-G, Nilsson PM, Saha S. Economic Burden of Obesity: A Systematic Literature Review. Int J Environ Res Public Health. 2017; 14: 435 (doi: 10.3390/ijerph14040435).
35. Hysing M, Pallesen S, Stormark KM, Jacobsen R, Lundervold A, Sivertsen B. Sleep and use of electronic devices in adolescence: results from a large population-based study. BMJ Open 2015; 5: e006748.

36. Falbe J, Davison KK, Franckle RL, Ganter C, Gortmaker SL, Smith L, Land T, Taveras EM. Sleep duration, restfulness, and screens in the sleep environment. Pediatrics. 2015; 135: e367–75 (doi: 10.1542/peds.2014-2306).
37. Schweizer A, Berchtold A, Barrense-Dias Y, Akre C, Suris JC. Adolescents with a smartphone sleep less than their peers. Eur J Pediatr. 2017; 176: 131–136.
38. Royant-Parola S, Londe V, Tréhout S, Hartley S (2017) The use of social media modifies teenagers' sleep-related behavior [Article in French]. Encephale pii: S0013–7006(17)30114–8 (doi: 10.1016/j.encep.2017.03009).
39. LeBourgeois MK, Hale L, Chang AM, Akacem LD, Montgomery-Downs HE, Buxton OM. Digital Media and Sleep in Childhood and Adolescence. Pediatrics 2017; 140 (Suppl 2): S92-S96.
40. Chang AM, Aeschbach D, Duffy JF, Czeisler CA. Evening use of light-emitting eReaders negatively affects sleep, circadian timing, and next-morning alertness. PNAS 2015; 112: 1232–1237.
41. Green A, Cohen-Zion M, Haim A, Dagan Y. Evening light exposure to computer screens disrupts human sleep, biological rhythms, and attention abilities. Chronobiol Int 2017; 34: 855–865.
42. Miller AL, Lumeng JC, LeBourgeois MK. Sleep patterns and obesity in childhood. Curr Opin Endocrinol Diabetes Obes. 2015; 22: 41–47.
43. Anothaisintawee T, Reutrakul S, Van Cauter E, Thakkinstian A. Sleep disturbances compared to traditional risk factors for diabetes development: Systematic review and meta-analysis. Sleep Med Rev 2016; 30: 11–24.
44. Holliday EG, Magee CA, Kritharides L, Banks E, Attia J. Short sleep duration is associated with risk of future diabetes but not cardiovascular disease: a prospective study and meta-analysis. PLoS One 2013; 8(11):e82305 (doi: 10.1371/journal.pone.0082305).
45. St-Onge MP, Grandner MA, Brown D, Conroy MB, Jean-Louis G, Coons M, Bhatt DL; American Heart Association Obesity, Behavior Change, Diabetes, and Nutrition Committees of the

Council on Lifestyle and Cardiometabolic Health; Council on Cardiovascular Disease in the Young; Council on Clinical Cardiology; and Stroke Council. Sleep Duration and Quality: Impact on Lifestyle Behaviors and Cardiometabolic Health: A Scientific Statement From the American Heart Association. Circulation. 2016; 134(18): e367-e386.

46. Cassidy-Bushrow AE, Johnson DA, Peters RM, Burmeister C, Joseph CL. Time Spent on the Internet and Adolescent Blood Pressure. J Sch Nurs. 2015 Oct;31(5):374–84 (doi: 10.1177/1059840514556772).
47. Clayton RB, Leshner G, Almond A. The extended iSelf: The impact of iPhone separation on cognition, emotion, and physiology. Journal of Computer-Mediated Communication 2015; 20: 119–135 (doi: 10.1111/jcc4.12109).
48. Thomée S, Härenstam A, Hagberg M. Mobile phone use and stress, sleep disturbances, and symptoms of depression among young adults-a prospective cohort study. BMC Public Health. 2011; 11: 66.
49. Bickham DS, Hswen Y, Rich M. Media use and depression: exposure, household rules, and symptoms among young adolescents in the USA. Int J Public Health. 2015; 60: 147–55.
50. McTague T. Children glued to social media sites like Facebook and Twitter are twice as likely to suffer mental health problems. Daily Mail 20.10.2015 (http://www.dailymail.co.uk/news/article-3281206/Children-glued-social-media-siteslike-Facebook-Twitter-TWICE-likely-suffer-mental-health-problems.html?ito=social-twitter_dailymailus; abgerufen am 6.8.2018).
51. Twenge JM, Joiner TE, Rogers ML, Martin GN. Increases in depressive symptoms, suicide-related outcomes, and suicide rates among U.S. adolescents after 2010 and links to increased new media screen time. Clinical Psychological Science 2018; 6: 3–17.
52. CDC (Centers for Disease Control and Prevention). Suicide Rates for Teens Aged 15–19 Years. National Vital Statistics System, mortality data (https://www.cdc.gov/nchs/nvss/deaths.htm; abgerufen am 3.1.2018).

53. Tossell CC, Kortum P, Shepard C, Rahmati A, Zhong L. You can lead a horse to water but you cannot make him learn: Smartphone use in higher education. British Journal of Educational Technology 2015; 46: 713 (DOI: <10.1111/bjet.12176).
54. Kammerl R, Unger A, Günther S, Schwedler A. BYOD – Start in die nächste Generation. Abschlussbericht der wissenschaftlichen Evaluation des Pilotprojekts. Hamburg, 3.11.2016, Universität Hamburg.
55. Beland L-P, Murphy R. Ill Communication: Technology, Distraction & Student Performance. Centre for Economic Performance (CEP) Discussion Paper No 1350 (May 2015). London School of Economics and Political Science, Houghton Street, London WC2A 2AE.
56. OECD. Students, Computers and Learning: Making the Connection. Paris, France: OECD Publishing; 2015.
57. Mueller PA, Oppenheimer DM. The pen is mightier than the keyboard: Advantages of longhand over laptop note taking. Psychological Science 2014; 25: 1159–1168.
58. Kirschner PA, Bruyckere P. The myths of the digital native and the multitasker. Teaching and Teacher Education 2017; 67: 135–142.
59. Ophir E, Nass C, Wagner AD. Cognitive control in media multitaskers. PNAS 2009, 106: 15 583–15 587.
60. Livingston G, et al. Dementia prevention, intervention, and care. Lancet 2017; 390: 2673–2734.
61. Kross E, Verduyn P, Demiralp E, Park J, Lee DS et al. Facebook use predicts declines in subjective well-being in young adults. PLoS ONE 2013; 8(8): e69 841.
62. Tromholt M. The Facebook Experiment: Quitting Facebook Leads to Higher Levels of Well-Being. Cyberpsychology, Behavior, and Social Networking 2016; 19: 661–666.
63. Richards R, McGee R, Williams SM, Welch D, Hancox RJ (2010) Adolescent screen time and attachment to peers and parents. Archives of Pediatrics & Adolescent Medicine 164: 258–262.
64. Gilbert N. Green space: A natural high. Nature 2016; 531: 56–57.
65. Richardson EA, Pearce J, Shortt NK, Mitchell R. The role of pub-

lic and private natural space in children's social, emotional and behavioural development in Scotland: A longitudinal study. Environ Res 2017; 158: 729–736.
66. Kesebir S, Kesebir P. A growing Disconnection from nature is evident in cultural products. Perspectives on Psychological Science 2017; 12: 258–269.
67. Louv R. Last Child in the Woods: Saving Our Children from Nature-Deficit Disorder. Chapel Hill, NC: Algonquin Books 2005.
68. Sandstrom GM, Dunn EW. Is efficiency overrated? Minimal social interactions lead to belonging and positive affect. Soc Psychol Personal Sci 2014a; 5: 437–442.
69. Sandstrom GM, Dunn EW. Social interactions and well-being: the surprising power of weak ties. Personal Soc Psychol Bull 2014b;40: 900–922.
70. Kushlev K, Proulx JDE. The Social Costs of Ubiquitous Information: Consuming Information on Mobile Phones Is Associated with Lower Trust. PLoS ONE 2016; 11: e0162130 (doi: 10.1371/journal.pone.0162130).
71. Tufekci Z. YouTube, the great redicalizer. The New York Times, 2.3.2018, S. 1, 15 (auch unter: https://www.nytimes.com/2018/03/10/opinion/sunday/youtube-politics-radical.html; abgerufen am 14.3.2018).
72. Vosoughi S, Roy D, Aral S. The spread of true and false news online. Science 2018; 359: 1146–1151.
73. Wu Y, Kosinski M, Stillwella D Computer-based personality judgments are more accurate than those made by humans. PNAS 2015; 112: 1036–1040.
74. Bond RM, Fariss CJ, Jones JJ, Kramer ADI, Marlow C, Settle JE, Fowler JH. A 61-million-person experiment in social influence and political mobilization. Nature 2012; 489: 295–298.
75. Kramer ADI, Guillory JE, Hancock JT. Experimental evidence of massive-scale emotional contagion through social networks. PNAS 2014; 111: 8788–8790.
76. Rosenberg M, Frenkel S. Facebook's role in data misuse sets off

storms on two continents. The New York Times, 18.3.2018 (https://www.nytimes.com/2018/03/18/us/cambridge-analytica-facebook-privacy-data.html; abgerufen am 27.3.2018).
77. Silverman E. Facebook's first president, on Facebook: ›God only knows what it's doing to our children's brains‹. The Washington Post, 9.11.2017. (https://www.washingtonpost.com/news/the-switch/wp/2017/11/09/facebooks-first-president-on-facebook-god-only-knows-what-its-doing-to-our-childrens-brains/?utm_term=.8193cbc693c7; abgerufen am 10.2.2018).
78. Matz SC, Kosinski M, Nave G, Stillwell DJ. Psychological targeting as an effective approach to digital mass persuasion. PNAS 2017; 114: 12714–12719.

2. KURZSICHTIG WEGEN MANGEL AN WEITSICHT

1. Tideman JW, Polling JR, van der Schans A, Verhoeven VJ, Klaver CC. Myopia, a growing health problem [Article in Dutch]. Ned Tijdschr Geneeskd. 2016; 160: D803.
2. Warner N. Update on myopia. Curr Opin Ophthalmol 2016; 27: 402–406.
3. Williams KM, Verhoefen VJM, Cumberland P et al. Prevalence of refractive error in Europe: the European Eye Epidemiology (E3) Consortium. Eur J Epidemiol 2015; 30: 305–315.
4. Hopf S, Pfeiffer N. Epidemiology of myopia. [Article in German] Ophthalmologe 2017; 114: 20–23.
5. Schaeffel F, Glasser A, Howland HC. Accommodation, refractive error and eye growth in chickens. Vision Res 1988; 28: 639–657.
6. Wallman J, Winawer J. Homeostasis of eye growth and the question of myopia. Neuron 2004; 43: 447–468.
7. Schaeffel F. Biological mechanisms of myopia [Article in German]. Ophthalmologe 2017; 114: 5–19.
8. Morgan IG, Ohno-Matsui K, Saw SM. Myopia. Lancet 2012; 379: 1739–1748.
9. Pew Research Center. Smartphone Ownership and Internet

Usage Continues to Climb in Emerging Economies, February, 2016. (http://www.pewglobal.org/files/2016/02/pew_research_center_global_technology_report_final_february_22__2016.pdf; abgerufen am 6.1.2018).

10. Wu JF, Bi HS, Wang SM, Hu YY, Wu H, Sun W, Lu TL, Wang XR, Jonas JB. Refractive error, visual acuity and causes of vision loss in children in Shandong, China. The Shandong Children Eye Study. PLoS ONE 2013; 8(12): e82763.
11. Li SM, Li S-Y, Kang M-T et al. Near work related parameters and myopia in Chinese children: The Anyang childhood eye study. PLoS ONE 2015; 10: e0134514.
12. Zheng YF, Pan CW, Chay J, Wong TY, Finkelstein E, Saw SM. The economic cost of myopia in adults aged over 40 years in Singapore. Invest Ophthalmol Vis Sci. 2013; 54: 7532–7537.
13. Warner N. Update on myopia. Curr Opin Ophthalmol 2016; 27: 402–406.
14. Jones LA, Sinnott LT, Mutti DO et al. Parental history of myopia, sports and outdoor activities, and future myopia. Invest Ophthalmol Vis Sci 2007; 48: 3524–3532.
15. Jones-Jordan LA, Sinnott LT, Cotter SA et al. Time outdoors, visual activity, and myopia progressionin juvenile-onset myopes. Investigative Ophthalmology & Visual Science 2012; 53: 7169–7175.
16. Jones-Jordan LA, Sinnott LT, Graham ND et al. The contributions of near work and outdoor activity to the correlation between siblings in the collaborative longitudinal evaluation of ethnicity and refractive error (CLEERE) study. Investigative Ophthalmology & Visual Science 2014; 55: 6333–6339.
17. Cooper J, Schulman E, Jamal N. Current status on the development and treatment of myopia. Optometry 2012; 83: 179–199.
18. Walline JJ. Myopia control: A review. Eye Contact Lens 2016; 42: 3–8.
19. Lin Z, Vasudevan B, Jhanji V, Gao TY, Wang NL et al. Eye exercises of acupoints: their impact on refractive error and visual symptoms in Chinese urban children. BMC Complement Altern Med 2013; 13: 306.

20. Li SM, Kang MT, Peng XX, Li SY, Wang Y, Li L, Yu J, Qiu LX, Sun YY, Liu LR et al. Efficacy of Chinese eye exercises on reducing accommodative lag in school-aged children: a randomized controlled trial. PLoS One 2015; 10(3): e0117552.

3. SMARTPHONE-DENKSTÖRUNG

1. Cheever NA, Rosen LD, Carrier LM, Chavez A. Out of sight is not out of mind: The impact of restricting wireless mobile device use on anxiety levels among low, moderate and high users. Computers in Human Behavior 2014; 37: 290–297.
2. Clayton RB, Leshner G, Almond A. The extended iSelf: The impact of iPhone separation on cognition, emotion, and physiology. Journal of Computer-Mediated Communication 2015; 20: 119–135.
3. Deb A. Phantom vibration and phantom ringing among mobile phone users: A systematic review of literature. Asia Pac Psychiatry 2015; 7: 231–239.
4. Dietz S, Henrich C. Texting as a distraction to learning in college students. Computers in Human Behavior 2014; 36: 163–167.
5. End CM, Worthman S, Bridget M, Wetterau M, Wetterau K. Costly cell phones: The impact of cell phone rings on academic performance. Teaching of Psychology 2009; 37: 55–57.
6. Fecteau JH, Munoz DP. Salience, relevance, and firing: a priority map for target selection. Trends Cogn Sci 2006; 10: 382–390.
7. Froese AD, Carpenter CN, Inman DA, Schooley JR, Barnes RB, Brecht PW, Chacon JD. Effects of classroom cell phone use on expected and actual learning. College Student Journal 2012; 46: 323–332.
8. Garcia-Larrea L, Perchet C, Perrin F, Amenedo E. Interference of cellular phone conversations with visuomotor tasks: An ERP study. Journal Of Psychophysiology 2001; 15: 14–21.
9. Isikman E, MacInnis DJ, Ülkümen G, Cavanaugh LA. The effects of curiosity-evoking events on activity enjoyment. J Exp Psychol Appl 2016; 22: 319–330.

10. Oulasvirta A, Rattenbury T, Lingyi M, Eeva R. Habits make smartphone use more pervasive. Personal and Ubiquitous Computing 2011; 16: 105–114.
11. Pfister R, Pohl C, Kiesel A, Kunde W. Your unconscious knows your name. PLoS One 2012; 7: e32402.
12. Roye A, Jacobsen T, Schröger E. Personal significance is encoded automatically by the human brain: An event-related potential study with ringtones. Eur J Neurosci 2007; 26: 784–790.
13. Shelton JT, Elliott EM, Lynn SD, Exner AL. The distracting effects of a ringing Cell Phone: An investigation of the laboratory and the classroom setting. J Environ Psychol 2009; 29: 513–521.
14. Spitzer M. Digitale Demenz. Nervenheilkunde 2012; 31: 493–497.
15. Spitzer M. Smartphones. Zu Risiken und Nebenwirkungen für Bildung, Sozialverhalten und Gesundheit. Nervenheilkunde 2014; 33: 9–15.
16. Spitzer M. Handy-Unfälle. Nervenheilkunde 2014; 33: 223–225.
17. Spitzer M. Smartphones, Angst und Stress. Nervenheilkunde 2015; 34: 591–600.
18. Stothart C, Mitchum A, Yehnert C. The attentional cost of receiving a cell phone notification. J Exp Psychol Hum Percept Perform 2015; 41: 893–897.
19. Thornton B, Faires A, Robbins M, Rollins E. The mere presence of a cell phone may be distracting: Implications for attention and task performance. Social Psychology 2014; 45: 479–488.
20. Ward AF, Duke K, Gneezy A, Bos MW. Brain Drain: The mere presence of one's own smartphone reduces available cognitive capacity. Journal of the Association for Consumer Research (JACR) 2017; 2: 140–154.
21. Wilmer HH, Sherman LE and Chein JM. Smartphones and cognition: A review of research exploring the links between mobile technology habits and cognitive functioning. Front Psychol 2017; 8: 605.
22. Zheng F, Gao P, He M, Li M, Wang C, Zeng Q, Zhou Z, Yu Z,

Zhang L. Association between mobile phone use and inattention in 7102 Chinese adolescents: a population-based cross-sectional study. BMC Public Health 2014; 14: 1022.

23. Przybylski AK, Weinstein N. Can you connect with me now? How the presence of mobile communication technology influences face-to-face conversation quality. Journal of Social and Personal Relationships 2013; 30: 1–10.

4. ELTERN UND SMARTPHONES

1. BLIKK Medien Studie 2018 Abschlussbericht BLIKK-Medien: Kinder und Jugendliche im Umgang mit elektronischen Medien (https://www.drogenbeauftragte.de/fileadmin/Dateien/5_Publikationen/Praevention/Berichte/Abschlussbericht_BLIKK_Medien.pdf; abgerufen am 2.7.2018).
2. Brand M, Young KS, Laier C. Prefrontal control and Internet addiction: a theoretical model and review of neuropsychological and neuroimaging findings. Front Hum Neurosci 2014; 8: 375.
3. Christakis DA, Gilkerson J, Richards JA, Zimmerman FJ, Garrison MM, Xu D, Gray S, Yapanel U. Audible television and decreased adult words, infant vocalizations, and conversational turns: a population-based study. Arch Pediatr Adolesc Med 2009; 163: 554–558.
4. Davidov M, Grusec JE. Untangling the links of,parental responsiveness to distress and warmth to child outcomes. Child Dev 2006; 77: 44–58.
5. Drogenbeauftragte der Bundesregierung, 2017, Gemeinsame Pressemitteilung. Ergebnisse der BLIKK Studie 2017 vorgestellt: Übermäßiger Medienkonsum gefährdet Gesundheit von Kindern und Jugendlichen. Berlin 29.5.2017.
6. Feinberg ME, Brown LD, Kan ML. A multi-domain self-report measure of coparenting. Parenting 2012; 12: 1–21.
7. Harris T. How Technology is Hijacking Your Mind – from a Magician and Google Design Ethicist 2016 (https://journal.

thriveglobal.com/how-tech nology-hijacks-peoples-minds-from-a-magicianand-google-s-design-ethicist-56d62ef5edf3; abgerufen am 24.6.2018).

8. Hinkley T, Verbestel V, Ahrens W, Lissner L, Molnár D, Moreno LA, Pigeot I, Pohlabeln H, Reisch LA, Russo P, Veidebaum T, PhD; Tornaritis M, Williams G, De Henauw S, De Bourdeaudhuij I; für das IDEFICS Consortium. Early childhood electronic media use as a predictor of poorer wellbeing: a prospective cohort study. JAMA Pediatr 2014; 168: 485–492.
9. Johnson SB, Riley AW, Granger DA, Riis J. The science of early life toxic stress for pediatric practice and advocacy. Pediatrics 2013; 131: 319–327.
10. Kellershohn J, Walley K, West B, Vriesekoop. Young consumers in fast food restaurants: technology, toys and family time. Young Consumers 2018; 19: 105–118.
11. Kirkorian HL, Pempek TA, Murphy LA, Schmidt ME, Anderson DR. The impact of background television on parent–child interaction. Child Dev 2009; 80: 1350–1359.
12. Lauricella AR, Cingel DP, Beaudoin-Ryan L, Robb MB, Saphir M, Wartella EA. 2017 The Common Sense census: Plugged-in parents of tweens and teens. Common Sense Media, San Francisco, CA (http://cmhd.northwestern.edu/wp-content/uploads/2017/04/common-sense-parent-census_whitepaper_new-for-web.pdf; abgerufen am 28.6.2018).
13. McDaniel BT, Coyne SM. »Technoference«: The interference of technology in couple relationships and implications for women's personal and relational well-being. Psychol Pop Media Cult 2016; 5: 85.
14. McDaniel BT, Radesky JS. Technoference: longitudinal associations between parent technology use, parenting stress, and child behavior problems. Pediatric Research 2018; June 13; https://doi.org/10.1038/s41390-018-0052-6).
15. McDaniel BT, Radesky, JS. Technoference: parent distraction with technology and associations with child behavior problems. Child Dev 2018; 89: 100–109.

16. McDaniel BT, Galovan AM, Cravens JD, Drouin M. »Technoference« and implications for mothers' and fathers' couple and coparenting relationship quality. Comput Human Behav 2018; 80: 303–313.
17. Mendelsohn AL, Berkule SB, Tomopoulos S, et al. Infant television and video exposure associated with limited parent–child verbal interactions in low socioeconomic status households. Arch Pediatr Adolesc Med 2008; 162: 411–417.
18. Misra S, Cheng L, Genevie J, Yuan M. The iPhone effect: the quality of in-person social interactions in the presence of mobile devices. Environ Behav 2016; 48: 275–298.
19. Moffitt TE, Arsenault L, Belsky D, Dickson N, Hancox RJ, Harrington H, Houts R, Poulton R, Roberts BW, Ross S, Sears MR, Thomson WM, Caspi A. A gradient of childhood self-control predicts health, wealth, and public safety. PNAS 2011; 108: 2693–2698.
20. Oduor E, Neustaedter C, Odom W, Tang A, Moallem N, Tory M et al. (eds.) The frustrations and benefits of mobile device usage in the home when co-present with family members. In Proc. of the 2016 ACM Conference on Designing Interactive Systems. ACM, New York, NY 2016.
21. Poulain T, Vogel M, Neef M, Abicht F, Hilbert A, Genuneit J, Körner A, Kiess W. Reciprocal associations between electronic media use and behavioral difficulties in preschoolers. International Journal of Environmental Research and Public Health 2018; 15: 814.
22. Przybylski AK, Weinstein N. Can you connect with me now? How the presence of mobile communication technology influences face-to-face conversation quality. J Soc Pers Relat 2013; 30: 237–246.
23. Radesky JS, Miller AL, Rosenblum KL, Appugliese D, Kaciroti N, Lumeng JC. Maternal mobile device use during a structured parent-child interaction task. Acad Pediatr 2015; 15: 238–244.
24. Radesky JS, Kistin CJ, Eisenberg S, Gross J, Block G, Zuckerman B, Silverstein M. Parent perspectives on their mobile technology

use: the excitement and exhaustion of parenting while connected. J Dev Behav Pediatr 2016; 37: 694–701.
25. Radesky JS, Kistin CJ, Zuckerman B, Nitzberg K, Gross J, Kaplan-Sanoff M, Augustyn M, Silverstein M. Patterns of mobile device use by caregivers and children during meals in fast food restaurants. Pediatrics 2014; 133: e843–e849.
26. Radesky JS, Leung C, Appugliese D, Miller AL, Lumeng JC, Rosenblum KL. Maternal mental representations of the child and mobile phone use during parent-child mealtimes. J Dev Behav Pediatr 2018; 39: 310–317.
27. Richards R, McGee R, Williams SM, Welch D, Hancox RJ. Adolescent screen time and attachment to peers and parents. Arch Pediatr Adolesc Med 2010; 164: 258–262.
28. Spitzer M. Familienabendessen. Nervenheilkunde 2014; 33: 759–760.
29. Spitzer M. Am Anfang war das Wort. Nervenheilkunde 2015; 34: 466–468.
30. Spitzer M. Die Smartphone-Denkstörung. Nervenheilkunde 2017; 36: 587–590.
31. Steiner-Adair C, Barker TH. The big disconnect: Protecting childhood and family relationships in the digital age. Harper Business 2013.
32. Uhls YT, Michikyan M, Morris J, Garcia D, Small GW, Zgourou E, Greenfield PM. Five days at outdoor education camp without screens improves preteen skills with nonverbal emotion cues. Comput Human Behav 2014; 39: 387–392.
33. Ward AF, Duke K, Gneezy A, Bos MW. Brain Drain: The mere presence of one's own smartphone reduces available cognitive capacity. Journal of the Association for Consumer Research 2017; 2: 140–154.

5. SAG MIR, WO DIE BLUMEN SIND

1. Balmford A, Clegg L, Coulson T, Taylor J. Why conservationists should heed Pokémon. Science 2002; 295: 2367–2367.
2. Berman MG, Jonides J, Kaplan S. The Cognitive Benefits of Interacting With Nature. Psychological Science 2008; 19: 1207–1212.
3. Egan T. Nature-deficit disorder. The New York Times, The Opinion Pages section, The Opinionator blog, 29.3.2012. 2015 (http://opinionator.blogs.nytimes.com/2012/03/29/nature-deficit-Disorder; abgerufen am 31.10.2017).
4. Faber Taylor AF, Kuo. Children with attention deficits concentrate better after walk in the park. Journal of Attention Disorders 2009; 12: 402–409.
5. Faber Taylor AF, Kuo. Could exposure to everyday green spaces help treat ADHD? Evidence from children's play settings. Applied Psychology: Health and Well-Being 2011; 3: 281–303.
6. Faber Taylor AF, Kuo FE, Sullivan WC. Coping with ADD. The surprising connection to green play settings. Environment and Behavior 2001; 33: 54–77.
7. Faber Taylor AF, Kuo FE, Sullivan WC. Views of nature and self-discipline: Evidence from inner city children. Journal of Environmental Psychology 2002; 22: 49–63.
8. Flood A. Oxford Junior Dictionary's replacement of ›natural‹ words with 21st-century terms sparks outcry. The Guardian, 13.1. 2015. (https://www.theguardian.com/books/2015/jan/13/oxford-junior-dictionary-replacement-natural-words; abgerufen am 21.10.2017).
9. Kesebir S, Kesebir P. A growing Disconnection from nature is evident in cultural products. Perspectives on Psychological Science 2017; 12: 258–269.
10. Louv R. Last Child in the Woods: Saving Our Children from Nature-Deficit Disorder. Algonquin Books 2005, Chapel Hill, NC.
11. Moss S. Natural Childhood. Natural Trust Fund. Park Lane Press. 2012 (https://www.nationaltrust.org.uk/documents/read-our-natural-childhoodreport.pdf; abgerufen am 22.10.2017).

12. Richardson EA, Pearce J, Shortt NK, Mitchell R. The role of public and private natural space in children's social, emotional and behavioural development in Scotland: A longitudinal study. Environ Res 2017; 158: 729–736.
13. Spitzer M. Pokémon go away. Nervenheilkunde 2017; 36: 500–507.
14. Spitzer M. Ins Grüne und Blaue. Natur: Geschützt, gesund und teuer! Nervenheilkunde 2017; 36: 689–694.
15. Warber SL, DeHudy AA, Bialko MF, Marselle MR, Irvine KN. Addressing »Nature-Deficit Disorder«: A Mixed Methods Pilot Study of Young Adults Attending a Wilderness Camp. Evid Based Complement Alternat Med 2015: 651 827 (doi: 10.1155/2015/651827).

6. BILDUNG 0.0

1. Anonymus. Wanka will fünf Milliarden Euro für digitalisierte Schulen. Reuters, Inlandsnachrichten, 12. Oktober 2016 (http://de.reuters.com/article/deutschland-bildung-digitalisierung-id-DEKCN12C1N6).
2. Bagshaw E. The reality is that technology is doing more harm than good in our schools' says education chief. Sydney Morning Herald 1.4.2016 (http://www.smh.com.au/national/education/the-reality-is-that-technology-is-doing-more-harm-than-good-in-our-schools-says-education-chief-20 160 330-gnu370.html).
3. Chopik WJ. The benefits of social technology use among older adults are mediated by reduced lone-liness. Cyberpsychology, Behavior, and Social Net-working 2016; 19(9): 551–556.
4. Cranwell J, Whittamore K, Britton J, MD, Leonar-di-Bee J. Alcohol and tobacco content in UK video games and their association with alcohol and tobacco use among young people. Cyberpsychology, Behavior, and Social Networking 2016; 19: 426–434.
5. Daniel DB, Willingham DT. Electronic textbooks: Why the rush? Science 2012; 335: 1570–1571.

6. Fuchs T, Woessmann L. Computers and student learning: bivariate and multi variate evidence on the availability and use of computers at home and at school. CESifo Working Paper 2004; 1321 (www.CESifo.de).
7. Henkel LA. Point-and-shoot memories: the influence of taking photos on memory for a museum tour. Psychol Sci 2013; 25: 396–402.
8. Kammerl R, Unger A, Günther S, Schwedler A. BYOD – Start in die nächste Generation. Abschlussbericht der wissenschaftlichen Evaluation des Pilotprojekts. Hamburg: Universität Hamburg
9. Kizilcec RF, Saltarelli AJ, Reich J, Cohen GL. Closing global achievement gaps in MOOCs. Science 2017; 355: 251–252.
10. Mizrachi D. Undergraduates' academic reading format preferences and behaviors, The Journal of Academic Librarianship 2015 (http://dx.doi.org/10.1016/j.acalib.2015.03.009).
11. Mueller PA, Oppenheimer DM. The pen is mightier than the keyboard: Advantages of longhand over laptop note taking. Psychological Science 2014; 25: 1159–1168.
12. OECD. Students, computers and learning: Making the connection, PISA, OECD Publishing 2015 (http://dx.doi.org/10.1787/9789264239555-en).
13. Ophir E, Nass C, Wagner AD. Cognitive control in media multitaskers. PNAS 2009; 106: 15 583–15 587.
14. Patton GC, Sawyer SM, Santelli JS et al. Our future: a Lancet commission on adolescent health and wellbeing. Lancet 2016; 387: 2423–2478.
15. Ravizza SM, Uitvlugt MG, Fenn KM. Logged in and zoned out: How laptop internet use relates to classroom learning. Psychological science 2017; 28: 171–180.
16. Richards R, McGee R, Williams SM, Welch D, Hancox RJ. Adolescent screen time and attachment to peers and parents. Arch Pediatr Adolesc Med 2010; 164: 258–262.
17. Sana F, Weston T, Cepeda NJ. Laptop multitasking hinders classroom learning for both users and nearby peers. Computers & Education 2013; 62: 24–31.

18. Sparrow B, Liu J, Wegner DM. Google effects on memory: Cognitive consequences of having information at our fingertips. Science 2011; 333: 776–778.
19. Spitzer M. Multitasking – Nein danke! Nervenheilkunde 2009; 28: 861–864.
20. Spitzer M. Schenken Sie doch – schlechte Noten. Nervenheilkunde 2010; 29: 263–266.
21. Spitzer M. Digitale Demenz. München: Droemer 2012.
22. Spitzer M. Laptop und Internet im Hörsaal? Nervenheilkunde 2013; 32: 805–812.
23. Spitzer M. Cyberkrank! München: Droemer 2015.
24. Spitzer M. Buch oder E-book? Nervenheilkunde 2015; 34: 319–325.
25. Spitzer M. Sex on demand. Satellitennavigation und Geschlechtskrankheiten. Nervenheilkunde 2015; 34: 231–234.
26. Spitzer M. Smart Sheriff gegen Smombies. Nervenheilkunde 2016; 35: 95–102.
27. Unsworth N, Redick TS, McMillan D, Hambrick DZ, Kane MJ, Engle RW. Is playing video games related to cognitive abilities? Psychological Science 2015; 26: 759–774.
28. Weis R, Cerankosky BC. Effects of video-game ownership on young boys' academic and behavioral functioning: A randomized, controlled study. Psychological Science 2010; 21: 463–470.
29. Swing EL, Gentile DA, Anderson GA, Walsh D. Television and Video Game Exposure and the Deelopment of Attention Problems. Pediatrics 2010; 126: 214–221.
30. APA American Psychiatric Association. Diagnostic an statistical manual of mental disorders: DSM-5. Fifth Edition. Arlington, VA, American Psychiatric Association 2013.
31. Irvine MA, Worbe Y, Bolton S, Harrison NA, Bullmore ET, Voon V. Impaired Decisional Impulsivity in Pathological Videogamers. PLoS ONE 2013; 8(10): e75914.
32. Abler B, Walter H, Erk S, Kammerer H, Spitzer M. Prediction error as a linear function of reward probability is coded in human nucleus accumbens. Neuroimage 2006; 31: 790–795.

33. Abler B, Walter H, Erk S. Neural correlates of frustration. NeuroReport 2005; 16: 669–672.
34. Hahn T, Notebaert KH, Dresler T, Kowarsch L, Reif A, Fallgatter AJ. Linking online gaming and addictive behavior: converging evidence for a general reward deficiency in frequent online gamers. Frontiers in Behavioral Neuroscience 2014; 8: 385.
35. Bleckmann P, Mößle T. Position zu Problemdimensionen und Präventionsstrategien der Bildschirmnutzung. Sucht 2014; 60: 1–13.

7. SMARTPHONE-DEPRESSION

1. Aker S, Sahin MK, Sezgin S, Oguz G. Psychosocial factors affecting Smartphone Addiction in university students. J Addict Nurs 2017; 28: 215–219.
2. Anthes E. Pocket Psychiatry (News Feature). Nature 2016; 532: 20–23.
3. Cavanagh SR. No, Smartphones are not destroying a generation. Psychology Today, 6.8.2017 (https://www.psychologytoday.com/blog/oncemore-feeling/201708/no-smartphones-are-not-destroying-generation).
4. CDC, Center for Disease Control (2017) Quick-Stats: Suicide Rates for Teens Aged 15–19 Years, by Sex – United States, 1975–2015. MMWR Morb Mortal Wkly Rep 2017; 66: 816.
5. Chen B, Liu F, Ding S, Ying X, Wang L, Wen Y. Gender differences in factors associated with smartphone addiction: a cross-sectional study among medical college students. BMC Psychiatry 2017; 17(1): 341.
6. Choi SW, Kim DJ, Choi JS, Ahn H, Choi EJ, Song WY, Kim S, Youn H. Comparison of risk and protective factors associated with smartphone addiction and Internet addiction. J Behav Addict 2015; 4: 308–314.
7. Cohen J. CDC word ban? The fight over seven health-related words in the president's next budget. Posted in: Scientific Community (doi: 10.1126/science.aar7959), 18.12.2017

(http://www.sciencemag.org/news/2017/12/fightover-seven-health-related-words-presidents-next-budget).

8. Collier R. Mental health in the smartphone era. CMAJ 2016; 188: 1141–1142.
9. de la Torre I, Castillo G, Arambarri J, López-Coronado M, Franco MA. Mobile apps for suicide prevention: Review of virtual stores and literature. JMIR Mhealth Uhealth 2017; 5(10): e130.
10. Dehling T, Gao F, Schneider S, Sunyaev A. Exploring the far side of mobile health: Information security and privacy of mobile health Apps on iOS and Android. JMIR Mhealth Uhealth 2015; 3(1): e8.
11. Demirci K, Akgönül M, Akpinar A. Relationship of smartphone use severity with sleep quality, depression, and anxiety in university students. J Behav Addict 2015; 4: 85–92.
12. Donker T, Petrie K, Proudfoot J, Clarke J, Birch MR, Christensen H. Smartphones for smarter delivery of mental health programs: A systematic review. J Med Internet Res 2013; 15(11): e247.
13. Eder S. Facebook und sein trojanisches Pferd. FAZ 20.3.2017 (http://www.faz.net/aktuell/gesellschaft/gesundheit/kuenstliche-intelligenz-untersuchtpsyche-von-facebook-nutzern-14931226.html?printPagedArticle=true#void).
14. Elhai JD, Dvorak RD, Levine JC, Hall BJ. Problematic smartphone use: a conceptual overview and systematic review of relations with anxiety and depression psychopathology. J Affect Disord 2017; 207: 251–259.
15. Elhai JD, Levine JC, Dvorak RD, Hall BJ. Non-social features of smartphone use are most related to depression, anxiety and problematic smartphone use. Comput Hum Behav 2017; 69: 75–82.
16. Elhai JD, Tiamiyu MF, Weeks JW, Levine JC, Picard KJ, Hall BJ. Depression and emotion regulation predict objective smartphone use measured over one week. Personal. Individ Dif 2017 (http://dx.doi.org/10.1016/j.paid.2017.04.051).
17. Fernandez-Luque L, Staccini P. All that glitters is not gold: Consumer health informatics and education in the era of social media and health apps. Findings from the Yearbook 2016 Section

on Consumer Health Informatics. Yearb Med Inform 2016; 1: 188–193.

18. Frank E, Pong J, Asher Y, Soares CN. Smart phone technologies and ecological momentary data: is this the way forward on depression management and research? Curr Opin Psychiatry 2018; 31: 3–6.
19. Gao T, Xiang YT, Zhang H, Zhang Z, Mei S. Neuroticism and quality of life: Multiple mediating effects of smartphone addiction and depression. Psychiatry Res 2017; 258: 457–461.
20. Goyal S, Nunn CA, Rotondi M, Couperthwaite AB, Reiser S, Simone A, Katzman DK, Cafazzo JA, Palmert MR. A mobile App for the self-management of Type 1 Diabetes among adolescents: A randomized controlled trial. JMIR Mhealth Uhealth 2017; 5: e82.
21. Grundy Q, Held FP, Bero LA. Tracing the potential flow of consumer data: A network analysis of prominent health and fitness apps. J Med Internet Res 2017; 19(6): e233.
22. Guernsey L. Don't Take Away Your Teen's Phone. Slate 10.8.2017 (http://www.slate.com/articles/technology/future_tense/2017/08/smartphones_haven_t_destroyed_a_generation.html).
23. He D, Naveed M, Gunter CA, Nahrstedt K. Security concerns in android mHealth apps. AMIA Annu Symp Proc 2014: 645–654.
24. Huckvale K, Prieto JT, Tilney M, Benghozi PJ, Car J. Unaddressed privacy risks in accredited health and wellness apps: a cross-sectional systematic assessment. BMC Med 2015; 13: 214.
25. Kaplan S, McNeil DG Jr. Uproar Over Purported Ban at C. D. C. of Words Like ›Fetus‹. The New York Times 16.12.2017 (https://www.nytimes.com/2017/12/16/health/cdc-trump-bannedwords.html).
26. Kim E, Cho I, Kim EJ. Structural equation model of smartphone addiction based on adult attachment theory: Mediating effects of loneliness and depression. Asian Nurs Res (Korean Soc Nurs Sci) 2017; 11: 92–97.
27. Kim HJ, Min JY, Kim HJ, Min KB. Association between psycho-

logical and self-assessed health status and smartphone overuse among Korean college students. J Ment Health 2017; 4: 1–6.

28. Kim J, Seo M, David P. Alleviating depression only to become problematic mobile phone users: can face-to-face communication be the antidote? Comput Hum Behav 2015; 51: 440–447.
29. Kim SE, Kim JW, Jee YS. Relationship between smartphone addiction and physical activity in Chinese international students in Korea. J Behav Addict 2015; 4: 200–205.
30. Kim SK, Kim SY, Kang HB. An analysis of the effects of smartphone push notifications on task performance with regard to smartphone overuse using ERP. Comput Intell Neurosci 2016: 5718580.
31. Klein JP et al. Internetbasierte Interventionen in der Behandlung psychischer Störungen. Der Nervenarzt 2016; 87: 1185–1193.
32. Larsen ME, Nicholas J, Christensen H. A systematic assessment of smartphone tools for suicide prevention. PLoS ONE 2016; 11(4): e0152285.
33. Leigh S, Flatt S. App-based psychological interventions: friend or foe? Evidence-Based Mental Health 2015; 18: 97–99.
34. Livingston G, et al. Dementia prevention, intervention, and care. Lancet 2017; 390: 2673–2734.
35. Martínez-Pérez B, de la Torre-Díez I, López-Coronado M. Mobile health applications for the most prevalent conditions by the World Health Organization: Review and analysis. J Med Internet Res 2013; 15(6): e120.
36. Matar Boumosleh J, Jaalouk D. Depression, anxiety, and smartphone addiction in university students – A cross sectional study. PLoS ONE 2017; 12(8): e0182239.
37. McTague T. Children glued to social media sites like Facebook and Twitter are twice as likely to suffer mental health problems. Daily Mail 20.10.2015 (http://www.dailymail.co.uk/news/article-3281206/Children-glued-social-media-siteslike-Facebook-Twitter-TWICE-likely-suffer-mental-health-problems.html?ito=social-twitter_dailymailus).
38. Mendenhall E, Kohrt BA, Norris SA, Ndetei D, Prabhakaran D.

Non-communicable disease syndemics: poverty, depression, and diabetes among low-income populations. Lancet 2017; 389: 951–963.

39. Oberst U, Wegmann E, Stodt B, Brand M, Chamarro A. Negative consequences from heavy social networking in adolescents: The mediating role of fear of missing out. J Adolesc 2017; 55: 51–60.
40. Orth B. Die Drogenaffinität Jugendlicher in der Bundesrepublik Deutschland 2015. Teilband Computerspiele und Internet. BZgA-Forschungsbericht. Köln: Bundeszentrale für gesundheitliche Aufklärung 2017.
41. Schuler M. Facebook will Suizide verhindern. Tagesschau.de vom 28.11.2017 (https://www.tagesschau.de/wirtschaft/facebook-suizid-praevention-101.html).
42. Shen N, Levitan MJ, Johnson A, Bender JL, Hamilton-Page M, Jadad AA, Wiljer D. Finding a depression app: a review and content analysis of the depression app marketplace. JMIR Mhealth Uhealth 2015; 3(1): e16.
43. Sohn M, Oh H, Lee SK, Potenza MN. Suicidal ideation and related factors among Korean High School Students: A focus on cyber addiction and school bullying. J Sch Nurs 2017; (doi: 10.1177/1059840517734290).
44. Spitzer M. Smartphones. Zu Risiken und Nebenwirkungen für Bildung, Sozialverhalten und Gesundheit. Nervenheilkunde 2014; 33: 9–15.
45. Spitzer M. Cyberkrank! München: Drömer 2015.
46. Spitzer M. M-Learning? When it comes to learning, smartphones are a liability, not an asset. Trends in Neuroscience and Education 2015; 4: 87–91.
47. Spitzer M. Schlaflos mit Blaulicht. Nervenheilkunde 2015; 34: 560–562.
48. Spitzer M. Kurzsichtig wegen mangelnder Weitsicht. Nervenheilkunde 2016; 35: 152–155.
49. Spitzer M. Die Smartphone-Denkstörung. Nervenheilkunde 2017; 36: 587–590.
50. Spitzer M. Phantom-Vibration. Nervenheilkunde 2017; 36: 655–658.

51. Sun LH, Eilperin J. CDC gets list of forbidden words: Fetus, transgender, diversity. The Washington Post 15.12.2017 (https://www.washingtonpost. com/national/health-science/cdc-gets-list-of-forbidden-words-fetus-transgender-diversity/2017/12/15/f503837a-e1cf-11e7-89e8-edec16379010_story.html?utm_term=.5e0e924b61ff).
52. Thomée S. ICT use and mental health in young adults. Effects of computer and mobile phone use on stress, sleep disturbances, and symptoms of depression. Dissertation. Occupational and Environmental Medicine Department of Public Health and Community Medicine Institute of Medicine at Sahlgrenska Academy, University of Gothenburg 2012.
53. Thomée S, Härenstam A, Hagberg M. Mobile phone use and stress, sleep disturbances, and symptoms of depression among young adults – a prospective cohort study. BMC Public Health 2011; 11: 66.
54. Twenge JM. iGen. Why today's super-connected kids are growing up less rebellious, more tolerant, less happy – and completely unprepared for adulthood. New York: Atria Books 2017.

8. EINSAME SINGLES

1. Kross E, Verduyn P, Demiralp E, Park J, Lee DS et al. Facebook use predicts declines in subjective well-being in young adults. PLoS ONE 2013; 8(8): e69 841.
2. Lindfors P, Solantaus T, Rimpelä A. Fears for the future among Finnish adolescents in 1983–2007: from global concerns to ill health and loneliness. J Adolesc 2012; 35: 991–999.
3. Mallan K. Look at me! Look at me! Self Representation and self-exposure through online networks. Digital Culture & Education 2009; 1: 51–66.
4. Orlet C. The Look at Me Generation. The American Spectator 2007 (http://spectator.org/archives/2007/03/02/the-look-at-me-generation).

5. Paris J. Modernity and narcissistic personality disorder. Personality disorders: Theory, research, and treatment 2014; 5: 220–226.
6. Spitzer M. Aschenputtel als Flugsimulator. Mit Darwin und Sprache können Sie rechnen! In: Spitzer M: Nichtstun, Flirten, Küssen und andere Leistungen des Gehirns. Stuttgart: Schattauer 2012.
7. Spitzer M. Groß in Facebook, klein im Gehirn? Gehirnforschung zu sozialen Netzwerken. Nervenheilkunde 2012; 31: 299–304.
8. Statista. Anzahl der Haushalte in Deutschland nach Anzahl der Personen im Haushalt von 2000 bis 2015. 2017 (https://de.statista.com/statistik/daten/studie/167169/umfrage/entwicklung-derhaushaltsgroessen-in-deutschland-seit-2000).
9. Statista. Aus welchem Grund sind Sie Ihrer Meinung nach Single? 2017 (https://de.statista.com/statistik/daten/studie/163192/umfrage/gruendefuer-partnerlosigkeit-von-singles-nach-geschlecht).
10. Thomée S, Härenstam A, Hagberg M. Mobile phone use and stress, sleep disturbances, and symptoms of depression among young adults – a prospective cohort study. BMC Public Health 2016; 11: 66 (1–11).
11. Tromholt M. The Facebook Experiment: Quitting Facebook leads to higher levels of well-being. Cyberpsychology, behavior, and social networking 2016; 19: 661–666
12. Twenge JM, Campbell WK, Gentile B. Increases in individualistic words and phrases in American books, 1960–2008. PLoS ONE 2012; 7: e40 181.
13. Twenge JM, Foster JD. Birth cohort increases in narcissistic personality traits among American college students, 1982–2009. Soc Psychol Personal Sci 2010; 1: 99–106.
14. Wähnke W. Handbuch Sozialplanung für Senioren: Demografische und sozial-strukturelle Daten. Gütersloh: Bertelsmann Stiftung 2017.
15. Wolfe T. The »Me« Decade and the Third Great Awakening. New York Magazine 23.8.1976 (http://nymag.com/news/features/45938).
16. Primack BA et al. Social media use and perceived social isolation among youngadults in the U. S. Am J Prev Med 2017 (doi: 10.1016/j.amepre.2017.01 010).

17. Spitzer M. Cyberkrank! München: Droemer 2015.
18. Konrath SH et al. Changes in dispositional empathy in American college students over time: A meta-analysis. Personality and Social Psychology Review 2011; 15: 180–198.
19. Michel JB et al. Quantitative analysis of culture using millions of digitized books. Science 2011; 331: 176–182.
20. Adler P, Kwon S. Social capital: Prospects for a new concept. Academy of Management Review 2002; 27: 17–40.
21. Johnston KL et al. Evaluating PROMISs instruments and methods for patient-centered outcomes research: patient and provider voices in a substance use treatment setting. Qual Life Res 2016; 25: 615–624.
22. Twenge JM, Campbell WK, Gentile B. Changes in pronoun use in American books and the rise of individualism, 1960–2008. Journal of Cross-Cultural Psychology 2012; 44: 406–415.
23. Twenge JM. Generation Me. New York: Simon & Schuster 2014.

9. PHANTOM-VIBRATION

1. Ahonen T. Average person looks at his phone 150 times per day. 2013. Zit. nach www.phonearena.com/news/Average-person-looks-at-his-phone-150-times-per-day_id26636.
2. Drouin M, Kaiser D, Miller D. Phantom vibrations in young adults: prevalence and underlying psychological characteristics. Comput Human Behav 2012; 28: 1490–1496.
3. Eadicicco L. Americans Check Their Phones 8 Billion Times a Day. Time.com 15.12.2015 (http://time.com/4147614/smartphone-usage-us-2015).
4. Laramie D. Emotional and behavioral aspects of mobile phone use [Abstract] 2007. (Unpublished doctoral dissertation). Alliant International University, Los Angeles, CA. (http://grad-works.umi.com/32/68/3268867.html).
5. Lin YH, Chen CY, Li P, Lin SH. A dimensional approach to the

phantom vibration and ringing syndrome during medical internship. Journal of Psychiatric Research 2013; 47: 1254–1258.
6. Lin YH, Chen CY, Li P, Lin SH. A dimensional approach to the phantom vibration and ringing syndrome during medical internship. Journal of Psychiatric Research 2013; 47: 1254–1258.
7. Lin YH, Lin SH, Li P, Huang WL, Chen CY. Prevalent Hallucinations during Medical Internships: Phantom Vibration and Ringing Syndromes. PLoS ONE 2013; 8(6): e65152.
8. Parisi D. Banishing phantoms from the skin: »vibranxiety« and the pathologization of interfacing. Flow 17 2013. (http://flowtv.org/2013/01/banishing-phantoms-from-the-skin).
9. Posey TB, Losch ME. Auditory hallucinations of hearing voices in 375 normal subjects. Imagination, Cognition and Personality 1983/84; 3: 99–113.
10. Rosen L. iDisorder: Understanding our obsession with technology and overcoming its hold on us. New York, NY: Palgrave 2012.
11. Rothberg MB, Arora A, Hermann J, Kleppel R, St. Marie P, Visintainer P. Phantom Vibration Syndrome among Medical Staff: A cross sectional survey. British Medical Journal 2010; 341: c6914.
12. Spitzer M. Halluzinationen. Heidelberg: Springer 1988.
13. Spitzer M. Smartphones. Nervenheilkunde 2014; 33: 9–15.
14. Spitzer M. Die Smartphone Denkstörung. Nervenheilkunde 2017; 36: 587–590.
15. West DA. A mass-observation questionnaire on hallucinations. Journal of the Society for psychical research 1948; 34: 187–196.
16. Williams C. ›Phantom‹ Cell Phone Sensations: Mind Over Matter. ABC News, 17.10.2007 (http://abc-news.go.com/Health/story?id=3740984&page=1).
17. Wilmer HH, Sherman LE, Chein JM. Smartphones and cognition: A review of research exploring the links between mobile technology habits and cognitive functioning. Front Psychol 2017; 8: 605.
18. Young HF, Bentall RP, Slade PD, Dewey ME. Disposition towards hallucinations, gender and EPQ scores: A brief report. Person Individ Diff 1986; 7: 247–249.
19. Smith GCS, Pell JP. Parachute use to prevent death and major

trauma related to gravitational challenge: systematic review of randomized controlled trials. Br Med J 2003; 327: 1459–1461.
20. Spitzer M. Sollen wir Wasser trinken? Nervenheilkunde 2014; 23: 435–437.
21. Schwab ME. A study of reported hallucinations in a Southeastern County. Ment Health Soc 1977; 4: 344–354.
22. Jones RD. Phantom Vibration Syndrome – Update Blog (http://inclusiveworks.com/cn-executive-coaching-corner/phantom-vibration-syndrome-update; abgerufen am 6.7.2017).
23. Deb A. Phantom vibration and phantom ringing among mobile phone users: A systematic review of literature. Asia-Pacific Psychiatry 2015; 7: 231–239.

10. POKÉMON GO AWAY

1. Althoff T, White RW, Horvitz E. Influence of Pokémon Go on physical activity: Study and implications. J Med Internet Res 2016; 18(12): e315.
2. Anonymus. Pokémon – harmloses Spielzeug oder Gift fürs Gemüt? Rundbrief 1, Für die Familie e. V., Dezember 2000 (http://www.fuerdiefamilie.de/pokemon.htm; abgerufen am 13.5.2017).
3. Anonymus. Pokémon. Academic 2000–2016, (http://de.academic.ru/dic.nsf/dewiki/1118324; abgerufen am 13.5.2017).
4. Anonymus. Game on for Pokémon Go. Placement of Pokémon characters may breach confidentiality. BMJ 2016; 354: i4780.
5. Anonymus. Pokémon Go. Wikipedia-Eintrag englisch 2017. (abgerufen am 13.5.2017).
6. Anonymus. Pokémon Go. Wikipedia-Eintrag deutsch 2017 (abgerufen am 13.5.2017).
7. Bailin A, Milanaik R, Adesman A. Health implications of new age technologies for adolescents: a review of the research. Curr Opin Pediatr 2014; 26: 605–619.
8. Ballouard J-M, Brischoux F, Bonnet X. Children Prioritize

Virtual Exotic Biodiversity over Local Biodiversity. PLoS ONE 2011; 6(8): e23152.

9. Balmford A, Clegg L, Coulson T, Taylor J. Why conservationists should heed Pokémon. Science 2002; 295: 2367.
10. Balmford A, Beresford J, Green J, Naidoo R, Walpole M, Manica A. A global perspective on trends in nature-based tourism. PLoS Biol 2009; 7(6): e1000144.
11. Bogost I. The tragedy of Pokémon Go. The Atlantic 11 July 2016 (http://www.theatlantic.com/technology/archive/2016/07/the-tragedy-of-pokemongo/490793/).
12. Delzo J. Men fall from cliff playing Pokémon Go. In: CNN [Internet]. 15 Jul 2016 (http://www.cnn.com/2016/07/15/health/pokemon-go-players-falldowncliff/index.html; abgerufen am 18.5.2017).
13. Ding D, Lawson KD, Kolbe-Alexander TL, Finkelstein EA, Katzmarzyk PT, van Mechelen W, Pratt M; Lancet Physical Activity Series 2 Executive Committee. The economic burden of physical inactivity: a global analysis of major non-communicable diseases. Lancet 2016; 388: 1311–1324.
14. Granic I, Lobel A, Engels RC. The benefits of playing video games. Am Psychol 2014; 69: 66–78.
15. Hand KL, Freeman C, Seddon PJ, Recio MR, Stein A, van Heezik Y. The importance of urban gardens in supporting children's biophilia. PNAS 2017; 114: 274–279.
16. Howe KB, Suharlim C, Ueda P, Howe D, Kawachi I, Rimm EB. Gotta catch'em all! Pokémon GO and physical activity among young adults: difference in differences study. BMJ 2016; 355: i6270.
17. Joseph B, Armstrong DG. Potential perils of peri-Pokémon perambulation: the dark reality of augmented reality? Oxford Medical Case Reports 2016; 10: 265–266.
18. Logan AC, Selhub EM. Vis Medicatrix naturae: does nature »minister to the mind«? Biopsychosoc Med 2012; 6(1): 11.
19. Luke. Das Ende der Zivilisation: Pokémon Go und die Versklavung durch Technologie. Scott.net 31.7.2016 (https://de.sott.net/article/25309-Das-Ende-der-Zivilisation-Pokemon-Go-und-die-Versklavung-durch-Technologie; abgerufen am 8.8.2016).

20. McCartney M. Game on for Pokémon Go. BMJ 2016; 354: i4306.
21. Murch NR. Placement of Pokémon characters may breach confidentiality. BMJ 2016; 354: i4780.
22. Nemet D. Childhood obesity, physical activity, and exercise. Pediatr Exerc Sci 2017; 29: 60–62.
23. Oelkers J. Die Welt aus Lego und Pokémon. Kindererziehung im Konsumzeitalter. In: Universitas. Zeitschrift für interdisziplinäre Wissenschaft. Schmidel. Stuttgart 2002; 59(671): 473–481.
24. Oelkers J. Was lernt man mit Pokémon? Kindheit und Medien heute. Vortrag anlässlich der Eröffnungsfeier des Neubaus der psychosomatisch-psychiatrischen Station der Universitäts-Kinderklinik Zürich am 31. Mai 2001 (Webseite im Netzt nicht mehr auffindbar; zitiert nach de.academic http://de.academic.ru/dic.nsf/dewiki/1118324; abgerufen am 13.5.2017).
25. Oidtman RJ, Christofferson RC, ten Bosch QA, Espana G, Kraemer MUG, Tatem A, Barker CM, Perkins TA. Pokémon Go and Exposure to Mosquito-Borne Diseases: How Not to Catch 'Em All. PLoS Curr 2016; 8 (doi: 10.1371/currents.outbreaks.2d885b05c7e06a9f72e4656d56b043cd; abgerufen am 8.5.2017).
26. Pergams OR, Zaradic PA. Is love of nature in the US becoming love of electronic media? 16-year downtrend in national park visits explained by watching movies, playing video games, internet use, and oil prices. J Environ Manage 2006; 80: 387–393.
27. Pourmand A, Lombardi K, Kuhl E, O'Connell F. Videogame-Related Illness and Injury: A Review of the Literature and Predictions for Pokémon GO! Games Health J 2017; 6: 9–18.
28. Rasche P, Schlomann A, Mertens A. Who is still playing Pokémon Go? A Web-based survey. JMIR Serious Games 2017; 5(2): e7.
29. Serino M, Cordrey K, McLaughlin L, Milanaik RL. Pokémon Go and augmented virtual reality games: a cautionary commentary for parents and pediatricians. Curr Opin Pediatr 2016; 28: 673–677.
30. Smith DR. A walk in the park. Is Pokémon Go foreshadowing the future of biodiversity research and scientific outreach? EMBO Rep 2016; 17: 1506–1509.
31. Snaddon JL, Turner EC, Foster WA. Children's Perceptions of

Rainforest Biodiversity: Which Animals Have the Lion's Share of Environmental Awareness? PLoS ONE 2008; 3(7): e2579.
32. Spitzer M. Handy-Unfälle. Nervenheilkunde 2014; 33: 223–225.
33. Spitzer M. Der bestirnte Himmel über mir und das moralische Gesetz in mir. Ehrfurcht, Naturerleben und Sozialverhalten. Nervenheilkunde 2015; 34: 955–963.
34. Tucker JM, Welk GJ, Beyler NK. Physical activity in US adults. Compliance with the physical activity guidelines for Americans. Am J Prev Med 2011; 40: 454–461.
35. Tsukayama H. Pokémon Go's unexpected side effect: injuries. The Washington Post, 10.6.2016 (https://www.washingtonpost.com/news/theswitch/wp/2016/07/08/pokemon-gos-unexpected-side-effect-injuries/; abgerufen am 15.5.2017).
36. Tudor-Locke C, Craig CL, Aoyagi Y, Bell RC, Croteau KA, De Bourdeaudhuij I, Ewald B, Gardner AW, Hatano Y, Lutes LD, Matsudo SM, Ramirez-Marrero FA, Rogers LQ, Rowe DA, Schmidt MD, Tully MA, Blair SN. How many steps/day are enough? For older adults and special populations. Int J Behav Nutr Phys Act 2011; 8: 80.
37. Yang CC, Liu D. Motives Matter: Motives for playing Pokémon Go and implications for well-being. Cyberpsychol Behav Soc Netw 2017; 20: 52–57.
38. Barbieri S, Vettore G, Pietrantonio V, Snenghi R, Tredese A, Bergamini M, Previato S, Stefanati A, Gaudio RM, Feltracco P. Pedestrian inattention blindness while playing Pokémon Go as an emerging health-risk behavior: A case report. J Med Internet Res 2017; 19: e86.
39. Kornyeyeva L. Die digitale Spaßkultur macht dumm. Cicero. Magazin für politische Kultur, 29. Juli 2016, (http://cicero.de/salon/pokemon-go-diedigitale-spasskultur-macht-dumm; abgerufen am 29.7.2017).
40. Spitzer M. Lernen. Gehirnforschung und die Schule des Lebens. Heidelberg: Spektrum Akademischer Verlag 2002.

11. POSTFAKTISCH

1. Aristoteles. Metaphysik. Stuttgart: Reclam 1976.
2. Green H. Breaking Out of Your Internet Filter Bubble. Forbes 29.8.2011. (http://www.forbes.com/sites/work-in-progress/2011/08/29/breaking-out-of-your-internet-filter-bubble/print/; abgerufen am 2.5.2012).
3. Kaiser J. Mixed results from cancer studies unsettle the field. Only two confirmations in first five results. Science 2017; 355: 234–235.
4. Lepore J. After the fact. In the history of truth, a new chapter begins. The New Yorker, 21.3.2016 (http://www.newyorker.com/magazine/2016/03/21/the-internet-of-us-and-the-endof-facts; abgerufen am 13.1.2017).
5. Morozov E. Fake News als Geschäftsmodell. Süddeutsche Zeitung 19.1.2017, S. 9 (http://www.sueddeutsche.de/digital/facebook-und-google-fake-news-sind-ein-symptom-des-digitalen-kapitalismus-1.3337982).
6. Oxford Dictionaries. Word of the Year 2016. (https://en.oxforddictionaries.com/word-of-the-year/word-of-the-year-2016; abgerufen am 22.1.2017).
7. Spitzer M. Aschenputtel als Flugsimulator. Mit Darwin und Sprache können Sie rechnen! Nervenheilkunde 2011; 30: 545–554.
8. Sunstein C. On Rumors. How falsehoods spread, why we believe them, and what can be done. Princeton: Princeton University Press 2014.
9. Tugendhat E, Wolf U. Logisch-semantische Propädeutik. Stuttgart: Reclam 1983.
10. Jones D. Seeing reason: How to change minds in a »post-fact« world. New Scientist 2016; 3102

12. DIGITAL DISRUPTIV

1. Beal D. New tech bubble reflects shift in wealth creation, settling in of digital age. MinnPost, 31.3.2015 (https://www.minnpost.com/business/2015/03/new-tech-bubble-reflects-shiftwealth-creation-settling-digital-age; abgerufen am 24.7.2016).
2. Bennett D. Clayton Christensen responds to New Yorker takedown of ›Disruptive Innovation‹ (interview). Bloomberg Businessweek 2014 (http://www.bloomberg.com/authors/AQKkeXrqW_w/drake-bennett; abgerufen am 24.7.2016).
3. Bower JL, Christensen CM. Disruptive Technologies: Catching the Wave. Harvard Business Review 1995; 73(1): 43–53.
4. Büttner W. Der Weberaufstand. ZEIT Online 1994 (http://pdf.zeit.de/1994/23/der-weberauf-stand.pdf; abgerufen am 5.7.2016).
5. Carney SJP. The USC Roski Fiasco Points to the corrosion of Art Education Nationwide. Can the »disruption« of art education lead anywhere good? 5. Juni 2015 (https://news.artnet.com/art-world/usc-roski-crisis-art-education-305429; abgerufen am 24.7.2016).
6. Christensen CM. The Innovator's Dilemma. New York: Harper Business 1995/2011.
7. Christensen CM, Horn MB, Johnson CW. Disrupting Class. How disruptive Innovation will change the way the world learns. New York: McGraw Hill 2008.
8. Christensen CM, Eyring HJ. The Innovative University: Changing the DNA of Higher Education from the Inside Out. San Francisco: Wiley 2011.
9. Fox J. The disruption myth. The idea that businesses are more vulnerable to upstarts than ever is out-of-date—and that's a big problem. The Atlantic, October 2014 (http://www.theatlantic.com/magazine/archive/2014/10/the-disruption-myth/379348/; abgerufen am 24.7.2016).
10. Hauptmann G, Kollwitz K. Die Weber. F. Plötz (Hrsg.). Kloster Hiddensee: Gerhart-Hauptmann-Stiftung 2011/2012.
11. Henrich J, Boyd R, Bowles S, Camerer C, Fehr E, Gintis H.

Foundations of Human Sociality: Economic Experiments and Ethnographic Evidence from Fifteen Small-Scale Societies. Oxford: Oxford University Press 2004.
12. Kuhn TS. Die Struktur wissenschaftlicher Revolutionen. Franfurt am Main: Suhrkamp 1996.
13. Lepore J. The disruption machine. What the gospel of innovation gets wrong. The New Yorker 23.6.2014 (http://www.newyorker.com/magazine/2014/06/23/the-disruption-machine; abgerufen am 3.7.2016).
14. Louie GG. Committee on Forecasting Future Disruptive Technologies Division on Engineering and Physical Sciences. Persistent Forecasting of Disruptive Technologies – Report 2. Washington, DC: The National Academic Press 2010 (http://www.nap.edu/catalog.php?record_id=12834).
15. Passiak D. Disruption revolution. New York: Social Mediate Press 2013.
16. Smith T. The rise and fall of the Apple Newton MessagePad (http://www.theregister.co.uk/2013/09/17/20_years_of_the_apple_newton/; abgerufen am 23.7.2016).
17. Stromberg M. Entire First-Year MFA Class Drops Out in Protest at the University of Southern California; 15.5.2015 (http://hyperaller-gic.com/207235/entire-first-year-mfa-class-drops-out-in-protest-at-the-university-of-southern-california/; abgerufen am 24.7.2016).
18. UYH (http://www.uhydeutschland.de/wp-content/down/Pressemitteilung-2012.01.16.pdf; abgerufen am 24.7.2016)
19. Von Hodenberg C. Aufstand der Weber. Die Revolte von 1844 und ihr Aufstieg zum Mythos. Bonn: JHW Dietz 1997.

13. DIGITALISIERUNG MIT ANGST

1. Anonymus. Kampagne 2017. Lernen Sie unsere aktuelle Kampagne kennen. (https://about.hypovereinsbank.de/de/portraet/unsere-kampagne/; abgerufen am 1.10.2017).

2. Böckle R. … bis Ihre Kaffeemaschine die Zahnbürste hackt. ChannelPartner 18.1.2017 (https://www.channelpartner.de/a/bis-ihre-kaffeemaschine-die-zahnbuerste-hackt,3049406; abgerufen am 1.10.2017).
3. Bonin H, Gregory T, Zierahn U. Übertragung der Studie von Frey/Osborne (2013) auf Deutschland. Endbericht Kurzexpertise 2015 Nr. 57; an das Bundesministerium für Arbeit und Soziales, Referat Ia4, Wilhelmstr. 49, 10117 Berlin (ftp://ftp.zew.de/pub/zew-docs/gutachten/Kurzexpertise_BMAS_ZEW2015.pdf; abgerufen am 15.9.2017).
4. Dörner S. Droht mit Digitalisierung jedem zweiten Job das Aus? Die Welt 11.1.2016 (https://www.welt.de/wirtschaft/webwelt/article150856398/Droht-mit-Digitalisierung-jedem-zweiten-Job-das-Aus.html; abgerufen am 1.10.2017).
5. Frey C, Osborne MA. The Future of Employment: How Susceptible are Jobs to Computerization? University of Oxford 2013 (http://www.oxfordmartin.ox.ac.uk/downloads/academic/The_Future_of_Employment.pdf; abgerufen am 15.9.2017).
6. Gierow H. Unterwegs auf der Babymesse. Eltern vibrieren nicht 2017 (https://www.golem.de/news/unterwegs-auf-der-babymesse-eltern-vibrierennicht-1709-130178.html; abgerufen am 1.10.2017).
7. Grace K, Salvatier J, Dafoe A, Zhang B, Evans O. When will AI exceed human performance? Evidence from AI experts 2017 (https://arxiv.org/pdf/1705.08807.pdf; abgerufen am 1.10.2017).
8. ILO. Bericht: World Employment and Social Outlook – Trends 2015. ILO-Berlin (http://www.ilo.org/berlin/presseinformationen/WCMS_337926/lang-de/index.htm; abgerufen am 1.10.2017).
9. Lobo S. Das Ende der Welt, wie wir sie kannten. Spiegel Online 13.9.2017 (http://www.spiegel.de/netzwelt/web/apple-iphone-x-und-co-das-arkit-war-das-wahre-highlight-der-apple-show-a-1167399.html; abgerufen am 15.9.2017).
10. Rauner M. Die Pi-mal-Daumen-Studie. ZEIT Online, 23. März 2017 (http://www.zeit.de/2017/11/kuenstliche-intelligenz-arbeits-

markt-jobs-roboter-arbeitsplaetze/komplettansicht; abgerufen am 1.10.2017).

11. Reinhardt A. Gefahr durch Internet der Dinge. Wenn der Kühlschrank angreift. SWR 6.6.2017 (https://www.swr.de/marktcheck/gefahr-durch-internet-der-dinge-w…angreift/-/id=100834/did=19649142/nid=100834/iwwxqq/index.html; abgerufen am 1.10.2017).
12. Reynolds M. DeepMind AI teaches itself about the world by watching videos. New Scientist 10.8.2017 (https://www.newscientist.com/article/2143498-deepmind-ai-teaches-itself-about-the-world-by-watching-videos/; abgerufen am 1.10.2017).
13. Spitzer M. Cyberchondrie oder Morbus Google. Eine Krankheit, die man nur hermeneutisch versteht. Nervenheilkunde 2015; 34: 123–127.
14. Spitzer M. Smartphones, Angst und Stress. Nervenheilkunde 2015; 34: 591–600.
15. Spitzer M. Zerreißen oder zerrissen werden? Digital disruptiv: Dysfunktional und destruktiv! Nervenheilkunde 2016; 35: 553–557.
16. Steier H. Wie Kaffeemaschinen die Meinungsfreiheit gefährden. Sicherheit im Internet der Dinge. Neue Züricher Zeitung 7.10.2016 (https://www.nzz.ch/digital/sicherheit-im-internet-der-dinge-wie-kaffeemaschinen-die-meinungsfreiheit-gefaehrden-ld.1204361/; abgerufen am 12.7.2017).
17. Taxipedia. Wissenswertes rund ums Taxi 2016 (http://taxipedia.info/zahlen-und-fakten/; abgerufen am 1.10.2017).
18. Turk V. Home Invasion. How we fell in love with our voice-activated home assistants. New Scientist 17.12.2016 (https://www.newscientist.com/article/mg23231045-700-how-we-fell-in-love-with-ourvoiceactivated-home-assistants/; abgerufen am 1.10.2017).

14. GESCHÄFTSMODELL WERBUNG UND DIE FOLGEN

1. Anklageschrift IN THE UNITED STATES DISTRICT COURT FOR THE DISTRICT OF COLUMBIA, CRIMINAL NO. (18 U.S.C. §§ 2, 371, 1349, 1028A) (Case 1:18-cr-00 032-DLF Document 1 Filed 02/16/18) (https://www.justice.gov/opa/press-release/file/1035562/download).
2. Anonymus. Digital intuition. A computer program that can outplay humans in the abstract game of Go will redefine our relationship with machines (Editorial). Nature 2016; 529: 437.
3. Anonymus. Is all publicity good? New Scientist 2018; 3167: 5.
4. Anonymus. Abmeldung bei sozialen Medien? Daten-Skandal schreckt Deutsche ab. N-tv.de, 24.3.2018 (https://www.n-tv.de/panorama/Daten-Skandal-schreckt-Deutsche-ab-article20352773.html?service=print).
5. Anonymus. As Facebook scandal mushrooms, Mark Zuckerberg vows to ›step up‹. The Economic Times, 22.3.2018 (https://economictimes.indiatimes.com/news/international/business/…hrooms-mark-zuckerberg-vows-to-step-up/printarticle/63407174.cms).
6. Bond RM, Fariss CJ, Jones JJ, Kramer ADI, Marlow C, Settle JE, Fowler JH. A 61-million-person experiment in social influence and political mobilization. Nature 2012; 489: 295–298.
7. Cabañas JG, Cuevas Á, Cuevas R. Facebook use of sensitive data for advertising in Europe. arXiv: 1802.05030v, 14.2.2018 (https://arxiv.org/pdf/1802.05030.pdf).
8. Chen A. The real paranoia-inducing purpose of Russian hacks. The New Yorker, 27. Juli 2016 (https://www.newyorker.com/news/news-desk/the-real-paranoia-inducing-purpose-of-russian-hacks).
9. Covington P, Adams J, Sargin E. Deep Neural Networks for YouTube Recommendations. RecSys '16 September 15–19, 2016, Boston, MA, USA; (doi: http://dx.doi.org/10.1145/2959100.2959190).
10. Eltagouri M. The rise of ›Putin's chef‹, the Russian oligarch accused of manipulating the U.S. election. The Washington Post 17.2.2018 (https://www.washingtonpost.com/news/worldviews/

wp/2018/02/16/the-rise-of-putins-chef-yevgeniyprigozhin-the-russian-accused-of-manipulatingthe-u-s-election/?utm_term=.4142b7ea1d6d).

11. Europäische Union. Datenschutz-Grundverordnung (https://eur-lex.europa.eu/legal-content/DE/TXT/PDF/?uri=CELEX:32016R-0679&from=DE).
12. Fowler JH. A Follow-up to a 61 Million Person Experiment in Social Influence and Political Mobilization (http://www.nas-online.org/programs/sackler-colloquia/documents/fowler.pdf).
13. Kosinski M, Stillwell D, Graepel T. Private traits and attributes are predictable from digital records of human behavior. PNAS 2013; 110: 5802–5805.
14. Kosinski M, Matz SC, Gosling SD, Popov V, Stillwell D. Facebook as a Research Tool for the Social Sciences. Opportunities, Challenges, Ethical Considerations, and Practical Guidelines. American Psychologist 2015; 70: 543–556.
15. Kramer ADI, Guillory JE, Hancock JT. Experimental evidence of massive-scale emotional contagion through social networks. PNAS 2014; 111: 8788–8790.
16. Lazer DMJ, Baum MA, Benkler Y, Berinsky AI, Greenhill KM, Menczer F, Metzger MJ, Nyhan B, Pennycook G, Rothschild D, Schudson M, Sloman SA, Sunstein CR, Thorson EA, Watts DJ, Zittrain JL. The science of fake news. Science 2018; 359: 1094–1096.
17. Lohr S. It's True: False News Spreads Faster and Wider. And Humans Are to Blame. New York Times. 8. März 2018 (https://www.nytimes.com/2018/03/08/technology/twitter-fake-news-research.html).
18. Matz SC, Kosinski M, Nave G, Stillwell DJ. Psychological targeting as an effective approach to digital mass persuasion. PNAS 2017; 114: 12714–12719.
19. Nicas J. How YouTube Drives People to the Internet's Darkest Corners. Wall Street Journal 7.2.2018 (https://www.wsj.com/articles/how-youtubedrives-viewers-to-the-internets-darkest-corners-1518020478).

20. Revell T. What's not to like? The scale and scope of Facebook's huge ad machine has been revealed. New Scientist 2018; 3166: 4–5.
21. Rosenberg M Confessore N, Cadwalladr C. How Trump consultants exploited the Facebook data of Millions. The New York Times, 17.3.2018 (https://www.nytimes.com/2018/03/17/us/politics/cambridge-analytica-trump-campaign.html).
22. Rosenberg M, Frenkel S. Facebook's role in data misuse sets off storms on two continents. The New York Times, 18.3.2018 (https://www.nytimes.com/2018/03/18/us/cambridge-analytica-facebook-privacy-data.html).
23. Rosenthal R. Media violence, antisocial behavior, and the social consequences of small effects. Journal of Social Issues 1986; 42: 141–154.
24. Rosenthal R. How are we doing in soft psychology? Americal Psychjologist 1990: 775–777.
25. Silverman E. Facebook's first president, on Facebook: ›God only knows what it's doing to our children's brains‹. The Washington Post, 9.11.2017. (https://www.washingtonpost.com/news/theswitch/wp/2017/11/09/facebooks-first-presidenton-facebook-god-only-knows-what-its-doing-toour-childrens-brains/?utm_term=.8193cbc693c7).
26. Spitzer M. Spuren in der Wolke. Mit Sozialverhalten kann man rechnen – aber wollen wir das? Nervenheilkunde 2013; 32: 253–256.
27. Spitzer M. Dopamin und Käsekuchen. Essen als Suchtverhalten. Nervenheilkunde 2010; 29: 482–486.
28. Spitzer M. Qatar. Eine deutsche schule, islamische Kunst und ein Land, das nachdenklich macht. Nervenheilkunde 2018; 37: 125–135.
29. Thubron R. YouTube's ›recommended videos‹ algorithm keeps surfacing controversial content. Despite Google's tweaks. Techspot 8.3.2018 (https://www.techspot.com/news/73178-youtube-recommended-videos-algorithm-keeps-surfacingcontroversial-content.html).
30. Troianovski A, Helderman RS, Nakashima E, Timberg C. The 21st-century Russian sleeper agent is a troll with an American accent. The Washington Post, 17.2.2018. (https://www.washington-

post.com/business/technology/the-21st-century-russiansleeper-agent-is-a-troll-with-an-american-accent/2018/02/17/d024ead2-1404-11e8-8ea1-c1d91fcec3fe_story.html).
31. Tufekci Z. YouTube, the great redicalizer. The New York Times 2018; 12: 15.
32. Verma IM. Editorial Expression of Concern and Correction. PNAS 2014; 111: 10 779.
33. Vosoughi S, Roy D, Aral S. The spread of true and false news online. Science 2018; 359: 1146–1151.
34. Wu Y, Kosinski M, Stillwella D. Computer-based personality judgments are more accurate than those made by humans. PNAS 2015; 112: 1036–1040.
35. Meyer R. My Facebook Was Breached by Cambridge Analytica. Was Yours? How to find out if you are one of the 87 million victims. The Atlantic, 10.4.2018 (https://www.theatlantic.com/technology/archive/2018/04/facebook-cambridge-analytica-victims/557648).

15. WERDEN WIR DÜMMER?

1. Binet A, Simon T. Méthodes nouvelles pour le diagnostic du niveau intellectuel des anormaux. In: L'année psychologique 1904; 11: 191–244.
2. Binet A, Simon T. Le développement de l'intelligence chez les enfants. In: L'année psychologique 1907; 14: 1–94.
3. Bratsberg B, Rogeberg O. Flynn effect and its reversal are both environmentally caused. PNAS 2018 (www.pnas.org/cgi/doi/10.1073/pnas.1718793115).
4. Brinch CN, Gallowaya TA. Schooling in adolescence raises IQ scores. PNAS 2012; 109: 425–430.
5. Brooks SS. Some uses for intelligence tests. Journal of Educational Research 1922; 5: 217–238.
6. Caldwell JC. Mass education as a determinant of the timing of fertility decline. Popul Dev Rev 1980; 6: 225–255.

7. Castro Martín T. Women's education and fertility: Results from 26 demographic and health surveys. Stud Fam Plann 1995; 26: 187–202.
8. Donner S. Forscher schlagen Alarm: in den Industrieländern ist der IQ auf Talfahrt. Bild der Wissenschaft, 16.5.2005.
9. Dutton E, Bakhiet SFA, Osman HA, Becker D, Essa YAS, Blahmar TAM, Lynne R, Hakami AM. A Flynn Effect in Khartoum, the Sudanese capital, 2004–2016. Intelligence 2018; 68: 82–86.
10. Dutton E, Bakhiet SFA, Ziada KE, Essa YAS, Blahmar TAM. A negative Flynn effect in Khartoum, the Sudanese capital. Intelligence 2017; 63: 51–55.
11. Dutton E, Lynn R. A negative Flynn in Finland, 1997–2009. Intelligence 2013; 41: 817–820.
12. Dutton E, van der Linden D, Lynn R. The negative Flynn Effect: A systematic literature review. Intelligence 2016; 59: 163–169.
13. Emanuelsson I, Reuterberg SE, Svensson A. Changing differences in intelligence? Comparisons between groups of 13-year-olds tested from 1960 to 1990. Scandinavian Journal of Educational Research 1993; 37: 259–276.
14. Flynn JR. The Mean IQ of Americans: Massive Gains 1932 to 1978. Psychological Bulletin 1984; 95: 29–51.
15. Flynn JR. Massive IQ Gains in 14 Nations: What IQ Tests Really Measure. Psychological Bulletin 1987; 101: 171–191.
16. Flynn JR. The »Flynn Effect« and Flynn's paradox. Intelligence 2013; 41: 851–857.
17. Flynn JR, Shayer M (2018) IQ decline and Piaget: Does the rot start at the top? Intelligence 2018; 66: 112–121
18. Gray JR, Chabris CF, Braver TS. Neural mechanisms of general fluid intelligence. Nat Neurosci 6: 316–322.
19. Hearne LJ, Mattingley JB, Cocchi L. Functional brain networks related to individual differences in human intelligence at rest. Sci Rep 2016; 6: 32328 (doi: 10.1038/srep32328).
20. Herrnstein RJ, Murray C. The bell curve: Intelligence and class structure in American life. Free Press. New York, NY 1994.
21. Jiménez Fanny. Warum der IQ der Menschen steigt und steigt. Die Welt 2015.

22. Kanaya T, Scullin MH, Ceci S J. The Flynn Effect and U.S. Policies. The Impact of Rising IQ Scores on American Society Via Mental Retardation Diagnoses. American Psychologist 2003; 58: 778–790.
23. Kong A, Frigge ML, Thorleifsson G, Stefansson H, Young AI, Zink F, Jonsdottir GA, Okbay A, Sulem P, Masson G, Gudbjartsson DF, Helgason A, Bjornsdottir G, Thorsteinsdottir U, Stefansson K Selection against variants in the genome associated with educational attainment. PNAS 2017; 114: E727-E732.
24. KoÞrgesaar M. Flynni Efekti Esinemine Eesti Abiturientide Seas Raveni Testi Pohjal [Presence of Flynn Effect Among Estonian School-Leavers in Raven Matrices. English abstract]. (Seminaritöö) Tartu Ulikool. Tartu 2013 (http://dspace.ut.ee/bitstream/handle/10062/30644/korgesaar_merle.pdf?sequence=1&isAllowed=y; abgerufen am 8.7.2018).
25. Liu J, Lynn R. An Increase of Intelligence in China 1986–2012. Intelligence 2013; 41(5) (doi: 10.1016/j.intell.2013.06 017).
26. Lynn R. IQ in Japan and the United States shows a growing disparity. Nature 1982; 297: 222–223.
27. Lynn R. What has caused the Flynn effect? Secular increases in the Devolopment Quotients of infants. Intelligence 2009; 37: 16–24.
28. Lynn R, Harvey J. The decline of the world's IQ. Intelligence 2008; 36: 112–120.
29. Lynn, R. Race differences Tartu 2013.
30. Merrill MA. The significance of IQ's on the revised Stanford-Binet scales. Journal of Educational Psychology 1983; 29: 641–651.
31. Okbay A et al. LifeLines Cohort Study. Genomewide association study identifies 74 loci associated with educational attainment. Nature 2016; 533: 539–542.
32. Pietschnig J, Gittler G. A reversal of the Flynn effect for spatial perception in German-speaking countries: Evidence from a cross-temporal IRTbased meta-analysis (1977–2014). Intelligence 2015; 53: 145–153.
33. Pietschnig J, Voracek M. One Century of Global IQ Gains: A

Formal Meta-Analysis of the Flynn Effect (1909–2013). Psychological Science 2015; 10: 282–306.

34. Rauner Max. Abstieg in die Dummheit. ZEIT ONLINE 2016.
35. Rindermann H, Becker D, Coyle TR. Survey of expert opinion on intelligence: The Flynn effect and the future of intelligence. Personality and Individual Difference 2017; 106: 242–247.
36. Rindfuss RR, Morgan SP, Offutt K. Education and the changing age pattern of American fertility: 1963–1989. Demography 1996; 33: 277–290.
37. Ritchie SJ, Tucker-Drob EM. How Much Does Education Improve Intelligence? A Meta-Analysis. Psychological Science 2018; (https://doi.org/10.1177/095679761877425).
38. Rönnlund M, Carlstedt B, Blomstedt Y, Nilsson L-G, Weinehall L. Secular trends in cognitive test performance: Swedish conscript data 1970–1993. Intelligence 2013; 41: 19–24.
39. Siegler RS. The other Alfred Binet. Developmental Psychology 1992; 28: 179–190.
40. Stern W. Die Psychologischen Methoden der Intelligenzprüfung und deren Anwendung an Schulkindern (Sonderdruck aus: Bericht über den V. Kongress für experimentelle Psychologie / Berlin 1910). Leipzig: Johann Ambrosius Barth 1912.
41. Sudet JM, Borren I, Tambs K. The Flynn effect is partly caused by changing fertility patterns. Intelligence 2008; 36: 183–191.
42. Sundet JM, Barlaug DG, Torjussen TM. The end of the Flynn effect? A study of secular trends in mean intelligence test scores of Norwegian conscripts during half a century. Intelligence 2004; 32: 349–362.
43. Teasdale TW, Owen DR. A long-term rise and recent decline in intelligence test performance: The Flynn Effect in reverse. Personality and Individual Differences 2005; 39: 837–843.
44. Teasdale TW, Owen DR. Secular declines in cognitive test scores: A reversal of the Flynn Effect. Intelligence 2008; 36: 121–126.
45. Tuddenham RD. Soldier intelligence in World Wars I and II. American Psychologist 1948; 3: 54–56.
46. Wicherts JM, Dolan CV, Hessen DJ, Oosterveld P, von Baal

GCM, Boomsma DI, Span MM. Are intelligence tests measurement invariant over time? Investigating the nature of the Flynn effect. Intelligence 2004; 32: 509–537.
47. Williams RL. Overview of the Flynn effect. Intelligence 2013; 41: 753–764.
48. Woodley MA, Meisenberg G. In the Netherlands the anti-Flynn effect is a Jensen effect. Personality and Individual Differences 2013; 54: 871–876.
49. Woodley MA, Nijenhuis J te, Murphy R. Were the Victorians cleverer than us? The decline in general intelligence estimated from a meta-analysis of the slowing of simple reaction time. Intelligence 2013; 41: 843–850.
50. Woodley of Menie MA, Peñaherrera-Aguirre M, Fernandes HBF, Figueredo A-J. What Causes the Anti-Flynn Effect? A Data Synthesis and Analysis of Predictors. Evolutionary Behavioral Sciences Sep 25, 2017 (http://dx.doi.org/10.1037/ebs0000106).
51. Shayer M. Ginsburg D, Coe R. Thirty years on – a large anti-Flynn effect? The Piagetian test Volume & Heaviness norms 1975–2003. British Journal of Educational Psychology 2007; 77: 25–41.